中医临床过程中的思维与方法

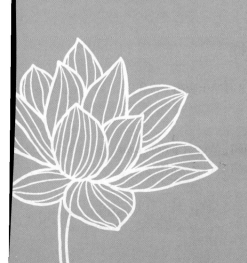

赵智强 编著

（南京中医药大学）

人民卫生出版社

图书在版编目（CIP）数据

中医临床过程中的思维与方法/赵智强编著.—北京：人民卫生出版社,2018

ISBN 978-7-117-27037-3

Ⅰ.①中… Ⅱ.①赵… Ⅲ.①中医临床 Ⅳ.①R24

中国版本图书馆 CIP 数据核字（2018）第 167490 号

人卫智网	www. ipmph. com	医学教育、学术、考试、健康，
		购书智慧智能综合服务平台
人卫官网	www. pmph. com	人卫官方资讯发布平台

中医临床过程中的思维与方法

编　　著：赵智强
出版发行：人民卫生出版社（中继线 010-59780011）
地　　址：北京市朝阳区潘家园南里 19 号
邮　　编：100021
E - mail：pmph @ pmph. com
购书热线：010-59787592　010-59787584　010-65264830
印　　刷：北京画中画印刷有限公司
经　　销：新华书店
开　　本：710×1000　1/16　印张：13
字　　数：233 千字
版　　次：2018 年 8 月第 1 版　2018 年 8 月第 1 版第 1 次印刷
标准书号：ISBN 978-7-117-27037-3
定　　价：38.00 元
打击盗版举报电话：010-59787491　E-mail：WQ @ pmph. com
（凡属印装质量问题请与本社市场营销中心联系退换）

作者简介

　　赵智强， 医学博士、教授、主任中医师、博士生导师。先后任南京中医药大学基础医学研究中心主任、临床医学实验研究中心主任、中医内科急难症研究所副所长、国医大师周仲瑛传承工作室副主任等。兼任国家中医药管理局三级实验室主任、国家教育部重点学科脾胃病方向学术带头人，国家科技奖励评审委员、国家自然科学基金项目评审委员、日本东京理科大学生命科学研究所客座研究员、《南京中医药大学学报》编委、全国中医药行业高等教育"十二五"研究生规划教材《中医临床思维方法》副主编等。

　　早年曾师从国医大师周仲瑛教授攻读内科博士学位，系其脾胃病与恶性肿瘤辨治方向学术传承人。研究领域以中医内科脾胃病与疑难病辨治为主。多年来，出版专著与教材 14 部，其中主编或独著 7 部，以第一作者或通讯作者发表学术论文 100 余篇，主持、参与国家及部省级纵向课题 20 余项，获各级学术奖励 12 项。

　　近年来，主著的疑难病专著有：《200 例疑难病症诊治实录》《中医毒邪学说与疑难病治疗》等。

前　言

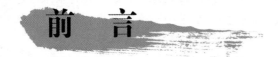

　　一直在思索这样的问题：这部著作能给读者一些什么样的启示？

　　从思维层面而言，年轻的中医大夫们在接受教育而成长的过程中，可能对逻辑与非逻辑思维方法，早已了然于胸，那么，作为《中医临床过程中的思维与方法》的作者，你想干什么？

　　中医临床大夫诊治疾病，其业务水平的发挥主要取决于两个方面，一是专业知识，二是专业知识的运用。知识的运用需要思维方式的引导，即选择与组合知识，并恰当地应用于复杂临床场景以解决临床问题的思想活动。这恰恰是易被广大中医临床大夫忽视的，因而也是欠缺的，它反映了多年来中医教育的不足。因此，就知识与思维方法而言，有时思维方法比知识更重要，因为隐藏于思维方法深层的是医者的智慧、阅历、经验积累等，以及由此产生的直觉、形象、灵感与顿悟等，正是中医临床高水平诊疗所需要的，这应是作者想要表达的。

　　在长期的临床实践中，中医学形成了独特的认识人体和治疗疾病的思维方法。如司外揣内的功能观察判定方法；心悟为主的直觉判断方法；取象比类的推理认识方法；望、闻、问、切为主的临床资料收集方法等。这些临床思维方法广泛渗透到中医诊疗的全过程，并与之相结合，形成了一系列具体、生动、实用的中医临床诊疗思维方法，如抓主症以识病辨证、辨证求机、治病求本、标本缓急、方证相应、证症合治、因势利导、复法围攻、合方攻坚、君臣佐使组方、相须相使药物配伍、随症加减施治等。这些正是中医临床思维方法的精华，如何在不同临床场景下灵活而有效地运用，或许才是作者最想表达的。

　　西医学对很多疾病仍束手无策，这是不争的现实。相对而言，中医药治疗相关疾病却有着诸多的长处：遵循与应用中医辨证理论，并结合医者的临床经验等，往往能很快探寻出有效治法，而不致窘困；疾病的病理变化是系统的、多元的，中医复方中多成分、多靶点治疗效应，恰恰与之是相适应的；中医复方效应虽然缓和，但绝大多数中药虽长期服用也无毒副作用；中医辨证论治的个体针对性、治法变动的快捷灵活性、复方治疗多元性等，正代表着未来医学发展的理念与方向。因此，中医人是自信的，基于中医临床思维方式所取得的成绩是斐然的。

传承与演变，应是思维进展的基本形式，前者是根本，是基调，后者是进化，是新的适应。中医传统思维中的整体思维、辨证思维等有着不可替代的优势，应是继承与发展中医药优势的根本所在，应不断加强。从现代自然科学角度方法论来看，中医学方法具有一定的科学性与合理性，因为它几乎蕴含着系统论、控制论、信息论等现代科学方法论的雏形。在医学模式向生物—社会—心理医学模式转化的今天，中医方法学蕴含着巨大的潜在优势，挖掘中医思维方法优势并发扬光大，对于继承与发展中医学具有重要的意义。

从中医发展的历史来看，可以认为中医学是在传统文化思想对医疗实践的直接指导下而产生的。因为没有哪门自然科学能够像中医学一样，包容着如此多的中国古代哲学思想，传承着如此完整的民族文化精髓。中医药学，作为中华文化的代表，有着博大的胸怀与巨大的包容性。因此，作为思维方法与观念，中医药学应是一如既往的，即开放的，兼收并蓄的，一切为我所用的。

西医学对传统中医的冲击，主要表现在认识的深度与精度上，隐藏其中的本质因素，仍是思维方式上的差异，即以分析还原论为主的西医学方法论与传统中医药综合经验思辨论之间的碰撞。中医学在认识深度与精度上的相对不足，或可根据中医思维的特色，有条件地吸收、移植现代科学中的各种思维与方法，特别是系统科学方法、分析还原方法、实验方法以及各种检测技术手段等，并结合相应的先进思维方式，将宏观与微观等不同层次的思维方式进行互补，对自身中医理论与思维体系不断补充完善，使理论更加深层、精准与细致，临床疗效评价更加切实与可靠。

理论始于认识，而认识基于观察。科学思维方法介导下的观察手段移植，必然导致中医理论体系的不断演变与创新。回首中医药学的过去，曾一直汲取着优秀的外来文化财富，却从来没有因此而退化。因此，在当代，中医药学没有理由拒绝吸收新方法、新技术与新理论，也没有必要担心这样做会改变中医，因为一切医学理论的合理性终究是以临床实效为前提的。如果说中医会因此而有所改变，那么或许这就是中医药的发展。

赵智强

于二○一八年春

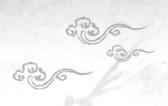

目 录

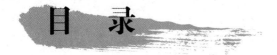

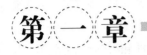

第一章

中医临床思维方法导论

一、概念与内容

1. 概念 思，是指思考，即考虑问题，维，通惟，亦是"思"义，可理解为思想之意。思维是人脑对客观事物的理性认识，它是对事物全面及内在联系认识的间接概括，是对事物本质的反映，是认识的理性阶段。亦可理解为思维就是在分析问题与解决问题过程中所进行的分析、综合、推理等高级思想活动。深入理解思维，必然要涉及认识的基本过程。对客观世界的认识，大体分为感性认识和理性认识两个阶段。感性认识是事物表象的感觉和印象阶段；理性认识是思维，是由感性的生动直观发展到理性认识的概括阶段的思维过程。人类的认识是由感觉、知觉、表象过渡到概念、判断、推理，由对客观事物的生动直观反映过渡到间接抽象概括，由感性认识过渡到理性认识。因此，可以这样认为：思维是对事物本质反映过程中的思想活动。

方法，是为达到一定目的所采取的手段或动作方式。若谈思维方法，则是指人们在分析解决实际问题时，思维活动所遵循的规则，包括一系列逻辑与非逻辑的方法，它是主体通向客体，把握客体本质规律不可缺少的手段和工具。

中医学是一门基于中华文化母体的医药文化。世界不同民族都有自己独特的思维方式，而构成不同文化类型的重要原因正是思维方式的差异所造成的。中华民族优质的文化母体和悠久的历史沉积，使中医学有着众多优于西方医学的思维方法。传统中医药学是以应用中华民族古代逻辑思维方法为主，在整理医学经验及理论知识基础上，形成的知识逻辑体系。在中医临床诊疗过程中，要把获得的症状体征感性材料与实验检测资料上升到对疾病本质的认识，进而提出相应诊疗方案并实施，然后判定疗效等，均离不开人类最基本的科学思维方法，包括科学抽象方法、逻辑思维方法与非逻辑思维方法，比较特殊的是：在上述人类最基本的科学思维方法中，与中医学的人文性和科学性相适应，非逻辑思维方法中的象思维与直觉思维被大量使用。在处理临床事实、进行辨证施治的科学抽象活动过程中，"象思维"的运用表现在重功能性、整体性与生成性，而"直觉思维"则表现为重经验性、主体性与认识的直觉性。

综上，思维是人们认识客观世界的思想活动，方法是意识支配下的具体实施手段与行动样式，思维方法则是思维活动所遵循的规则与运用手段。作为认识人体生理状态和疾病过程的医学，既具有一般思维与方法的规律性，又有其思维与方法的特殊性，而在中华文化孕育下成长的中医思维方法，不仅具有医学思维的普遍规律性，更具有东方文化思维指导下的方法特殊性。

2. **内容**　在长期临床实践中，中医学形成了独特的认识人体和治疗疾病的思维方法。如以阴阳五行为主的二维分析方法和辩证逻辑方法；司外揣内的功能观察判定方法；心悟为主的直觉判断方法；取象比类的推理认识方法；望、闻、问、切为主的临床资料收集方法；以脏腑辨证为核心的疾病认知方法；方证相合的组方遣药方法；中西医结合等现代多学科研究与运用方法等。这些临床思维方法广泛应用于内、外、妇、儿、五官、皮肤等临床各科，并渗透到中医临床诊疗的全过程，包括临床资料的搜集、病证的诊断、治疗方法的制定、遣药与组方配伍、复诊加减施治、疗效判定、疾病愈后的保健调养等，这些临床思维方法与中医临床实践相结合，形成了一系列具体的、生动的、实用的中医临床诊疗思维方法，如抓主症以识病辨证、辨证以求机、治病求本、方证相应、因势利导、证症论治、复法围攻、合方攻坚、组方君臣佐使、遣药相须相使相畏、随症加减施治、疗效判别、辨误纠错等。

纵览科学发展史，任何一门学科的发展都不能离开哲学的指导，都必然采取相应的思维方法。要真正了解中医，学好中医，掌握中医，就必须认识和掌握中医学的思维方法。包括：中医药学是怎样认识人体生命活动和疾病的？中医药学的思维规律与方法是什么？中医临床诊疗疾病过程中的具体思维方法有哪些？其应用规律性与特殊性如何？等等。

二、起源与发展

1. **起源**　中国古代科学技术有着独自的发生环境和发展历史，这显著地影响了古代中国科学思维方法。儒家思想是中国传统文化的核心,人与自然和谐统一的"天人合一"观对中医学影响最大,它不仅是中国传统文化的精髓,也是中医学的基本指导思想。作为中医学基础理论框架体系中的整体观念、藏象学说、三因治宜原则等,无不渗透着"天人合一"理念。

较之西方,古代东方文明的形成都是中央集权的封建王朝社会,社会形式和文化框架决定了文化科学活动的具体走向和地位,文化表现为特有的结构形式:传统文化中,以古代文学为主干,哲学的大部分内容是以伦理学为中心的道德范畴,自然科学在传统文化中所占比重相对偏小,但自然科学却形成了具有明显特征的范型:明显的实用倾向、技术倾向与经验倾向。

明显的实用倾向,表现在一切知识活动是不能脱离实际的,它直面日常生活实际问题并试图解决,故应用型知识在全部的知识体系中占据着支配地位。因此,中国古代的科技活动十分注重需求,并形成明显的实用倾向,而解决任何实际问题,均需要技术,古代的技术,多半是实践体验后的具体手段与方法学的感知积累,日久便形成经验,这种经验在一定环境下的选择运用,便是思维活动的形式。其实,经验是由前人知识活动的积累与后人继承而形成,基本要素是实践、感悟,以及时间意义上的、有价值的累积。因此,经验是人类对客观世界反复感知认识的积累,是基于实践基础之上的一种关于认识的、体验的思维活动。经验类型的知识活动主要有直觉、类比和归纳,这是中国古代科学活动的基本思维方法。经验,作为一种较早形成的思维形式,对中国古代科学活动的影响最为普遍,对以后各种科技活动影响最为广泛。

我国的传统文化中相当一部分是以经验的产物积累并传承的,如书法、绘画、手工业、象棋以及传统中医药等,它们都是毫无拘束地直接从接触的事实中感知,并以经验的形式积累,再用这种经验来指导解决新的问题。如此经验,早已超出了理性的局限,或许是理性达不到的境界。反复运用实践后,其合理部分被公认,这一部分或许上升为理性,成为经典部分,成为知识。日后的实践感知所获,或又在经典知识的基础上,增加新的内容,有所创新,推动学术的发展。

医学,起源于人类与疾病斗争的实践。而医学思维、临床医学思维的起源却应当是在与疾病斗争的经验积累到一定程度,已初步形成一定的理论,并由此指导临床医疗行为之后而形成的。从中医产生与发展的历史来看,可以认为中医学直接脱胎于中国传统文化,从某种意义上说,是传统文化思想对医疗实践的直接指导而产生的。因为没有哪门自然科学能够像中医学一样,包容着如此之多的中国古代哲学思想,传承着如此完整的中华民族文化精髓。中国传统文化思维方法渗透至中医理论与中医临床的各个方面，中国传统文化思想在中医学中无处不见。中医学中所涉及的阴阳理论、天人合一等，原本就属于中国哲学问题。从中医理论的形成、临床治则的确立，至药物、方剂、穴位等的命名，无不与宏博精深的传统文化联系在一起，中医理论体系形成、发展的每一个环节部分都渗透着丰富的中国传统文化成分。当你步入中医殿堂，你亲历的不仅是医学，还包括哲学、天文、地理、人文、艺术等各个方面，异常丰富。这不仅可以证明中医药学的形成发展与中国传统文化间的密切关系，还可以看出中医药学博大的包容性与思维方式的先进性。仔细想来，如此博大，这不正是西医学想做的吗？不正是西医学模式内容所要求的吗？

所以，要研究中国传统医学思维，就应当学习和研究中国古代哲学思想与传统文化，而研究中国古代哲学的辩证思维方式，也应着重研究中医临床的辩证思维方法。

受生产力的影响，古代人们认识客观世界的水平有限，对客观事物认识的范围和深度也是局限的，尚不可能从深层把握客观对象的本质，去认识微观世界。只能从外在事物的表象及其相互关系出发来推断宏观世界，但这种对世界的认识，虽是宏观的、不具体的，但有时却是准确的、深刻的，在某些思维方式上，甚至是先进的。

2. **发展**　中医药学的形成和发展，经历了漫长的中国封建社会，中国古代哲学与中华儒、道、佛等文化理念深深地渗透至中医学术体系的各个部分。这使中医学形成了"和合"的思维习惯与定式。而这种带有某种习惯性、倾向性的思维方式，使中医思维方式处于相对稳定的状态，但这种思维方式上的稳定性，也必然伴随着久远时代所遗留的局限性与保守性。

虽然缓慢，思维终究是在进展的。传承与演变，应是思维进展的基本形式，两者缺一不可，前者是根本，是基调，后者是进化，是新的适应。思维方式的进展性，决定了任何一种新的思维方式的生成，都是在继承先前思维方式的基础上而发生的，并非对原有传统思维的完全否定。中医传统思维中的整体思维、辩证思维等有着不可替代的优势，整体的、辩证的思维方法，应是继承与发展中医药优势的根本所在，应不断加强。

中医药学正面临新环境、新形势的挑战。如果不能及时巩固思维方式上的传统优势，则易失去"自我"。但若不在思维方式上做出相应的变化，则又难以适应现代医疗环境与形势的要求，就有可能被边缘化。中医的继承和发展，应立足临床，应是包含临床思维方式在内的自我完善与发展，使中医药理论体系与实践运用能够适应发展着的客观形势。

西医学对传统中医的冲击是巨大的，主要表现在认识的深度与精度上，具体反映在对人体生理功能、病理变化、疾病诊断、治疗方案制定、药物作用机制阐述、疗效评估、预后判断等方面，隐藏其中的本质因素，仍是思维方式上的差异，即以分析还原论为主的西医学方法论与传统中医药综合经验思辨论之间的碰撞。

其实，在中医传统的思维方式中并非只有综合，没有分析。只是限于当时自然科学发展水平，难以对客体做出深入细致的观察，只得停留在表象的观察与分析上。在强调整体医学的今天，中医学既要发挥其固有的整体思维方式上的优势，又要以现代科学提供的新技术为手段，借助西医学的理化检查结果来加强自己的综合分析能力，并上升至理论，不断吸收与更新知识，使中医对生理功能、病理变化、病证诊断与疗效判断更加精确，这无疑是自己进一步发展的正确途径。

中医学在宏观整体思维方式上的优势，应不断加强。从现代自然科学方法论角度来看，中医学方法具有一定的科学性与合理性，因为它几乎蕴含着系统论、控制论、信息论等现代科学方法论的雏形。在医学模式向生物—社会—心理医学模式转化的今天，中医方法学蕴含着巨大的潜在优势，挖掘中医思维方法优势并发扬光大，对继承与发展中医学具有重要的意义。但同时也应认识到：在中医临床思维方法的某些方面，其仍保持着较为朴素的形式，如直观因素较多而客观化不足，定性有余而衡量不足，思辨较多而实据缺少等。

中医学在认识深度与精度上的不足，应逐步改善。分析中医方法的历史局限性，提出中医方法学当前面临的主要问题，探讨中医方法学未来的发展方向，是当前中医临床思维方法学的重要任务。根据中医思维的特色，有条件地吸收、移植现代科学中的各种思维与方法，特别是系统科学方法、分析还原方法、实验方法以及各种检测技术手段等，只有从多方面出发，运用多种科学方法与手段，并结合相应的先进思维方式，将宏观与微观等不同层次的思维方式进行互补，对自身中医理论与思维体系不断补充完善，使理论更加深层、精准与细致，临床疗效更加切实与可靠。

中医药学，作为中华文化的代表，有着博大的胸怀，有着巨大的包容性。回首它的过去，曾汲取了多少优秀的外来文化财富！但从来没有因此而改变自己。因此，在科学飞速发展的当代，新方法、新技术、新理论等层出不穷，中医药学没有理由拒绝吸收这些，也没有必要担心这样做会改变中医，如果说中医会因此而有所改变，那么或许这就是中医药的发展，是在新技术变革时代的升华，因为她的发展历史让她深知：只有将时代的科技文化财富融合于自身，方能不断充实与发展自己。

 三、遵循原则

1. 机体系统整体观 整体观念是建立在"天人合一"思想基础上的思维方式。其主要特点是注重机体本身的完整性和联系性，并以普遍联系、相互制约的观点认识机体及机体与自然社会环境的关系。

在中医对生命规律的认知、疾病的发生、诊断与处方用药治疗等方面，都蕴含着生命机体整体性思维，整体观念是中医临床思维方法中最本质、最核心的指导思想之一，主要体现在以下几个方面：

（1）生命活动的认识：中医学从人体内部各系统间联系及人与自然、人与社会的关系去认识人体的生命活动与过程，去认识健康的概念与意义。

中医学认为，人体是以五脏为中心，通过经络，"内联脏腑，外络肢节"，把六腑、五官、九窍、四肢百骸等组织器官联络成一个有机的整体，在精、气、血、津液等物质的滋养作用下，进行和谐而统一的生命活动。人体的各个组成部分，在结构上不可分割，在功能上相互协调，在病理上相互影响。

中医学还注重人与外界环境的统一性，提出了"天人相应"的整体观，如"人以天地之气生，四时之法成"（《素问·宝命全形论》），又如"人与天地相参"（《素问·咳论》）等。中医整体观念强调生命的自然本质，人是自然的一部分，与自然同源，并有共同的、相应的运动规律，人的生命活动现象，与时令气节、日月昼夜、地土方域等自然环境密切相关。当自然环境发生变化，必将影响人体生理活动的变化，甚或引起病理现象的发生。此外，人是社会的人，社会环境与人的身心健康、疾病的发生也有着密切的关系。中医病因学中的"七情"，即是主要来自社会的、引起机体病变的致病因素。因此，在中医学整体观念的指导下，养生保健与防治疾病等均十分重视社会自然因素，要求医者的人文素质与知识结构应具备"上知天文、下知地理，中知人事"。

（2）病证的辨识：人体五脏六腑、四肢百骸、肌肤孔窍等组织器官在生理上相互联系与协调，在病理上又相互影响。因此，中医在进行辨证识病诊断时，通过诊查疾病时显现于外的各种表现，判断其内在的病因、病位、病性、病机等，从而做出病证诊断。如此"司外揣内""以表知里"中医辨证诊断的独特方式，其原理便是整体观念。

1）病证表现的整体性：疾病的发生，是邪正相争，机体的生理功能失常，内在环境难以维持和谐的结果。全身脏腑、气血、阴阳失调等均可引起局部的病理变化，而局部的病变又可以影响全身。因此，诊查病证应从多方面详尽地搜取临床资料，全面分析病情。此外，除了考虑机体局部与全身的病理关系，还应从"天人合一"的整体观出发，既要重视自然环境对疾病形成的影响，也要考虑社会因素对疾病发生的影响，前者多表现为"六淫"致病，后者则多表现为"七情"为患。持整体的、系统的、联系的观念审察疾病；是要将机体作为一个整体，将机体与自然环境作为一个整体，将机体与社会环境作为一个整体，去分析与认识病证。既不能只注意当前的、局部的、显而易见的病理变化，忽视了疾病的内在本质与整体发展趋势，也不能只分析机体内在的病理变化，而不顾及机体所处天时、地域、人文环境等综合因素的影响。

2）诊查手段的互补性：机体内在联系的丰富性，必然导致疾病状态下表现的复杂性与多样性。为全面把握病情，客观上要求全面、系统搜集临床资料，不得遗漏。因此，四诊合参的中医诊法，全面而互补，也是整体观念的运用体现。望、闻、问、切四诊是从不同角度来诊查病情和搜集临床资料的，各有其相关的临床职能与意义，各扬所长，无可取代，却是相互补充、关联启发的。辨证识病时，将四诊所得资料综合分析，整体思考。从生理功能的失常，推断病机变化，进而联系社会、自然环境等因素，审症求因。

3）辨识方法的全面性：整体观念在病证辨识上的体现，表现在辨证方法上的全面性。中医临床辨证，主要是以脏腑经络辨证确定病变部位，八纲辨证确定病变性质，气血津液辨证审察人体物质基础的盈亏与通滞，多种辨证方法综合运用，审证求机，将病因、病位、病性、病态、病势等融为一体，从各个方面揭示病变的本质，为确立治疗方案、处方用药提供可靠的依据。

（3）治法与处方：中医辨证治疗的全过程，是根据临床表现、实验室检查指标等进行辨证，依据辨证结果而确定相应的治法，再根据治法而制订处方或施行治疗手段等。即所谓"法随证立""方从法立""以法统方"等。这实质上是一个整体的、相互关联的、紧密相扣的连续过程，是整体观念在诊治过程中的有序体现。

中医临床治疗方法也是建立在整体观念基础之上的。如根据脏腑之间的整体联系来确立相应的治法，如培土生金、滋水涵木等；根据阴阳气血的互相依存等，确定阳中求阴、阴中求阳、补气摄血、补气生血等治法。再如具体治法的拟定，其目标包括治病、治证、治症与治因等。如痰热蕴肺、肺失清肃所致咳嗽，拟定的治疗方法当为清肺化痰、肃肺止咳。其中，清肺化痰是针对痰热病因，肃肺是针对肺气上逆之病机，止咳则是针对咳嗽主症而设，通过这些具体治法，以祛除病因，扭转病机，消除症状，是从整体出发，从不同环节入手，从而达到治愈疾病的目的。

治法的拟定，尚应考虑人与自然、社会的关系，治病要因人、因地、因时制宜。中医整体观强调形神统一，人是生理与心理统一的机体，躯体损害与精神损害往往相互引发，许多躯体疾病的发生与精神因素有关，精神因素可引发躯体疾病，而躯体疾患，则更可引发与加重心理疾患。因此，对于相关疾病，临床治疗决策必须坚持心身统一治理原则，使躯体治疗和精神治疗有机地结合，互相促进，提高疗效。

在遣药组方上，其原则为"依法选药，主从有序，辅反成制，方证相合"，治疗方剂的系统组合是整体观的又一体现。中医临床遣药组方以治疗疾病，重视方剂内部的系统有序性与综合目的性。方剂的内部结构取决于药物之间的君、臣、佐、使配伍变化。药物之间则存在着相须、相使、相制、相侮等配伍关系。一个方剂的功效，并非成分内各味药效的机械相加，而是围绕治疗目标的配伍结构、剂量、剂型等的有机统一，改变方中的药物组成及剂量、剂型、煎法、服法等，方剂的整体功效也将发生改变。

综合治疗也是在整体观念指导下建立起来的治疗观。中医治法有内治、外治、针灸、推拿、气功、食疗、心理治疗等多种方式，各种疗法的作用途径有所不同，起效时间有缓急，维持时间有长短。因此，治疗疾病应当熟练掌握各种治法的特点与适应范围，综合运用，探索最佳组合，通过协同，进行全方位治疗。

2. 生命运动变化观　中国古代哲学认为，宇宙间一切事物都处于运动、变化之中，"动而不息"是自然界的根本规律。因此，动态地、辩证地看待事物与分析问题是中国古代哲学思想的又一特色。中医学对于生命与疾病的认识也是从动态观念出发的，这便奠定了辨证论治的思想基础。

（1）生命和谐运动观：中国古代哲学认为，气是宇宙万物构成的本原。气具有运动的属性，自然界一切事物的变化都根源于天地之气的升降运动。而人体和万物一样，都是天地自然的产物，"人以天地之气生，四时之法成"（《素问·宝命全形论》）。气是构成人体和维持人体生命活动的基本物质，人体内不断发生着气的升降出入运动，正如朱丹溪在《格致余论·相火论》中所说："天主生物，故恒于动，人有此生，亦恒于动"。人体各种生命活动，如肺之宣肃，脾之运化，津液之代谢等，都是以运动的方式实现的。如津液的代谢，《素问·经脉别论》说："饮入于胃，游溢精气，上输于脾，脾气散精，上归于肺，通调水道，下输膀胱，水精四布，五经并行"。即在多个脏腑功能协调下，津液处于不断的新陈代谢过程中，在摄入、输布和排泄之间维持着动态平衡。一旦生成不足，就可能导致津伤液亏，形成"燥证"，或津液输布失常，引起"痰饮""水肿"等病证。所以，正常的机体运动，维持着人体生命的各种生理功能活动。

就人的整个生命过程来看，"生、长、壮、老、已"全过程也是"动"的表现。《灵枢·天年》记载中，以十年为一个生命阶段，对整个生命过程，是如此描述的："人生十岁，五脏始定，血气已通，其气在下，故好走。二十岁，血气始盛，肌肉方长，故好趋。三十岁，五脏大定，肌肉坚固，血脉盛满，故好步。四十岁，五脏六腑十二经脉，皆大盛以平定，腠理始疏，荣华颓落，发颇斑白，平盛不摇，故好坐。五十岁，肝气始衰，肝叶始薄，胆汁始减，目始不明。六十岁，心气始衰，苦忧悲，血气懈惰，故好卧。七十岁，脾气虚，皮肤枯。八十岁，肺气衰，魄离，故言善误。九十岁，肾气焦，四脏经脉空虚。百岁，五脏皆虚，神气皆去，形骸独居而终矣"。

由此，生命与健康，是一个动态的概念。机体经常处于动态变化之中，才能维持和促进健康。生命活动的动态特点，决定了只有机体的脏腑功能协调正常，气血运行和谐有序，内部时刻保持阴阳动态平衡，人体才能处于健康的状态，即"阴平阳秘，精神乃治"，若阴阳动态失衡，也就导致疾病的发生，即所谓"阴阳乖戾，疾病乃起"，甚或"阴阳离决，精气乃绝"。

（2）疾病动态失常观：中医学对疾病发生、发展及转归的认识也是以动态观念为指导的。体现在疾病发生时的邪正斗争、气机运行的失常、阴阳的失调、五行的生克乘侮等，疾病发生后，仍有其病机变化与传变等。

从中医阴阳学说而言，一切疾病的发生，都是阴阳的消长运动变化失衡，导致阴阳的偏盛或偏衰的结果。因此，中医学用阴阳失调来概括疾病总的病理变化，将阴阳失调作为疾病的基本病机之一，这不难理解为何在八纲辨证中将辨阴阳作为首纲。此外，从气的运行来看，升降出入逆乱也会导致疾病的发生。无论是外感六淫，或是内伤七情，都会导致气机的升降出入障碍，从而引发阴阳动态失衡，产生疾病。疾病过程中的诸如气血瘀滞、痰饮停留、浊毒积滞等，则是机体脏腑功能运行失常的结果。因此，疾病的发生发展，终究是机体之气与阴阳运动失衡的结果。

从中医五行学说而言，以五行学说来解释人体脏腑之间的相互联系，生理状态下，五行间存在着相生和相克关系；病理状态下，则以相乘或相侮的方式互相影响。《素问·玉机真脏论》："五脏受气于其所生，传之于其所胜，气舍于其所生，死于其所不胜"。以五行生克关系来阐述五脏病变的相互影响，是以五脏间的相互生克运动为前提的。

每一疾病，均有其发展与演变规律，中医学对疾病传变的认识，也是基于动态观念的。如《伤寒论》之六经辨证，将外感病的发生、发展与变化过程分为六个演变阶段，而其传变与否的决定因素，则是正邪斗争的动态变化。再如温病过程中，病邪的三焦传变与卫气营血传变，也都是揭示病邪在病位上的进退变化规律。除外感病，内伤杂病也存在明显的病机变化，如消渴病初期，燥热伤津进而耗气，后期阴损及阳，阴阳俱虚，或病久入络，血脉瘀滞等。

（3）治疗动态变化观：疾病动态发展变化的特点，客观上要求即便是对同一疾病，在不同时期，治疗仍存在相当的差异性，应随着病情的发展变化而动态辨证，灵活施治。辨证，是从变化中的病机中求得当前的病因、病位、病态、病势等，指导当下立法处方治疗，再以复诊，捕捉下一病期已变的疾病信息，得出新的病机，延续或更改前诊的治疗，使治疗处于动态与追逐之中，以不断适应变化着的病情。正如张仲景所谓："观其脉证，知犯何逆，随证治之"。

治疗的动态观，还体现在对治疗时机的把握上。中医学认为有病早治可以减少痛苦，降低损伤，提高治愈率，正如《素问·阴阳应象大论》："善治者治皮毛，其次治肌肤，其次治筋脉，其次治六腑，其次治五脏。治五脏者，半死半生也"。疾病初期，往往病位局限，病势轻浅，若能及早治疗，往往事半功倍。因此，在疾病早期及时做出诊断并给予有效治疗，是避免病情进一步发展与加重的关键。发病以后，还当防病之传变与恶化，治疗方案的拟定，应考虑截断疾病传变，扭转其发展态势，张仲景指出："见肝之病，知肝传脾，当先实脾"，即指此而言。中医学的"有病早治、已病防变"的"治未病"思想，正是基于疾病发展演变的动态观而提出的，其目的是遏制疾病的不良动态。

此外，治疗的动态观还体现在利用合适的时机治疗疾病，及时抓住有利治疗时机，如在癫痫的休止期与哮病的缓解期等进行防治，更利于控制病情。治疗时间的动态选择还体现在考虑到人体的生理周期变化，如调经参考月经周期，治疗不孕利用排卵期等，使治疗措施顺应生理周期性规律，从而达到最佳治疗效果。

3. 正邪交争发病观　正，是指人体正气，是人体正常生理功能活动及抗病、康复能力的概括。邪，是指致病邪气，泛指各种致病因素。疾病的发生、发展、变化过程，是致病因素引起的各种病理损害与人体正气对抗病邪、修复损害的斗争过程，正邪双方的力量对比决定着疾病发展的方向和转归。中医学研究疾病的发生发展与变化过程，特别重视正气与邪气的消长变化，从中把握病因、病态、病势及转归，并有效地指导治疗。因此，中医临床思维过程，总离不开对正气、邪气状态及其盛衰变化的分析，贯穿于临床诊疗的各个环节。

（1）邪正之斗争：中医学认为疾病过程是正邪交争与变化的过程，发病应从正邪两方面的力量消长来认识，其结果决定了是否发病及疾病的传变趋势。中医学强调正气对疾病发生与否的决定作用，如《素问·刺法论》："正气存内，邪不可干"，又如《素问·评热病论》："邪之所凑，其气必虚"。正气的强弱对疾病的发生、发展及预后都起着重要作用。体质强健而正气充足者，虽遇致病因素，也能战胜邪气，免于发病；相反，体弱而正气不足者，病邪乘虚而入，正气不敌邪气，发病在所难免。但有时邪气在发病过程中也起着主导作用，正气不虚，若遇邪气特别强盛也可发病，如遇疫疠毒邪传染、毒蛇咬伤、超高压电击等，因此，中医学提出"慎独避邪"的主动预防措施，以防类似疾病的发生。

中医学把疾病看做正邪双方斗争的结果，形成了"正邪相搏"发病观。在疾病预防上，主张保养正气与避其邪气，不可偏废。

（2）邪正之盛衰：邪正强弱与病证之虚实变化密切相关。正邪斗争结果决定了病性之虚与实，邪气有余即为实，正气不足便是虚，即《素问·通评虚实论》所谓："邪气盛则实，精气夺则虚"。中医临床辨证，除分析病因、病位外，还要判断病性、病态与病势等，虚与实的判定，正是基于正气与病邪力量对比所做出的关键结论，它对辨明证候的虚实及其演变趋势等有着重要意义。

1）正邪与虚实：从临床表现中找出反映虚实病性的特征，这是临床辨证思维的重要方面。正虚者，主要表现为气血阴阳的不足与脏腑功能的低下，如：气虚则体乏无力、面色少华、气短懒言、纳少便溏等；血虚则头昏眩晕、心悸寐少、面萎不华、唇爪苍白、月事量少；阴虚则低热形瘦、口干便秘、心烦寐少、咽燥干咳；阳虚则形寒倦卧、精神萎靡、面黯无华、肢冷溲清、纳少便溏、或水肿虚浮、体弱无力。又如五脏之虚，肺虚则短气、咳嗽、自汗、畏风；脾虚则消瘦、体乏、纳少、便溏；肝虚则目涩、眩晕、爪甲不荣、月事不调；心虚则心悸、怔忡；肾虚则腰酸、水肿、小便不利等。邪实者，表现为致病邪气的偏盛，有原发与继发之别，可根据病邪的特异性表现进行辨识，如瘀血，临床主要表现为刺痛、肿块、出血、紫绀、面色黯黑、肌肤甲错、皮肤紫癜、神志异常、舌质紫黯、脉细涩沉弦或结代等。具体临床表现因瘀阻部位与形成瘀血的原因不同而异。瘀阻于脑，可见头昏头痛、眩晕呕呃；瘀阻于肺，可见胸痛、咯血；瘀阻于胃肠，可见腹中肿块、呕血、大便色黑如漆；瘀阻于肝，可见胁痛积块；瘀阻胞宫，可见小腹疼痛、月事不调、带下秽浊；瘀阻肢体皮肤局部，可见局部肿块、疼痛与青紫等。

2）邪正与病势预后：邪正双方的力量对比关系到病势缓急及趋势预后。如邪正俱盛，交争激烈，病势常较急迫；反之，邪虽不甚，正气亦伤，病势则相对平稳，但有时病情亦较为危重。从病机趋势转归而言，正胜邪则疾病转愈，邪胜正则疾病转剧，病情进展，正邪相持则病情持续而缠绵。如疫斑热（流行性出血热）之病机转归，若正难却邪，热毒内陷，气阴耗竭，则致正虚而亡阳（低血压休克）；若正能御邪，热毒被遏，气阴则可渐复（恢复期）。

（3）扶正祛邪：扶正祛邪之所以是中医治疗疾病的基本原则之一，是基于邪正相争而病的发病观。

1）扶正疗虚，祛邪泻实：扶正，指扶助正气，包括补气、养血，滋阴、温阳及调补脏腑功能等多种治法，目的是恢复已损正气，提高机体的抗病能力，适用于正虚为主的虚证，即《黄帝内经》所谓"虚则补之"。祛邪，是指祛除邪气，消除体内的各种致病因素（包括原发与继发致病因素），以达到邪去正安目的，适用于邪盛为主的实证，即《黄帝内经》所谓"实则泻之"。

2）扶正祛邪，相互为用：在疾病过程中，决定病情轻重及转归的主要因素是邪正斗争的力量消长状态，治疗的关键是扶助正气，祛除邪气，改变正邪双方力量的对比，促使疾病向痊愈的方向转化。临床具体运用，往往扶正与祛邪兼顾，扶正则利于祛邪，祛邪则可匡正。互为合用遍及中医临床各种具体治法。现以较为简单之痰湿蕴肺所致咳嗽为例来说明，对该病证的治疗，可拟宣肺化痰止咳，其中宣肃肺气，是调理脏器功能，属扶正范畴，化痰是祛除痰之病邪，属祛邪范畴，而止咳，是治疗的综合目标。

4. 内在正中和谐观　"中和"，最早见于《礼记·中庸》："中也者，天下之大本也；和也者，天下之达道也。致中和，天地位焉，万物育焉"。意即"中和"是天地万物存在的理想状态，能达到"中和"的境界，天地就各得其所，万物便生长发育。在中国哲学中，中和，即中正和谐之意。中是不偏不倚、无太过与无不及的平衡状态；和是和谐、和洽，可理解为万物产生并维持正常生存的基本条件。

中和思想的运用价值在于：在观察、分析和解决问题时，注重协调事物发展过程中的各种矛盾关系，做到不偏执、不过激。中和思想是中医学认识论和方法论的重要组成部分，先辈们数千年的临床实践，已逐步形成了中医学的中和观念，对中医临床具有重要的指导作用。

（1）和谐是健康状态："阴平阳秘"的中医健康观是中和思想的最显著体现。中医学将人体健康无病的生理状态归结为"阴平阳秘"，如《素问·生气通天论》："阴平阳秘，精神乃治"，强调人体阴阳之间的和谐是维持正常生理功能的关键。由于气血津液、脏腑经络等都可以用阴阳来概之，故阴平阳秘，实指人体气血津液、脏腑功能等一切物质基础与相应功能等均处在一个彼此协调的、和谐运行变化状态之中，如此状态之人，中医学称之为"平人"，是中正平和之人、健康无病之人。要达到此境界，机体不但要保持与外界环境的协调，还必须维持体内环境的平衡，保持脏腑经络、气血津液的相互协调与统一。此外，精神之平和，也是"阴平阳秘"的具体方面，如《太玄经》曰："喜怒伤性，哀乐伤神，伤性则害生，伤神则侵命。故养性以全气，保神以安心，气完则体平，心安则神逸，此全生要诀也"；又如《七部要经》云："神静而心和，心和而形全。神躁则心荡，心荡则形伤，欲全其形，先在理神。故恬和养神以安于内，清虚栖心不诱于外也"。

（2）失调是发病机制：中医学对疾病发生的认识，就是机体正中和谐难以维持，亦即"阴平阳秘"的状态被破坏而导致的。疾病的各种病理变化均可用阴阳的失调来概括，"阳胜则热，阴胜则寒，阳虚则寒，阴虚则热"是总括。疾病之表现形式虽有多样，其总机理无非阴阳盛衰，其消长平衡失调。因此，从广义上来讲，人体气机升降失司，营卫气血运行不利，脏腑经络功能不和等均属于阴阳失调的范畴。阴阳失和，是疾病发生发展的病机总纲，是内在根据。从狭义而言，失调则是脏腑功能失去和谐，导致某一具体疾病的发生，如：肝胃失和，肝失疏泄，横逆犯胃所致的吞酸吐苦、脘痛胁胀、嘈杂不饥、泛恶欲吐等；又如肺肾失和，肺不主气，肾难纳气，气机上逆所致的胸闷气急，动则尤剧等。

（3）调和的治疗原则："中和"，是健康人体阴阳平衡、脏腑功能的生理稳定状态，是中医临床组方遣药治疗等所希望达到的目标，是中医学防治疾病的主导思想。《素问·至真要大论》所谓："谨察阴阳所在而调之，以平为期"，《素问·生气通天论》言："因而和之，是谓圣度"，即指此而言。中医治疗，就是要调整阴阳的偏盛偏衰，使机体重归"阴平阳秘"的状态。通过补虚泻实、祛寒清热、行气活血等手段来扶正祛邪、平衡寒热、疏理气血、和调脏腑等，以期阴阳达到新的平衡，恢复"中和"状态。"以平为期"这一基本观念在宏观上指导着临床诊疗活动。中医治疗学强调"治病求本"，"本"从某种意义上来说，就是指"阴平阳秘"的"中和"状态，中医临床治疗思维的运用，就在于指导应用各种治疗手段，使之重建协调平衡状态，从而达到根治疾病目的。正如《素问·至真要大论》所言："谨守病机，各司其属，有者求之，无者求之，盛者责之，虚者责之，必先五胜，疏其血气，令其调达，而致和平"。

在中医临床，为达到"阴平阳秘"的"中和"状态，治疗思路无非以下方面：因邪实而致机体失和者，治拟祛邪为主，排除病邪的干扰，机体脏腑功能自然恢复；因虚损失养而使机体失和者，治拟扶正补虚为主，利用机体的内在自我稳定功能来恢复和谐状态；因脏腑经络不利而致机体失和者，可直接运用调理之法，恢复机体的平衡状态。但生命的过程是一个整体的、动态的平衡协调过程，辨证强调的是认知机体在运动变化过程中某一阶段的中和平衡性，论治则以恢复该阶段的平衡为目的。因此，无论是对病证的辨识还是治疗方法的确立，都要在整体的、动态的平衡关系前提下进行，治疗原则的拟定，也以恢复整体的、动态的平衡为目的。

与西医学消除病因、清除病灶的"对抗"临床思维方式不同，中医防病治病，很是讲究"调"的理念，大致是通过"调"的方法，以达生命机体"调"之目的。"调"法，既有养生保健方面的内涵、要求与方法，更有临床治疗学方面的内容、治法与手段。是通过多途径、多环节的措施，祛除病邪，扶助正气，调动机体的抗病与自我修复能力，以实现"阴平阳秘"状态。"以平为期"的治疗目标，要与患者的体质、具体病况紧密联系，确定"平"的水平层次，逐步提高，切忌盲目冒进，矫枉过正，治疗太过。在临床治疗实践中，对各种方法和药物的运用都要心中有数，适可而止，切不可因治疗出现新的不平衡。如扶正而不恋邪，祛邪而不伤正，苦寒清热而勿伤阳气，辛温散寒而不伤阴津，补益而不满中碍脾等，应最大限度地避免药物的毒副作用和医源性疾病的产生。

综上，"中和"是中医学术思想根本之一，它已渗透至中医理论体系的各个层面。中医学从机体内部、从人与社会自然环境的协调平衡性出发，来观察生命活动现象，以这种平衡状态的破坏来认识疾病，以多途径、多环节的措施来进行调治，以实现"阴平阳秘"的中和平衡状态。

5. 形神统一生命观　正常生命现象，是形与神的统一。即《黄帝内经》所谓"形与神俱"，形神统一观，或形神一体观，是中医生命观中的基本内容。从学术角度而言，中医形神观主要讨论人体"形"与"神"之间的生理关系与病理联系，进而指导疾病的诊断和治疗。

（1）形神互依：对于人体而言，形，即视之可见的形体，包括脏腑、经络、气血、津液、骨、肉、筋、脉、髓、皮毛、九窍等。神，有广义与狭义之分，广义之神是指生命活动的外在表现，如《素问·移精变气论》："得神者昌，失神者亡"；狭义之神是指人的精神、意识、思维活动，包括心主神明及五脏所藏之神，如《素问·灵兰秘典论》："心者，君主之官，神明出焉"；《灵枢·邪客》："心者，五脏六腑之大主，精神之所舍也"；《灵枢·本神》："心藏神，肺藏魄，肝藏魂，脾藏意，肾藏精志"等。

中医学认为生命的存在，必须建立在形神统一的基础之上，如《素问·上古天真论》："故能形与神俱，而尽终其天年"。首先，"形"是基础，生命的功能活动有赖于"形"的存在，是人体功能活动的载体。《素问·六微旨大论》："升降出入，无器不有……器散则分之，生化息矣"。"器"，即有形之体，"生化"则是指气机升降出入的功能活动，其正常功能活动的发挥离不开有形之体。其次，"神"是机体表现于外的生命现象，"神"意味着生命。中医学是以表露于外的"象"来研究人体生命活动规律的。"象"，可谓是"神"的外在体现，故"神"是中医学观察研究人体生命状态的重要依据。"形与神俱"，可理解为形是神之宅，神为形之主，无神则形体衰萎，无形则神无以附，二者相互依存，相互为用，相辅相成。因此，形神互依是生命的基本形式。

其实，形神关系主要表现为人体物质与精神的关系。中医学认为：人之思维、感觉、知觉等精神活动均归属于心，而意志、情感等，部分归附于五脏，但由心统率。精、气血、津液等物质，既是构成形体的物质基础，又是滋生神明、产生思维等精神活动的重要物质基础。气血、精液充足而调和，则机体精力充沛、神志清晰、感知灵敏、记忆良好、反应敏捷，故《灵枢·平人绝谷》有："五脏安定，血脉和利，精神乃居。故神者，水谷之精气也"之说。

水谷之精化生气血、津液等，是滋养"神"的物质基础。气血、津液充足调和，五脏方能安和，神气乃能定居。因此，精为形之基，形为神之宅，精气充则形健而神足，精气亏则形弱而神衰，精气竭则形败而神灭。只有精气充盈，形神才能互依，并统一于生命活动之中，这当是后世医家常将"精神"合称的由来。

（2）形神互病：形与神，在生理状态下虽能相辅相成，但在病理状态下却多相互影响，正如《周慎斋遗书》所谓："病于形者，不能无害于神；病于神者，不能无害于形。"

1）神病及形：主要表现在情志致病上。情志活动属于神的内容之一，五脏各有情志所主，因此，情志太过则伤其本脏，影响脏腑气机，进而由神病而波及形体。《素问·阴阳应象大论》谓之"怒伤肝""喜伤心""思伤脾""悲伤肺""恐伤肾"等。再如《素问·汤液醪醴论》认为："精神不进，志意不治，故病不可愈。今精神坏去，荣卫不可复收，何者？嗜欲无穷，忧患不止，精气驰坏，荣泣卫除，故神去之，而病不愈也"；《寿世保元》又云："今人不知忿怒恐慌悲哀而损其身，忧愁思虑以伤其气，故人之病多以气而生，致有中满腹胀，积聚喘急。五膈五噎，皆由于气也"。《黄帝内经》曾记载了多种情志因素所导致的病证，如大厥、薄厥、噎膈等，多是由神病而致形伤的病证，这在内伤杂病中更是多见。

2）形病及神：形伤亦可致神病。脏腑气血不和，功能活动失常，同样也可导致相应的神志病变。如《灵枢·本神》："肝藏血，血舍魂，肝气虚则恐，实则怒"，"心藏脉，脉舍神，心气虚则悲，实则笑不休"。《素问·脏气法时论》："肝病者，两胁下痛引少腹，令人善怒"。在临床上，类似病证很多，如脾虚气弱，生化乏源，血不养心，则临床表现为神疲、失眠、健忘等；久病伤肝，肝失疏泄，则临床表现为抑郁消沉等。

（3）形神施治：由于形神互依、相互为用的生理关系与形神病理状态下的相互影响，给临床辨治提供了重要的思路：神病而致形伤者，治神以疗形；形伤而致神病者，治形以达疗神。

1）治形以疗神：神，是生命活动的外在表现，赖脏腑气血津液等滋养而为用，故曰形为神之舍，治神养神宁神，可从调养脏腑气血津液着手，使五脏安和，气血条达，神气方能安定。《景岳全书·治形论》："治形之法非止一端，而形以阴言，实惟精血二字足以尽之"。因此，临床上对形虚病变，当以补益精血为宜，使气血旺盛，阴阳调和，则神情自然舒畅安宁。如血虚，心神失养所致的不寐、多梦之症，当补血之形质，用归脾汤补养气血，冀血能养心，以达宁神，则不寐、多梦之神病能愈。此外，祛除病邪，调理脏腑，也可达治形以疗神之目的，如同为不寐多梦之病，若系痰热内扰，又当以祛邪为主，清化痰热，冀痰热消除，不能扰心，心气安定，则神明安和，夜寐能安。

2）治神以疗形：神，因有广义和狭义之分，故"治神"的内涵有所不同。广义之神是生命活动的外在表现，广义的"治神"，主要是体现在养生保健方面，是通过调摄神志、情绪等来达到养生延寿、抗病御邪之目的的。国医大师周仲瑛教授认为：调摄情志应以养心神为先，心态平和，情绪稳定，脏腑和调，气血通畅，可以增强人体的抗病能力，就能保持身体健康，这是养生长寿的关键。正如《素问·上古天真论》所谓："恬淡虚无，真气从之，精神内守"。

"病从心中来"。在亚健康状态人群中，大多数都与不良心态有关。随着经济的发展，工作压力增大、事务困扰及信仰缺失等多种原因不断增加，人们的心理疾病越来越多。"喜、怒、忧、思、悲、恐、惊"是七种正常的情志变化，属于正常的生理反应，但如果七情过激，超出了身体的承受能力，不能很好地调适，就会导致疾病的发生。治疗时，可以通过调摄人的心理，排除各种对健康不利的情绪干扰。孔子说："乐而不淫，哀而不伤"，意为快乐不是没有节制的，悲哀却不必过于悲伤。如果我们能够时刻保持平常、豁达、乐观的心态，人的五脏六腑就能够平衡阴阳，和谐运行，人体的抵抗疾病能力就会增强，病邪也就无法乘虚而入，就能达到百病不生。调摄情志以达抗病养生、延年益寿，可概括为以下方面：

心静形安：静，是要人在纷繁的世界里能够独自安静下来。世界是从静寂中产生的，"有生于无""动生于静"，包括人的产生。人的精神更是来源某种静寂。心喜静，所以历代养生学家把清心寡欲、调养精神作为养生的主要内容。《素问病机气宜保命集》云："神太用则劳，其藏在心，静以养之。"

清心寡欲：清心，实则少私，是指减少私心杂念；寡欲，是指降低对名利的奢望。中医学认为，奢欲出于心，奢欲不止会扰乱精气，不利于健康长寿。私心太重，欲望太高或太多，达不到目的，就会产生忧郁、幻想、失望、悲伤、苦闷、愤怒等不良情绪，从而扰乱了清静之神，使心神处于无休止的混乱之中，导致气机紊乱而发病。

进退泰然：人生道路，常遇坎坷曲折，如天灾人祸、生存竞争等，难免会遇到许多不顺心的事。应正视现实，心平气和，宽宏大量，泰然处之。营造一个自然祥和的环境，如此便能自觉调和气机的运行，保持体内阴阳平衡，则形不能病。

乐观豁达：调摄精神最主要的是要有快乐感。人的一生总会遇到来自不同方面的压力，甚或严重打击，正如古人所云："不如意事常八九"。但良好的人生态度有助于养生，"知足者常乐"，遇事不斤斤计较，就会感到快乐。

淡泊处世：淡泊是一种很高的人生境界，要有与世无争、乐观豁达的生活态度，对名利淡泊，对人友善宽容，遇事放得下、吃得香、睡得着。这是长寿者的共同特点。心胸开阔、心地善良、心境平和、朴实做人，不附权势，不贪钱财，不争名利。

与以上广义之神相对，狭义之神是指人的各种精神情志活动，狭义的"治神"，主要体现在临床疗疾方面，包括中医治法、心理疗法、沟通交流、良好的医患关系等。中医治法如安神定志以养心，疏肝以解郁和胃等，心理疗法如催眠暗示等。疾病状态下患者的忧虑、惧怕、悲观等心理状态，都是对疾病治疗不利的因素，可使病程延长、病情恶化。《灵枢·师传》说："告之以其败，语之以其善"，对患者进行必要的劝慰、说服、暗示，对其病情的缓解与改善都会起到重要的作用。治疗过程中，患者对医生的信赖，对于疾病的治疗也是大有帮助的，这也是心理疗法的重要方面。

6. 以常衡变认识观 以常衡变，亦即知常达变之意，是中医临床诊断思维的指导思想之一，也是历代名医临床实践中的重要思维方法。"常"，指健康的、生理的、或一般规律性的；"变"，指异常的、病理的、或特殊的。以常衡变，是指从正常中发现太过、不及等异常，从对比中找出差别，进而认识疾病的本质，进行针对性较强的治疗。这一认识客观上要求医者在了解与掌握一般生理知识与疾病认知规律的基础上，能举一反三地认识各种变化的病理状况，并进行针对治疗。在中医临床工作中，知常达变之法要求医生既要掌握疾病诊疗的普遍性，又要熟知疾病发生发展变化的特殊性；既要熟悉治疗处理的常规性，又要熟练运用特殊性疗法，从而使辨证准确地反映病情，使治疗更具有针对性。在临床实际运用中，以常衡变思维观主要体现在以下三个方面。

（1）生理之常变："生理之常"，指健康状态下人的正常生理表现，如神情自若，思路清晰，语音洪亮，两目有神，面色红润，毛发润泽，呼吸平稳，食欲良好，睡眠安稳，肢体活动自如等。掌握了健康人的生理之常，就容易识别病理状态下之异。若患者某方面表现与健康人有异，则属病状表现，亦即"病理之变"，通过观察这些异常表现，则可推断出所患疾病与疾病的病机变化。

如某患者，临床表现为面色少华，神疲乏力，纳谷量少，大便溏泄等，与正常人之面色红润，精力充沛，纳谷正常，大便成形等有别，故属病态，联系脏腑属性进行辨证，当属脾气虚弱无疑。在补气健脾助运的治疗过程中，随着以上临床表现的逐渐消失，如面色渐显红润，体力与食量增加，大便逐渐成形等，说明患者疾病渐愈，即恢复健康人之生理之常。这是最基本的知常达变之法。这一思维方法，为中医广泛应用。

（2）病理之常变：一般而言，疾病的发生发展有一定的规律性，但在不同情况下，受各种因素的影响，其发展变化又有其特殊性，故"病理之变"也有常变之分。

1）发病：人的生命过程，总是伴随着社会人文、自然环境和季节气候等的影响，而机体又有其个体差异，故疾病的发生，也由于不同社会环境、不同地域、不同季节气候及体质等因素而有其特殊性。

不同地理环境，由于气候条件及生活习惯不同，导致病邪与体质的差别，故疾病的发生也有其特殊性。例如，我国西北地区，地势高而气温寒冷干燥，故多风寒外感或燥气为病；东南地区，地势低而气温潮湿温热，故多湿邪或湿热为病。此外，某些特殊地区还有地方病的发生，这均表明地域不同，患病亦异。从中医温病学的发展史来看，叶天士、吴鞠通、王孟英等温病学家均行医于江浙一带，气候温热而潮湿，温热病、湿热病较为多见，区域内的多发病，使他们临床心得颇深，丰富经验的积累为温病学说的创立奠定了实践基础。

四时气候的变化，对人体的生理功能也有较大的影响，甚或引起病理变化。六淫之邪，在不同季节，各有偏盛，故人体在相应的季节，就有不同的易感之邪和易患之病，如春易冒风，夏易中暑，秋易病燥，冬易伤寒等。反常的气候使正气的御邪与协调能力下降，不仅使机体处于易病状态，且可促使某些疫疠邪气的孳生与传播，从而流行"时行疫气"。

由于个体均有相对稳定的体质状况，或平和，或偏痰湿，或偏阴虚等，故同样的病因，所致疾病与证型表现亦有差异。以上体质者，若同时外感热邪，对平和体质者，可表现为热盛；对痰湿体质者，可表现为痰热；对阴虚者，可更伤其阴，内热燔灼。正如《灵枢·五变》："一时遇风，同时得病，其病各异"。

2）传变：疾病的进展变化，往往由浅入深、由表及里、由轻转重。但由于感邪不同，体质有异，有时疾病并非按照一般规律进行传变，而是出现一些特殊的病机变化。以外感病为例，伤寒六经传变中的"合病""并病""直中"，温病传变过程中的"气营两燔""逆传心包"等，内伤杂病中的心悸，因病情恶化，心气不足导致心阳暴脱，出现厥脱危候等，均属于传变之变。

（3）治法之常变：病有其类，故治病大法常有类同，但证则常变，故证治却是百态。临床如临阵，用药如用兵，证无常态，医无定法，关键在知常达变。因此，既要坚持疾病的常规治则与治法，又要具体情况具体分析，拟定相应的变法，才能在临床上得心应手。治法之常变，具体表现在以下方面：

1）同病而证异，治法有常变：以感冒之解表治法为例，解表法适宜于外感六淫伤人，邪在体表者，此时邪气轻浅，可用解表剂使外邪从肌表而解。但感冒之外感六淫有寒热燥湿之别，人之体质也有虚实之异，故解表以治感冒之常法，细分又有辛温解表、辛凉解表、扶正解表等变法。

2）兼症各有异，治法有常变：以《伤寒论》桂枝汤为例，主治"发热，汗出，恶风，脉缓"，病机系邪在太阳、营卫失和之表虚证，治法当拟解肌发表、调和营卫，是言其常，但若兼筋脉不利之项背强几几，则可选用桂枝加葛根汤以解肌生津舒筋；若兼肺失宣肃之气喘，可选用桂枝加厚朴杏子汤以解肌平喘；兼阳虚汗漏，可选用桂枝加附子汤以温阳止汗等，即是言其变。可见，治法之常，示人以规矩；治法之变，示人以圆活。

3）标急而重者，治法蕴常变：对病之标本而言，治本是言常，即所谓"治病必求于本"，治标即是言变，即所谓"急则治其标"。治病求本，去除病因是治疗的常规，但当某些临床表现（即"标"）使患者难以耐受或危及生命时，治疗的重心就当转移到治"标"上来，则是变法。如癌毒蕴肝、肝脉瘀滞所致的剧烈腹痛与热邪蕴肺、损伤肺络所致的大量咯血等，此刻的治法分别以"止痛"与"止血"为主，属"对症处理"，是治标之法，是变法。

4）正治与反治，治法属常变：《素问·至真要大论》"逆者正治，从者反治，从少从多，观其事也"。正治是常，反治是变。如寒证用热药，热证用寒药，逆病性而治，即"正治"，是治疗的常法。但当疾病的临床表现出现假象，不能真实地反映疾病本质时，此时的治疗就应加以变通。如热厥证，反出现四肢厥冷的临床表现，系热郁而气机不能外达，亦即"热深者厥亦深"，故从其临床表现（四肢厥冷之假寒象）而用寒药（清热药）；再如"戴阳证"的治法拟定，本病表现为面红如妆，系阳虚而阴寒下盛，逼阳于上。治疗可从其假热之象而行，用温阳散寒、引火归原法"反治"。

四、思维形式

中医临床诊疗活动离不开人类最基本的科学思维方法，包括科学抽象方法、逻辑思维方法与非逻辑思维方法，与中医学的人文科学性相适应。非逻辑思维方法中的象思维、经验与直觉思维被大量使用。在中医的特色思维中，主要包括"象"思维、经验思维、直觉、灵感与顿悟思维等。

1. "象" 思维 《易经》，是中国古典哲学的经典，其采取的思维方式是"取象比类"，以达到"以象喻意""以象尽意"之目的。《易传·系辞上传》："圣人有以见天下之赜而拟诸其形容，象其物宜，是故谓之象"；又言："书不尽言，言不尽意，然则圣人之意其不可见乎？子曰：圣人立象以尽意"。表明了象的概念与产生的缘由。所谓"象"，应是古人大脑对客观复杂事物观察后形成的一个整体感觉，但却感到难以言表，故立象以达意。"象"，在客观世界中应有其根源，但却非客观事物本身，即不指具体事物，也没有具体形态，却代表着某类事物的共性，这种共性并非形态与结构方面的，而是运动变化着的共性。它是事物的运动、变化及之间的联系被人脑认识并加工后形成的整体认识，是一种超越于具体物质形态之上的、对事物内涵（互相联系，特别是运动变化）充分理解之后所产生的一种综合把握，故其中有客观成分，又有主观成分，是一种主观对客观的综合感受。

古人对世界的认识，重在对宏观整体联系与运动变化的把握，事物的这种永恒的联系变化反映在人脑中，便形成了一个综合的象。这种思维方式在中医学中得到了充分的体现，中医学的哲学指导思想，如阴阳、五行及关于"气"的学说，均是借用《易经》比类取象的思维方法形成的；中医学关于人体生理功能，如藏象学说、经络学说、气血津液学说、元神学说等，也多体现着以象会意的精神。由于象是主观对客观的综合感受，因此，在中医诊疗过程中的活动行为，也都充满了象的内容。

象，在中医诊断中多有体现。如：脉诊中的脉象，大多脉象都是形态为主综合起来的象，是医者主观对脉搏动态和形态的综合感受，如弦、紧、濡、洪等；舌象，如舌质红、或淡、或瘀黯、或浅裂、或苔黄腻、或少苔等，也同样是医者观察后得出的综合的象。中医搜集临床资料时的望、闻、问、切四诊合参，通过对人体的气色、神情、体态、气味、声音、脉象、生活习惯、环境等的了解，对人形成整体的印象，借以考察患者生命活动的失衡之处。即所谓："视其外应，以知其内脏"（《灵枢·本脏》），即通过司外揣内、以表知里的观察方法，通过外在之"象"，测知体内脏腑气机的运动状态。人体内部脏腑气血阴阳变化与相应外在表现的"象"，是联系的、统一的、整体的，生命活动外在之象能够动态地、客观地反映人体内部功能的状态，即所谓："有诸内，必形诸外"。因此，中医临床应用各种辨证诊断方法，如六经辨证、八纲辨证、卫气营血辨证、三焦辨证等，评判人体生命活动平衡的偏离，形成脏腑气血阴阳不相协调之象，得出相应中医辨证诊断"证"的结果，"证"即是某种整体的、综合的、变化的病态象，如脾虚不运、胃火炽盛、肝阳上亢、肾精亏虚、肝脾不调、心肾不交等，其虽然有些模糊，无现代自然科学意义上的量化指标，但仍有明确的指向，且临床具有明显的可操作性，这就是病机"象"。中医辨证诊断方法虽然不如西医严谨，但对于瞬息万变的病情，像一张大网，囊括其中，任你灵活多变，均难以脱逃。在治疗上，中医的各种治法同样充满了象思维成分。中医治疗疾病讲究中和，以平为期，即所谓："阴平阳秘，精神乃治"。中医治疗原则中的："寒者热之，热者寒之，微者逆之，甚者从之，坚者削之……"其中寒、热、微、逆、甚、坚等，也都是象术语、象寓意。在方药上，中医方剂组方原则讲究君、臣、佐、使，借此表明方剂中各组成药物的地位及相互关系，形象而寓意深刻，是象思维在中医临床方药配伍运用中的典型范例。此外，中医对药物的认识也离不开象思维。在中药的四气五味中，虽然酸、苦、甘、辛、咸五味是对药物的味觉感受，但温、热、寒、凉四气，却非是对药物温度的感觉，而是根据药物多次作用于人体后的表现所得出的结论，"以象喻意"，以温、热、寒、凉之象，喻药性功效之意，如药性温者，功效可温阳散寒，用于治疗各种实寒性疾病；药性寒者，功效可清泄邪热，用于治疗各种实热性疾病。

综上，中医唯象理论是一种没有明确概念与逻辑推理，也无法客观化的思维表述方式，它已渗入中医理论与中医临床中，并广泛被运用。由于这种思维方式能"喻深以浅""喻难以易"，故至今仍具有无从替代的地位，是中医思维方法的精华之一。

2. **经验思维**　经验是人类对客观世界反复认识的累积，是建立在实践基础之上的一种思维认识活动。其特征是由前人知识活动的延续与后人的继承而形成，最基本的要素是实践、观察与认识的积累。经验类型的认识活动有基本的思维特征，即直觉、类比和归纳，这也是中国古代科学活动的基本思维方法。无论直觉、类比，还是归纳，它们都是经验的成熟形式，是人们认识由低级向高级，通向理论与逻辑的桥梁。

经验，作为一种思维形式，是中国古代早期科学活动最普遍的思维形态，也是对以后科技活动影响最为广泛的一种思维形态。在我国的传统文明中，相当一部分行业都是以经验积累作为思维的依据，诸如书法、绘画及传统医药等，它们往往都是抛开经典框架，在接触事实的直观、直感与直觉中积累经验，再用经验来指导与解决新的问题。这种经验已超出了理性的局限性，是理性达不到的。在某个时间内它也可能上升为理性，成为经典中的一部分。因此，经验思维在中医药学上的运用，主要体现在两个方面，一是临床实践经验是中医理论建构与不断发展的动力，二是由经验积累而成的知识在不断地指导着临床实践。

临床经验是中医理论建构与不断发展的动力，中医学术发展史上各种流派的形成，无一不是临床实践经验的积累、总结与升华。反之，中医学在现代社会生存与发展，也无不是以临床经验指导实践所取得的疗效为根本保障。中医药学理论的发展，首先应是在继承前人的理论（经验的积累与升华为主）的基础上，进行临床实践，诊查患者、治疗患者，进而搜集治疗后的信息反馈，有所发现，有所发明，如此循环往复，不断总结提高，以修改、补充前人的论述，上升至新的理论与学说。这种黑箱式的感受、修正与调控，正是经验医学的特色，它是科学尚不发达时期人类积累医疗经验的重要手段。

辨证论治作为中医临床的基本实践模式，其过程中，每一位医生或多或少，均有自己的临床心得与经验积累，日久归纳总结，便形成关于患者群体的共性认识，形成自己的学术观点，这种学术观点若被业内群体所认可，或可渐变成学术思想。这种学术思想在一定区域被传承，便形成学术流派，学术思想中的经典部分被进一步升华，或可上升为中医理论。无论个人经验、学术观点、学术思想或中医理论，都在指导着临床实践，同时又在临床实践中不断得到检验与修正，其公认的合理部分被不断升华为理论。从这个角度来说，经验思维也有其活跃性与创造性的一面，但较之于高层次的创新思维活动而言，其创造性的层次较低，因为它是基于较低层次实践行为之上的，是自由简单的、非理性化的、稳定而保守的。事实上，限于学术权威或崇拜，很容易把过去的经验定型化，把特殊的经验普遍化，从不去怀疑经验的可靠性、合理性与条件性。那么，这样的经验或许是危险的，会对业内的诸多创造性思维产生抑制作用。

以经验积累为主而形成的中医理论体系，其不足还表现在：与建立在分析、还原、实验方法等科学基石上的西医学相比，就成了一个贮存和再现经验事实的工具系统，由于搜集材料局限于表象范围内，其对病、证、治、药等的认识，仍是不深刻、不精确的，内在机制也只能靠推测来填补，这样构造的病、证、药的认识，无疑都是经验型的，辨证论治也是对众多经验的分类。作为工具的中医理论，只能联系有关临床事实，却不表达真实的机制，也无须考察是否符合客观实在。中医理论的这种工具性特征，表明中医学仍停留在经验水平，这种经验的理论工具较大地妨碍了中医理论体系的理性化、客观化。

在临床治法、拟方、选药及药物剂量的确定过程中，医者的个体经验性表现更为突出，而且时时会出现形象、直觉、灵感、顿悟等思维活动。

3. **形象思维**　中医学历来重视望诊在辨证识病中的作用与意义，故有"望而知之者谓之神"之说。患者的外在表现，通过有经验大夫的观察，有时可直接进行正确的诊断。如面赤烦躁，辨证属心经有热，扰乱神明；面色萎黄少华，神疲倦怠，辨证属脾虚而气血不足等，这些都离不开形象思维的应用。

形象思维是在反映客体的具体形状或姿态的感性认识基础上，通过意象、联想和想象来揭示对象本质及其规律的思维形式。人们在实践中通过大脑思维所取得的对事物本质的理性认识，可以不通过概念这种抽象的形式，而直接通过形象形式，通过选择、概括，抽取代表事物本质的特征性表象表现出来。如上所述之"面赤烦躁"辨证诊断，面赤与烦躁，即面部红赤，心烦意乱，躁动不安，是医者可直接观察到的具体形态，通过在脑中已有"红赤属热，心烦意乱与躁动不安属心神不宁"的理性记忆联想，通过选择（各种临床表现），抽取代表事物本质的特征性表象（面赤烦躁这一主症）来进行事物本质的表达（心经有热，扰乱神明）。因此，形象思维反映事物的本质规律，是以形象观念、形象联想与形象典型为思维形式的。形象观念是指同类事物的特性概括，形象联想是指形象观念间的联系方式，形象典型则是通过对事物共性的展现，深刻地揭示与形象相关的事物本质特征或必然规律。

形象思维要以感性认识为基础，对大量感性材料中存在的具体形象进行提炼与概括，形象思维的过程就是弃去其中偶然的、非本质的形象，抽取能反映客体对象本质特征的形象，故形象思维能在表象的基础上，具体、形象、生动地反映客体的本质特征，能使对象的本质外在化或形象化。因此，形象思维来自于感性认识，具有一定的可感受性，但它又高于感性认识，不同于感性认识的具体可感性，它已经克服了对直接呈现客体的依赖，并通过直观、形象来描述客观对象的本质属性及其运动规律。形象思维的基础材料并不是原始的感受性材料，而是在感觉、知觉的基础上形成的事物表象，具有一定概括性的观念形象。形象思维不仅存在于一些简单的认知过程中，同样也存在于一些复杂的形象判断中。

4. **直觉思维** 直觉思维方法是思维科学的基本内容之一，是指不受某种固定的逻辑规则约束而直接领悟事物本质的一种思维方法。其含义简单而言，就是直接认识事物的性质和关联的一种思维方法。若从广义上而言，直觉思维是包括直接认知、情感和意志活动在内的一种心理现象；就狭义而言，直觉思维是人类的一种基本思维方法，它包括直觉的判断、想象和启发，它是在实践基础上进行的思维活动，并由此形成的对客观事物的一种比较迅速的直接综合判断。这种判断可以表现为一种直觉的闪现，故直觉思维有时也包含着灵感的闪现。

直觉思维不受形式逻辑规律的约束，不按通常的演绎和归纳逻辑推理方式，而比较直接、迅速、自由，常常表现为思维操作的压缩或简化，直接认识事物的性质与关联。直觉思维的结果往往产生得特别迅速，它对问题思考来不及推理就能立即做出判断，得出结论。如果说推理思维是多阶段的分析与综合活动，那么直觉就是自动完成的闪电式动作思维。从表面上看，直觉思维似乎是由于受到某种提示和启发而偶然产生的，但实际上它是在人主动指向一定的目标、努力寻求解决方法的情况下才能启动发生。所以，直觉思维既不是盲目的推测，也不是靠侥幸取得的成功，是在相关知识积累的基础上，在意向和信心的驱动下，思想高度关注，思绪骤然爆发的结果。

5. **灵感思维** 灵感思维也是人类的一种基本思维方式，是指不经过严格的逻辑思维论证而对事物本质的顿然觉悟，犹如黑暗中忽然感受到真理光芒的照射，它与直觉思维有相类似之处，是认识事物一种比较特殊的思维形式，具有突然爆发与直接深入的特点。

灵感思维有其特殊性，表现在：①首先，灵感受何种因素触发，在什么时间与地点发生，是无法预期的；②灵感思维具有反常规的思维方式独特性；③灵感的产生带有很大的偶然性，基本不受意识支配；④灵感思维是潜在意识与表显意识的相互交融，是多功能、多知识、多因素的综合结果；⑤灵感思维所获得的成果或结论往往不够清晰，但这种模糊的思维方式与效应，正是现代科学技术发展的需要；⑥灵感思维具有跳跃性、瞬时性和不可重复性等特点。

灵感思维与直觉思维，既类似，又有区别。直觉是指人脑对客观对象的迅速识别，是直接理解、整体判断与领悟对象的一种思维方法；灵感思维，是指对于长期思考而未能解决的问题，在一定条件下产生的、使问题突然得到解答的认识状态。直觉是对问题"一目了然"与"入木三分"的洞察，即对事物的直接理解和认识。灵感思维所强调的是"思如涌泉"的创造性思维劳动，它体现了人的洞察、想象、直觉、逻辑和记忆能力高效率的综合运用。

灵感思维的发生，需要相当的基础条件。同其他思维方法一样，灵感思维也是建立在实践基础上，并以长期的知识和经验积累为条件，没有相当的实践经验与广博的知识，正确的灵感思维几乎是不可能发生的。否则，便是异想天开了。

6. **顿悟思维**　顿悟的思维认识方式，它不依靠逻辑推理，而是对事物的突然领悟与较本质的把握。中医临床辨证论治大多遵循逻辑思维的过程和规律，如运用分析、综合、归纳、演绎等逻辑方法，以及概念、判断、推理等思维方式等，但同时又常兼有"意会""感受""省悟"等一些难以用明确概念表达的个体经验成分，是非逻辑的内容。例如：据证遣药组方要领，在跟师或从书本学习时，尚难完全用言语传授，很大程度上还需要自己在临床实践中去心悟，方能达到技艺娴熟，得心应手。如此感悟，很大程度上依靠医者本人潜意识心理活动中的直觉和省悟。经验丰富的中医临床大夫，往往就是凭借这些非逻辑思维方法做出正确辨证判断的。

对实践性很强的中医临床医学而言，"顿悟"是一种常见的思维方式。当临床资料搜集完毕，对患者病情有相当的了解之后，就会立即联想到某病、某证，而径直用某法、某药进行治疗，这在中医临床中的"汤方辨证"中，顿悟的形式更是多见。其时，医生并没进行严格的逻辑分析、推理与证明，却直截了当地做出诊断，甚或无需诊断，径直提出治疗方案，这便是"顿悟"迅捷、便当、直接的特点。

与灵感一样，"顿悟"是一种"薄发"，但"厚积"方可"薄发"。只有经过长期的学习与知识积累，并不断思考和反复实践的大夫，才时常享有直觉思维的恩惠。

直觉、灵感与顿悟思维是人类的基本思维形式，属非逻辑思维范畴，在中医临床中多有运用。现举病案两例，浅析如下：

案一 患者谢某，男，37岁，某公司驾驶员，2015年10月8日初诊。

主诉受凉或食油腻后易泻，余无特殊不适。肠镜病理：腺瘤样息肉，部分腺上皮轻度不典型增生。苔薄，舌质稍黯，脉细。

诊病： 泄泻（中医）。

辨证： 毒夹痰瘀，蕴结肠腑，传导失司。

治法： 解毒化痰，消瘀散结，健脾助运。

处方： 炒白术12g，茯苓12g，陈皮12g，炒薏苡仁15g，炒怀山药15g，炙僵蚕10g，八月札15g，石打穿15g，蛇舌草15g，山慈菇15g，漏芦12g，石上柏15g，土鳖虫6g，莪术10g。21剂，日1剂，水煎，早晚温服。

以该方为主，加减治疗至2016年3月22日七诊。近日复查肠镜示：结肠镜检查所见黏膜未见明显异常。患者未诉特殊不适，苔薄，舌质淡红，脉濡。继续原方巩固治疗。

注： 结肠腺瘤样息肉，中医如何辨治？患者来诊时，有时可无任何明显临床症状与体征，仅持一张肠镜检查报告单来诊。查看肠镜病理学检查资料，有"瘤化""不典型增生"的描述，系癌前病变，若不及时截转治疗，则可能导致结肠恶性肿瘤的发生，故可拟诊为"癌毒"搏结痰瘀而成有形之结，蕴结肠腑为患。治拟抗癌解毒、消肿散结。选药组方可结合现代药理研究成果，很多中药具有抗消化道肿瘤作用，药如八月札、石上柏、漏芦、白花蛇舌草、半枝莲、败酱草、生薏仁、仙鹤草等。

结肠腺瘤样息肉，系西医学疾病，中医无此病，也难辨此证。选用具有抗消化道肿瘤作用的中药治疗结肠腺瘤样息肉，其中即蕴含医者的直觉、灵感与顿悟思维。

案二 患者李某，男，45岁，江苏省南京市某公司职员，2008年4月22日初诊。

近年来夜寐呼噜较重，并出现长时呼吸停顿，经江苏省人民医院拟诊为："混合性睡眠呼吸暂停低通气综合征（重度），最长呼吸暂停117秒"，建议手术试治。因恐手术不测与苦痛，前来求诊。诉记忆力下降，急躁易怒，口臭较重，形体稍胖，高脂血症（甘油三酯：3.94mmol/L），B超查示：脂肪肝。苔薄微黄，舌质淡红，脉细弦。

患者主诉夜寐呼噜较重，寐中呼吸最长暂停117秒，停顿时间长，表明病情已相当严重。如何辨治？当时直觉便是可选用开窍醒神启闭法试治。因为苏醒着的人是不会患呼吸长时停顿的，那么，让患者寐浅一些，应是对病情缓解有利的，中医相应治法只有"开窍醒神启闭"，代表药物如生麻黄、石菖蒲、郁金等。因本案患者形体稍胖，查有高脂血症（甘油三酯：3.94mmol/L）、脂肪肝等，医者将这些感性材料和已有知识经验组合，形象概括为血中浊脂滞着、影响血脉运行，故认为神机不用系"痰瘀"蒙蔽所为。治疗要点当为"化痰消瘀，开窍醒神启闭"。处方如下：生麻黄5g，石菖蒲15g，郁金10g，川芎10g，泽泻20g，生楂肉15g，夏枯草10g，炒苍术10g，制大黄10g，红花8g，制丹参15g，玉米须15g，桃仁10g。7剂，日1剂，水煎，分两次温服。

2008年4月29日二诊：其妻代诉：药后夜寐呼吸较前平稳，夜间呼吸停顿时间明显缩短，已不超过10秒，睡眠深度也浅，呼之即醒。患者症状明显缓解，原方疗效满意。

处方：原方，14剂，日1剂，水煎，分两次温服。

注：本例从"痰瘀蒙蔽、神机不用、肺气欲闭"辨证立论施治，古今均未见报道与记载，似属医者对该案例进行思考时，依据长期积累的临床经验和知识，不受某一固定逻辑思维约束，直接领悟疾病证候本质的非逻辑思维形式，以此建立了"夜寐深沉，心之神机被遏，难能主肺，肺气欲闭，故致寐中呼吸长时间停顿"的观点，理论渊源当为《灵枢·邪客》："心者，五脏六腑之大主也"，本案辨治中，涉及的中医临床思维方法有直觉、顿悟、经验与形象思维等。

7. 逻辑思维 逻辑思维，或称概念思维、抽象思维，是人们在认识过程中借助概念、命题判断、推理等思维形式能动地反映现实的过程。

思维，可分为抽象思维与形象思维两大类。抽象思维，是以概念为思维基本单元、以抽象为基本思维方法、以语言和符号为基本表达工具的思维形态。其基本特点可概括为：概念性、抽象性、逻辑性和语言符号性。抽象思维又称为概念思维，具体可分为形式逻辑思维与辩证逻辑思维两大类，习惯上多将逻辑思维称为形式逻辑思维，故逻辑思维隶属于抽象思维，是其中的一大类。

逻辑思维有如下特征：①逻辑思维是以分析方法为主，是以事物相对静止、稳定的质的规定性为客观依据来反映和把握对象的。它将对象分解为各个部分与要素，在此基础上，暂时撇开思维对象的运动、变化和发展，也舍弃对象个别、偶然与表面的东西，抓住其共同的、必然的、本质的东西；②逻辑思维是以分析逻辑关系为中心环节，以探讨对象关系作为解决问题的突破口；③逻辑思维是具有抽象同一性的思维，即不包含差异和矛盾的同一。这一特点是由形式逻辑的基本规律同一律决定的，即在同一思维过程中，思维应保持确定性，对象的某一层次、某一方面所做的抽象规定应保持不变；④逻辑思维追求的是确定性，是以真假、是非、对错作为目标，任何命题，要么为真，要么为假，不存在既为真又为假，或既不为真又不为假的情况，这一特点是由形式逻辑的矛盾律和排中律决定的；⑤逻辑思维是以概念、命题和推理等思维形式作为传递知识和信息的媒介而进行的，没有概念、命题和推理，就不可能进行正常的逻辑思维。如果概念的内涵和外延不确定，命题的真假不清楚，推理的结构关系不明晰，就无法正确地进行逻辑思维。

关于逻辑思维方法，应是围绕着概念、命题和推理等这些基本形式而展开的，因此，这是一个十分宽泛的范畴，它有许多具体的形式与方法。除了概念、判断、推理这些我们通常所熟悉的形式外，还包括比较、分类、类比、分析、综合、归纳、演绎等形式和方法。

（1）概念：概念是反映对象本质属性的思维形式。概念是科学思维必不可少的逻辑工具，也是科学研究认识成果的最后结晶，是我们认识事物由低级的感性阶段上升到高级理性阶段的标志。概念的内涵和外延是概念所具有的基本逻辑特征。概念的内涵是指概念所反映对象本质属性的总和；概念的外延是指概念所反映对象个体的总和，也就是概念所确指涉及的对象范围。从概念外延方面可分为单独概念和普遍概念；从概念反映对象的属性可分为具体概念和抽象概念；从概念表述的语词上有无否定词，可分为肯定概念和否定概念。

定义是提示概念内涵的逻辑方法，其作用主要是可以确定概念的内涵，借以总结和巩固人们对事物规律及其本质的认识。

中医临床过程中的任何环节都离不开对已有知识的应用，因此，概念的运用将伴随着整个临床的过程，如搜集临床资料信息时的症状、体征、实验室检测指标值的概念，诊病辨证时的病证诊断概念，遣药组方时的中药药效概念，观察临床治疗效果时的疗效标准概念等。

（2）判断：判断是反映客观现实的一种思想，是判定客观事物具有或不具有某种属性或特征的一种思维形式。按照判断的主词、宾词的联系性质可分为直言判断、假言判断和选言判断。任何一个判断，对思维对象的某个属性或有所肯定，或有所否定，不管这个判断是简单的、还是复杂的，都会表现这两种情况。任何一个判断都有真假之分。

判断在中医临床的运用，主要体现在临床资料搜集时的辨别、辨证与诊断的确定、疗效程度的评估等方面。

（3）推理：推理是由一个或多个判断推演出一个新的判断的思维过程。推理包含前提、结论和推理根据三个要素。根据推理的不同属性可分为以下几类：根据前提的数量可分为直接推理和间接推理；根据推理过程的方向，间接推理又可分为演绎推理、归纳推理和类比推理；根据大前提的不同，演绎推理可分为直言三段论、假言三段论和选言三段论。

演绎推理是由一般原理推出特殊场合知识的思维过程。归纳推理是由特殊场合的知识推出一般原理知识的思维过程。类比推理是由特殊场合的知识推出特殊场合的知识的思维过程，亦即由两个对象的某些属性相同，推出它们在别的属性上也相同的推理思维过程。

推理思维在中医临床上的运用，归纳与类比推理主要用于病证的分析与诊断，演绎与归纳推理主要用于疾病预后的推测认识方面。

（4）形式逻辑的规律：形式逻辑的规律是各种思维形式和方法的共同规律，主要是讨论人们由感性的具体上升到理性的抽象这一阶段的逻辑思维规律。包括同一律、矛盾律、排中律和充分理由律。

1）同一律：是指在同一思维论证过程中所运用的概念、判断都保持同一性和确定性。不能随便转移，否则就犯有偷换概念或混淆概念、偷换论题和转移论题的错误。

了解同一律思维的知识，可以有效地防止中医临床大夫们犯相关逻辑错误，特别是诸多中西医概念，有时虽可借鉴应用，但因缺乏同一性，不能随意混淆认同，如中西医诊查方式，中西医病名，中西医治疗原则、中西医药物名称等。

2）矛盾律：是指在同一论证过程中两个互相反对或者矛盾的判断，必须有一个是假的，即同一思想既肯定又否定。矛盾规律要求在同一时间、同一关系和同一对象中不允许自相矛盾，否则就会犯逻辑错误。同一律是以肯定的形式表达确定的思想，而矛盾律是以否定的形式表达确定性。所以在一定意义上讲，矛盾律是同一律的进一步补充或展开。

矛盾律思维所揭示的问题，是运用中医学理论时常犯的错误。如在中医临床上，多表现在辨证分析时的病历书写与中医病证诊断上，主观臆断性较强，表述模棱两可，互相矛盾，常犯类似错误。

3）排中律：是指在同一论证过程中，两个互相矛盾的判断，其中一定有一个是真的判断。排中律要求人们在同一时间、同一关系的条件下，对同一对象的两个互相矛盾的判断，必须承认其中一个是真的，不能模棱两可，含糊不清，要予以确定的判断，否则就会犯逻辑错误。

排中律在中医临床上的运用，主要体现在病、证的诊断与鉴别诊断，以及治法的拟定与药物的选择运用上。

4）充足理由律：是指在讨论过程中，任何一个判断都应具备逻辑结构和内容的真实性，并有充足的理由加以说明。作为一个判断，充足理由必须符合两个要求：首先理由必须真实可靠，是现实的反映，不能虚构；其次，理由和判断之间有逻辑关系，否则就会犯"不能推出"的逻辑错误。

充足理由律在中医临床上，主要用于病与证诊断依据资料的搜集，即诊断依据满足度的评估与最后病、证的确诊方面。

（5）比较、分类与类比

1）比较：是指通过相关对象之间的对比，确定它们之间的差异点和共同点，并发现其共同规律和特殊规律的一种思维方法。通过比较可以对客观事物进行定性鉴别和定量分析；可以从事物现象揭示事物的本质，从而把握事物发展的规律；可以追溯事物发展的历史渊源，确定事物发展的历史顺序，揭示某些不能直接观察的运动变化；还可以将实验结果与理论相互印证，发现事物的一些规律，从而推动理论的发展。

比较的规则（即可比性）有以下四个方面：①相比较的对象内涵要一致；②相比较的属性或指标要一致；③相比较的背景与环境条件要一致；④相比较的事物属性应当是事物内在的本质属性，必须在多种多样的事物属性中抓住主要的、内在的本质属性进行比较。

比较思维在中医临床方面的应用，是比较宽泛的，如临床资料的搜集与鉴别、主要诊断依据与次要依据的分辨、诊断依据的满足程度、药物的选择运用、疗程中的病状变化、疗效的高低等。

2）分类：是根据研究对象之间的共同点和差异点，把对象区分为不同种类的思维方法。科学的分类可以反映事物的规律性，从而具有科学预见性，为进一步发现和认识新事物提供导向作用。分类与比较是相互联系的，分类是在比较的基础上进行的。首先通过比较将研究对象具有共同点的部分归成大类，具有差异点的归为小类，这样就把研究对象区分为具有一定从属关系的不同等级系统，这个思维过程就称为分类。

分类是根据共性进行归类，然后又根据事物的特性分门别类地把事物区分开。因此，共同和个性的对立统一是一切分类的根据。分类要有统一的标准，要逐层逐级地进行分类，并且要求外延相称，即母项的外延要与子项的外延相称。

分类在中医临床方面的应用，主要体现在诊断早期临床资料的归类上，以及治疗阶段的依法择药以组方上，即按治法选药以组方本身便意味着处方中药物的分类。此外，病历资料在归档前，或作为资料进行某项研究时，尚需根据需要，设定某些共性或个性进行分类。

3）类比：是依据两个对象之间存在着某种类似或相似的关系，从已知这一对象具有某种性质而推出另一对象有某一相应性质的推理思维方法。亦即根据早已获得的关于某一系统的知识，作为推测另一类似系统信息的思维方法。

类比推理在中医临床科研中具有启发思路、提供线索、举一反三、触类旁通的作用；也可反映对象、系统之间的性质、功能、结构、联系等方面的相似性；而且还可以作为一种解释的方法，将其外推到观测不到或者在时间上已经成为过去的对象客体。类比推理也有一定的局限性，其结论往往带有或然性。这是因为事物之间存在着同一性和差异性，同一性提供了类比推理的逻辑依据，差异性又限制了类比推理结论的正确性。当我们类比两个对象的本质属性时，尽量把握前提与结论之间的必然联系，这样推出来的结论可靠性程度就大，若仅仅依靠表面现象和非本质属性方面的相似性进行类比，推论出来的结论往往会出现表面类比或机械类比的错误。要尽量增加类比对象相同属性的数量，列举愈多，结论的可靠性就越大。并且要注意是否有与结论相矛盾的属性，这样就可以防止出现错误的结论。

类比思维在中医理论形成过程中曾起较大的作用，中医特色"象"思维，主要是以类比思维为基础而形成的，在中医临床过程中，应用到的很多概念，如病因中的风寒、组织结构中的脏腑经络、药性中的升降沉浮、方剂配伍中的君臣佐使等，均是"象"思维的结晶，类比思维还常被用于推断起病原因与解释病情。

（6）分析与综合

1）分析：是指在思维中把经验材料、研究对象（事物、过程、属性、关系）分解成各个组成部分，或把复杂的过程分解成若干阶段，并分别加以考察，从而获得对事物本质认识的一种逻辑方法。分析方法的形式是多种多样的，由于研究对象的不同、研究目的不同，采用的研究手段也不尽相同。分析的方法是从思维的角度通过分解、割裂、抽象，将思维对象简化、浓缩或明晰化，从而达到思维能把握对象或问题的整体目的，最后走向综合。分析的结果必须是最简单的要素，因为只有这样才能认识这些要素和方面在质和量上的差异，以及它们之间的关系，从而比较全面地揭示事物的复杂性，为进一步更好地综合提供依据。分析的过程是渐进延续的，这样可以把发现、解决的问题与已有知识联系起来。

分析的方法也有一定的局限性，由于它割裂事物的联系而局限地研究，其结果往往使人们形成一种孤立、静止、片面看问题的习惯，缺乏对事物的整体认识以及全面看问题的方法，为了避免这种思维方法的缺陷，必须在分析的基础上发展到综合。

分析的方法，是临床最基本的思维方法，如早期对已搜集临床资料价值的逐一思考，中期对复方中每一治法目标的思考，后期对治疗后病情变化每一临床资料信息变化的思考等，均是分析思维方法的运用。

2）综合：是指将已有客观事物的各个方面、成分、要素联系起来，按照其内在的必然联系形成对客观对象整体认识的思维方法。综合不仅是感性综合，而主要是理性综合。综合是在分析基础上研究事物的各个部分、要素之间的相互联系与关系，以及各自在整体中所占的地位与所起的作用，认识事物多方面质的规定性，最后对事物有一个整体性的认识。

综合方法的形式多种多样，通过综合的思维操作有助完成许多思维过程，成为许多思维的构成要素，归纳就是借助精确和合适的概念来描述事物真正的综合过程。综合方法的作用主要表现在它能全面地、本质地揭示事物之间的相互联系及关系，使人们对事物有一个比较深刻的、整体的认识，这就可以克服分析方法的局限性，把片面、分散、比较杂乱的材料综合而形成条理化与理论化较强的体系。通过综合方法还可以将已知的知识推广到未知的知识领域。综合就是从已有的知识出发，为过渡到未知的新领域架起连接的桥梁，只有利用综合，才能充分利用已有的知识推动科学的发展。

在思维过程中，人们既要保持科学认识的深刻性，又要保持科学认识的整体性，这就需要把分析和综合结合起来，使分析方法和综合方法成为辩证的统一。分析是综合的基础，没有分析就没有综合，综合是分析的引导和归宿，没有综合，分析便无实际意义。分析和综合，二者之间相互依存、相互渗透，在一定的条件下还可以相互转化。

综合在中医临床领域是一种常用的、重要的思维方法。如在中医临床上的病证诊断，一般都是通过对症状、体征及实验检查结果进行分析与综合，从而发现机体内的病理状况及其病理间的相互联系，最后经判断做出诊断；又如处方完成后，对方中各药物作用进行综合，便能大体知晓处方的整体功效等。

（7）归纳与演绎

1）归纳法：是指从个别到一般地做出结论（从单一的前提形成一般结论）的推理。归纳推理依据过去而推断未来，依据个别、特殊而推断一般与普通，依据已观察到的事件而推断未观察到的事件，所以归纳推理结论所包含的内容超出了前提所包含的内容。它所反映的是人们扩大知识、增加认识新内容的一般过程与方法。在归纳推理的过程中，必须与实践相联系，通过对客观事实进行大量的接触和了解，才能判定其归纳过程的合理性及前提、结论的正确性。

归纳推理可以使我们发现问题，促进认识的深化；根据各种特殊的实例，通过归纳可以提出假说；在科研中寻找因果关系的专业设计需要归纳推理；在从事科研工作中，从实验观察到的事实中可以推导出相应的普遍原理。在中医临床中，从临床资料的变化中可以推断出病机的变迁，从药物的加减中可以推断出处方的整体效能。

2）演绎法：与归纳推理相反，演绎方法是从一般到个别的推理。在演绎推理中，可以运用确实可靠的命题为前提，通过推理证明或反驳某个命题，所以演绎推理是逻辑证明的工具。因为演绎推理根据充分，前提真实，形式合乎逻辑，它是一种必然性的推理。通过演绎推理方法可以把一般原理运用到判断未知的具体事物上，从逻辑上预言在实践中尚未发现的事物特性，所以演绎推理是科学预见的一种手段。

归纳法是演绎法的基础，因为作为演绎推理出发点的大前提是借助归纳得来的。如果没有大量事实材料的归纳概括作为基础，就不能为其提供一般原理与法则的良好条件，就不可能进行演绎推理。但归纳推理又要以演绎方法作为指导，对大量事实材料进行归纳时必须用一般原理、规则作为指导，这样才能认识个别事物，使归纳出的一般结论具有可靠性。归纳和演绎，二者是相互渗透、相互促进、不可分割的两种思维方法，在科学研究的每个阶段都是相互紧密交织在一起的。

演绎法在中医临床方面的运用，主要体现在对疾病预后等的判断上。当运用归纳法，从临床资料的变化推断出病机后，通过演绎推理方法可以把病机的变化原理运用到判断预后的事件上，从逻辑上预言在临床实践中尚未发现的疾病预后特性。此外，演绎推理还可被运用于治疗效果的预期判断方面。

五、主要特征

如前所述，思维是人们认识客观世界的思想与认识活动，思维方法则是思维活动所采取的方式与手段。作为研究人体生命规律的医学思维方法，既具有一般思维方法的普遍性，又有其思维方法的特殊性。在中华古代哲学与传统文化孕育下成长的中医临床思维方法，不仅具有医学思维的普遍规律性，更具有东方文化思维的特殊性，而且还具有临床应用上的丰富生动性与实践性。

1. **中国传统文化与诊疗实践结合的产物**　从中医学的产生与发展历史来

看，不难看出中医学直接脱胎于中国传统文化，是在古代哲学与传统文化思想对医疗实践的直接指导下而产生的。任何一门自然科学，都不会像中医学一样，包容着如此多的中国古代哲学思想，传承着如此完整的中华民族文化精髓。中国古代哲学与传统文化思维方法渗透至中医理论与临床的各个方面。中医学中所涉及的阴阳理论、天人合一等，本来就属于中国哲学问题。从中医理论的形成、临床辨证论治体系的建立，甚至药物、方剂、穴位等的命名，无不与宏博精深的传统文化联系在一起。传统中医学理论中，还包含诸多哲学、天文、地理、人文、艺术等方面的丰富内容。

医学起源、发展于人类与疾病斗争的实践历史之中。中国古代的科技活动十分注重需求，有着明显的实用倾向，解决医学临床实际问题所需技术，多半是诊治实践体验后的感知积累，日久便形成临床经验。这些经验中，有相当一部分是关于思维方法的，这种经验在一定临床环境下的选择运用，便是临床思维活动的形式。因此，临床医学思维的起源是在与疾病斗争的经验积累到一定程度后才形成的思想活动定式，并不断指导临床医疗行为、不断被反馈修正之后而逐步完善的。

2. **整体观念与辨证论治是其核心内涵**　中医学非常重视人体本身的统一性、完整性及与自然界的相互关系，认为人体是一个有机的整体，在功能上相互协调，在病理上相互影响。同时，人体与自然环境也有着密切的关系，人体能主动地适应自然，维持着内在的平衡与正常的生命活动。整体观念是建立在"天人合一"思想基础上的思维方式，其主要特点是注重机体本身的完整性和联系性、机体与赖以生存的自然社会环境关系的和谐性。

在中医对生命规律、疾病的发生、诊查方法、辨证与处方用药治疗等认知的各个方面，都蕴含生命机体系统整体性思维，整体观念是中医临床思维方法最本质、最核心的指导思想之一。

中国古代哲学认为，宇宙间的一切事物都处在运动、变化之中，"动而不息"是自然界的根本规律。因此，动态地、辨证地看待事物与分析问题是中国古代哲学思想的又一特色。生命与健康，也是一个动态的概念。机体经常处于生理的动态变化之中，才能维持健康。生命活动的动态特点，决定了只有机体脏腑功能协调正常，气血运行和谐有序，内部时刻保持着阴阳动态的平衡，人体才能处于健康的状态，即"阴平阳秘，精神乃治"，但若阴阳动态失去平衡，也就导致疾病的发生，即所谓"阴阳乖戾，疾病乃起"。中医学从动态变化角度出发来认识生命与疾病的观念，无疑奠定了辨证论治的思想基础。

辨证论治是中医认识疾病和治疗疾病的基本原则，是中医学对疾病的一种特殊的研究和处理方法，也是中医学的基本特点之一。证，是疾病发展变化过程中某一阶段的病理概括，它包括了病变的部位、原因、性质、状态、趋势等，反映出疾病过程中某一阶段的病理变化实质，因而它比作为表象的症状更全面、更深刻、更正确地揭示了疾病的本质。

所谓辨证，就是将四诊（望、闻、问、切）所搜集的症状、体征和其他临床资料，通过分析、归纳与综合，认清疾病的原因、性质、部位以及邪正之间的关系，进而概括、判断，成为能反映疾病当前阶段本质的"证"。论治，则是根据辨证的结果，确定相应的治疗方法。辨证是决定治疗的前提和依据，论治是辨证的目的与归宿。通过辨证论治的临床疗效可以在一定程度上检验辨证论治的正确与否。辨证论治的过程，就是认识疾病和治疗疾病的过程。辨证和论治，是诊治疾病过程中相互联系又不可分割的两个方面，是中医临床思维方法指导下理法方药的具体运用，是指导中医临床实践的基本原则。现举临床辨治"阳痿"一案，来体会整体观念的运用价值。

郭某，男，49 岁，江苏省涟水县某公司职员，2011 年 11 月 2 日初诊。

素有腰椎间盘突出史，腿麻，3 年来性功能下降明显，阳事不举，体乏易疲，急躁易怒，小溲乏力。苔薄，舌质稍黯，脉弦滑。

诊病： 阳痿（中医）。

辨证： 肾虚肝郁，宗筋不利。

治法： 滋阴益肾壮阳，疏肝活血和络。

处方： 熟地 10g，山萸肉 10g，炙龟板（先煎）15g，炙全蝎 4g，仙灵脾 8g，韭菜籽 12g，制黄柏 12g，炒怀山药 12g，炒当归 10g，鸡血藤 12g，香附 10g，郁金 10g，龙胆草 6g，大白芍 10g，九香虫 6g，仙茅 8g。14 剂，日 1 剂，水煎，分两次温服。

2011 年 11 月 16 日二诊：诉药后诸症均缓，余无特殊。苔薄，舌质稍黯，脉细弦。

处方： 初诊方，7 剂，日 1 剂，水煎，分两次温服。

2011 年 11 月 22 日三诊：诉一切尚可，腿麻告止，性功能明显好转，能顺利进行房事，体力有增，唯饮水量较少时即感小溲轻痛。苔薄，舌质稍黯，脉细弦。

处方： 初诊方，加车前子（包煎）12g，14 剂，日 1 剂，水煎，分两次温服。

按： 阳痿乃"宗筋瘘躄"之病，历代医家多以壮阳法疗之。现今社会，工作与生存压力增大，因郁致痿者增多，且肝脉绕阴器，故治疗应注重疏肝解郁。壮阳之品，常与补水之味结合，取其微微生火，厚积而能薄发；或清补兼施，以免滋生湿热。此案患者素有椎间盘突出史，腿麻，肾虚而气血不畅，筋脉失荣之患无疑。初诊方取六味地黄中三补之味，以熟地、山萸肉、炒怀山药滋补肾阴，更增炙龟板滋肾益髓健骨；仙茅、仙灵脾、韭菜子、九香虫、炙全蝎益肾助阳，其中九香虫、炙全蝎尚能通络，兼治腿麻；患者急躁易怒，尚有肝经郁热之象，故合用龙胆草以清泄肝热，香附、郁金疏肝解郁以助肝用，当归、鸡血藤、白芍养血活血以养肝体；下焦阴虚则相火易生，故以制黄柏清降相火。

二诊与三诊时即显好转。本案围绕振奋阳事，治法处方涉及整体观念者，有三个方面：一则集滋肾、温肾、壮阳、疏肝、柔肝、活血通络等法，多法协同，方才奏效，这便是治疗整体观念的运用；二则从肝论治，也是体现了中医整体观念，因当今社会生存压力增大（人与社会环境的关系）；三则肝脉绕阴器（脏腑与组织器官的关系），肝失疏泄，因郁致痿，则阳事难以雄起，故治疗应注重疏肝解郁。

3. **生动丰富、 具体而实用** 中医学，起源发展于中华民族与疾病斗争的实践历史之中，起源于中国古代哲学与传统文化对医学的渗透与影响之中，当与疾病斗争的经验积累到一定程度，即初步形成一定的临床思维定式，并进一步指导临床医疗行为、不断反馈修正，如此便形成了中医药学对人体生命活动与病理规律认识的一系列观念，如生命的系统整体观、生命活动的运动变化观、形神统一的生命观、内在和谐的健康观、知常达变的认识观、正邪交争的发病观等，这些观念日久便渐渐演变成指导中医临床思维的核心原则。

这些临床思维的核心原则被广泛应用于内、外、妇、儿、五官、皮肤等临床各科，并渗透到中医诊疗的全过程，包括临床资料的搜集、病证的诊断、治疗方案的制定、组方配伍、疗效判定、复诊跟进施治、愈后调养等。在这些临床思维核心原则的指导下，在中医临床的具体实践活动中，又细化形成了一系列具体的、生动的、实用的中医临床诊疗思维方法，如针对复杂病情的抓主症辨证方法，辨证求机的疾病动态判定方法，治病求本的根治方法，急则治其标的救急方法，法随证立的治法制定方法，方证相应与君臣佐使的组方方法，因势利导、对症论治、复方围攻的治疗方法，相须相使相畏的复方配伍方法，随症加减的及时跟进治疗方法，症情变化的疗效判别方法，辨误纠错的实施方法等。

现举两例，谈谈中医临床思维的丰富性与实用性。

案一 李某，女，30 岁，南京市某厂工人，2006 年 10 月 1 日初诊。

曾有眩晕症病史，近日发作明显。头昏、眩晕、泛恶，双侧头痛，面色少华，下肢微浮，苔薄，舌质瘀黯，脉细弦。BP：124/88mmHg

诊病：眩晕（中医）。

辨证：肝风夹痰上扰。

治法：平肝息风化痰。

处方：天麻 10g，炒白术 10g，法半夏 10g，泽泻 15g，炙僵蚕 10g，川芎 10g，蔓荆子 10g，炙远志 10g，左牡蛎（先煎）20g，陈皮 10g，石菖蒲 10g，白芍 10g，7 剂，日 1 剂，水煎，分两次温服。

2006 年 10 月 8 日二诊：眩晕已止，余症均缓，但近日鼻中烧灼感、喷嚏时作，苔薄，舌质瘀黯，脉细弦。

处方：原方，加苍耳草 12g，白芷 10g，14 剂，日 1 剂，水煎，分两次温服。

2006 年 10 月 15 日三诊：眩晕未作，鼻部烧灼感、喷嚏等已除，苔薄，舌质黯，脉细弦。

处方：原方，14 剂，日 1 剂，水煎，分两次温服。

注：本案是"急则治其标"的典型案例。本例眩晕症，病机为肝风夹痰，上扰清空所致。然其痰的产生，当与脾虚有关，观患者面色少华，下肢微浮，脉细等，脾虚之象已显。眩晕症之发病，仍与中医"伏痰学说"相关。治疗仍当遵"急则治其标"之则，以平肝息风化痰为主法进行治疗。方用半夏白术天麻汤加减，其中天麻、炙僵蚕、白芍等平肝、缓肝以息风；炒白术、法半夏、泽泻、陈皮健脾化痰、降逆泄浊；石菖蒲、炙远志化痰宁神；因患者有头痛，故方中伍用川芎、蔓荆子以止头痛，加强"对症处理"；其中伍用左牡蛎，意在重镇，加强平肝之力。

针对目前病情，"急则治其标"，待眩晕症控制后，仍当遵"缓则治其本"之则，拟方健脾化痰为主，以杜其生痰之源。

案二　吴某，女，63 岁，南京高淳县淳溪镇农民，2005 年 2 月 27 日初诊。

近六七年来左侧面部疼痛，常与刷牙、吹风受凉等有关，痛时拒触，呈突发性抽掣样疼痛，程度剧烈，曾因疼痛难忍而有多次自杀倾向，口苦，口干且燥，舌质红，苔薄黄，脉弦滑。测血压：210/120mmHg，查体左侧面部散在轻压痛。

诊病：面痛（中医）。

辨证：风火逆乱，气血瘀滞，经脉引急。

治法：疏散清泄，通络缓急止痛。

处方：炙僵蚕 10g，炙全蝎 5g，制白附子 5g，香白芷 10g，川芎 10g，生石膏 25g（先煎），细辛 2g，防风 10g，蔓荆子 10g，制南星 10g，7 剂，日 1 剂，水煎，分两次温服。

另：复方降压片 2 片，口服，2 次/日。

2005 年 3 月 6 日二诊：左侧面部疼痛缓解，口干欲饮，苔薄黄，舌质红，脉细弦滑，测血压：140/95mmHg。

处方：原方，加天花粉 15g，7 剂，日 1 剂，水煎，分两次温服。

2005 年 3 月 13 日三诊：头痛及侧面疼痛基本告愈，唯左口角偶有轻痛，纳谷量少，不思饮食，苔薄，舌质稍红，脉小弦，测血压：160/95mmHg。

处方：初诊方，去制南星；加砂仁 4g（后下），炙蜈蚣一条，14 剂，日 1 剂，水煎，分两次温服。

2005 年 3 月 27 日四诊：痛平，刷牙遇扳机点仍感短时痛剧，咳嗽，咯痰不多，纳谷量少，余无特殊，苔薄黄腻，舌质稍红，脉濡。

处方：初诊方，加炙蜈蚣一条，砂仁 4g（后下），夏枯草 10g，炙麻黄 4g，南北沙参（各）10g，14 剂，日 1 剂，水煎，分两次温服。

2005 年 4 月 10 日五诊：面颊疼痛未见发作，唯偶有短时抽掣感，纳谷偏少，苔脉同前，测血压：150/90mmHg。

处方：初诊方，加砂仁 3g（后下），14 剂，日 1 剂，水煎，分两次温服。

2005 年 4 月 24 日六诊：头面疼痛未作，左侧面颊有时不适感，部位不定，近日口腔溃疡明显，苔薄黄，舌质稍红，脉濡。测血压：140/85mmHg。

处方：初诊方，加煅人中白 5g，白芍 10g，夏枯草 10g，炙蜈蚣一条，7 剂，日 1 剂，水煎，分两次温服。

按：本案是"对症论治"与"复方围攻治法"的运用实例。患者左侧面部疼痛，呈突发性抽掣样疼痛，程度剧烈，辨证属风火头痛。因病程较长，且血压较高，故辨治尚应考虑血瘀与肝旺。方选芎芷石膏汤为主，合用牵正散以加强通络止痛，并伍用多味治疗头痛要药，如：制白附子、白芷、川芎、细辛、蔓荆子、制南星，意在辨证基础上，加强"对症论治"，制止面痛。因病程较长，恐其入络，故三诊时再伍入炙蜈蚣，意在搜剔络中瘀毒。组方针对面颊疼痛，伍用了祛风止痛、活血止痛、散寒止痛、搜络止痛等，系"复方围攻治法"，冀迅速缓解疼痛，稳定病情。

4. "司外揣内" 是重要的思维形式 司外揣内，外，指疾病表现于外的症状与体征；内，指脏腑经络气血等内在病理变化的本质。司外揣内，即通过观察外在的病变现象，进而推测内在的病理变化，认识内在的病理本质，则可解释显现于外的临床征象。正如《灵枢·本脏》所谓："视其外应，以知其内脏，则知所病矣"。说明体表的外在变化与脏腑的内在功能状态是相应的。

中医学认为，人体是一个有机的整体，局部的病变可以产生全身性的病理反应，全身的病理变化又可反映于局部。因此，疾病变化的病理本质虽然藏于"内"，但必有一定的症状、体征反映于"外"，局部的表现常可反映出整体的状况，整体的病变可以从局部多方面表现出来。通过审察其反映于外的各种疾病现象，在中医学理论的指导下进行分析、综合、归纳、比较等，便可求得对疾病深层机制的认识。从外测内，观察机体表现太过与不及，通过微小的临床表现看出反常的所在，从而认识疾病的本质。这不仅是中医学诊断病证的基本原理与方法，而且贯穿于诊疗的基本过程，包括复诊时病情进退的判断、疗效的评估、处方加减变化的依据、误治的辨识判别、纠错的成败等，均是根据治疗后症状与体征的变化，进而推断病情的变化与病机的变迁，如此方可及时调整治疗方案，使治疗能紧跟病情，切中病情，直至彻底治愈疾病。

5. **象思维与直觉思维占据重要分量** 传统中医药学是以应用中华民族古代哲学与逻辑思维方法为主，在整理积累医学经验、逐步形成理论的基础上，构成的知识逻辑体系。在中医临床诊疗过程中，要把获得的感性材料上升到对疾病本质的理性认识，进而实施相应的诊疗方案，判定疗效等，均离不开人类最基本的科学思维方法，包括逻辑思维方法与非逻辑思维方法。比较有趣的是：在中医临床的诊疗过程中，非逻辑思维方法中的象思维与直觉思维被大量使用。在诊查病情、进行辨证施治的科学抽象活动过程中，"象思维"的运用表现在重功能性、整体性，而"直觉思维"则表现为重经验性与认识直觉性。

象思维方式在中医学中得到了充分的体现，中医学的哲学指导思想，如阴阳、五行及关于"气"的学说，均是借用《易经》比类取象的思维方法形成的；中医学关于人体生理功能，如藏象学说、经络学说、气血津液学说、元神学说等，也多体现着以象会意的精神。由于象是主观对客观的综合感受，因此，在中医诊疗活动过程中的行为，也都充满了象的内容。

象思维在中医诊断中多有体现，如脉诊与舌诊中的脉象、舌象，中医搜集临床资料时的望、闻、问、切四诊合参，通过外在之"象"，测知体内脏腑气机的运动状态。中医辨证诊断得出的"证"，即是某种整体的、综合的、变化的病态象。在治疗上，中医的各种治法同样充满了象思维成分。如中医治则中的"寒者热之、热者寒之……"等，其中寒、热，也都是象术语。在方剂组成原则上，君、臣、佐、使，形象而寓意深刻，借此表明方剂中各组成药物的地位及相互关系，是象思维在中医临床方药配伍运用中的典型范例。因此，中医唯象思维是一种没有明确的概念与逻辑推理，也无法客观化的思维方式，它早已渗入中医理论与临床的方方面面，并被广泛运用，是中医临床思维方法的精华。

直觉思维方法是思维科学的基本内容之一，是人类的一种基本思维方法，它包括直觉的判断、想象和启发，它不受形式逻辑规律的约束，不按通常的演绎和归纳进行逻辑的推理方式，比较直接、迅速地认识事物的性质与关联。中医临床中的直觉思维，是在实践经验积累基础上进行的思维活动，并由此形成的对临床事实的一种比较迅速的直接综合判断。这种判断可以表现为一种对病情或治疗等的直觉闪现，故中医临床中直觉思维的发生，有时也包含着灵感的火花。如某一中年以上患者，因暑日大汗后，出现单侧肢体活动不利等，若遇有经验的大夫诊治，直觉便是诊断为中风（中经络）。因大汗后失水，血液浓缩黏稠，流动性更差，易导致脑血栓的形成。因此，中医临床的直觉思维，不是盲目的推测，而是在相当知识经验积累的基础上，在意向驱动下，思绪骤然闪烁的结果。

六、优势体现

1. 先进医学模式的引领者　中医学整体统一的思维特征，指的是观察和研究处理问题时，注意机体本身存在的完整性和联系性。由于整体性是人的一种根本特性，因而中医学的整体观是合理的。中医认识疾病，不仅从一个症状或体征，也不是只从一个角度或方面去思考问题，而是多角度、全方位、整体地思考生命问题。既从全身各脏腑相互关联的角度，也从人体与时空、地域的关系来分析病理生理活动，并由此指导治疗方药，也即不仅考虑人之病，更注重病之人。人，不仅是生物学意义上的人，更是自然与社会的人。

中医学以天地人三才一体的整体观指导临床实践，以人为中心，从人、自然、社会三者的关系去探讨人的生命过程及疾病的防治规律，强调从人与自然、人与社会的关系来理解生命健康和疾病的相关问题。这恰好与西医学模式，即生物—心理—社会医学模式相一致。在当今，生物医学模式已向生物—心理—社会医学模式转变，整体医学已成为医学发展的大趋势，而思维方法的转变则是引领其发展的关键问题。整体的、辨证的思维方法是中医药学临床思维的灵魂，在这一场思维方式的转变中，中医学不存在任何障碍，因为这正是其原有的优势之一。以整体观为基础的中医辨证理论，为建立在分析还原论基础之上的西医认识疾病模式提供着新的思路，引领其向整体医学发展。

中医对人的整体系统性认识虽然在原则上是正确的，但由于时代的局限性，在细节上尚缺乏客观深入的研究，在阐明人整体性的根源、内部机制和规律性方面尚不够精确与严格，尚存在一定程度的模糊性，中医理论的整体性是原始的、朴素的。中医整体统一思维方法只能在有限的范围内说明事物的某些规律性，在揭示事物内在本质上尚显不足，尚需要其他科学和思维方法的补充。因而，中医学的医学模式与西医学模式相比较，仍存在着巨大的历史差距。

现以晚期恶性肿瘤的疗效评价问题为例，谈谈中医整体思维的优势。

20世纪90年代以来，国际上已将癌病患者的生存质量作为临床研究的重点，生存质量将成为全面评价肿瘤疗效的重要标准而被广泛应用。生存质量，是一个以健康概念为基础，包括躯体功能状态、精神心理活动、社会功能、健康感觉以及与疾病相应的自觉不适症状等的多维概念。它十分强调患者自身对生活状态的良好主观感受，是评价健康水平的一个综合性指标，它更能全面地反映人体的健康状况。

世界卫生组织（WHO）将理想的生存质量定义为人体在四个基本方面均获得满意的功能状态：即社会、心理及精神、职业、躯体，这四个方面是相互依赖的整体感觉。而恶性肿瘤康复的定义主要是针对恶性肿瘤所导致的原发性或继发性残疾，通过医学、教育、心理、职业等综合性手段，使癌病所致的伤残者心理和机体功能障碍尽可能得到改善与恢复，从而达到延长生存期、改善生存质量、回归社会的目的。具体而言，就是把疾病或治疗所带来的生理、心理、对社会的适应或人生观的损伤降低到最低限度，并尽量促使其康复。

中医在对疾病进行综合辨治时，重在调整与改善人体功能状态，提高对环境（自然与社会）的适应能力，因此，中医整体观念在这方面的运用，与生命质量的内涵要求是一致的。生存质量的内涵与中医学关于人体生命活动规律和健康的"整体观"十分相似，这就为中医学临床应用现代生存质量的研究成果奠定了坚实的基础。从某种意义上说，生命质量在中医理论中早有体现。"证"是从中医角度对生命质量的一种独特认识，是一个观察、判断的动态过程，"辨证论治"则是一个在动态监测生命质量变化的基础上，随时调整治疗方案以达到提高生命质量的过程，它不仅是自我不适的减轻与改善，而且还强调病体与自然社会环境的和谐。因此，在中医药治疗肿瘤疗效的评价之中，较之既往单纯从生物学角度去评价疾病防治有效性而采用痊愈、显效、好转、无效，或患病率、病死率、存活率、致残率等指标，无疑更全面、更准确、更客观，更易为医患双方所接受，这有助于充分反映中医药的疗效，也更符合生存质量评价方法的要求。查阅近年来相关研究专业文献，不难发现越来越多的中医药临床研究正在应用生存质量的相关评测工具作为疗效评价的手段。

2. **个体治疗的倡导者** 生物个体有变异，体质与习性等各有不同，而处于社会人群中的个体，由于文化修养、社会地位、从事工作等的不同，往往将这种个体的差异化加大，即社会、自然等因素将本已存在的生物差异强化了。这种差异投射到病理上，其差别反应就是多维而显著的了，如类似的病因作用于两个不同的个体，所患疾患可完全不同；两个不同的个体，患同一种疾病，其临床表现、病损程度及预后等可截然不同；同一治疗方法，对患同一种疾病的不同个体进行施治，疗效有明显的差别等。这些临床事实表明：生物个体的差别是客观存在的，它会明显地引起不同的病理变化，表现出有个性色彩的临床症状与体征，甚或不尽相同的实验室指标变化。因此，从客观而言，对不同个体的治疗也应是有差异的。然而，西医学在这方面的表现是令人失望的，西医学的临床治疗，是基于某种治疗原则下的具体药物选用，虽然选用不同药物之间也存在一些作用区别，但与中医相比，是局限的、肤浅的、机械的，远不及中医临床处方用药丰富、深邃而灵活。

中医治病，不仅是治人所患之病，更是治患病之人。如此，个体治疗的范畴就大了，它体现在临床辨治的方方面面，它要求治病时应考虑体质因素，个体所处的自然社会环境、不同个体的易患病种、同病而不同个体的发病特殊性、不同个体的药物疗效差异、药物作用于不同个体而可能出现的毒副作用等。中医强调个体治疗，即治病因人而异，是基于辨证，是辨证过程中对个体差异性的准确认识。辨证，所概括之病情与得出之证型，即已含有丰富的个体差异内容，包括个体体质、相关环境、发病特性等，随后的施治是据证立法，以法统方，如此，就将这种辨证过程中对个体差异之认识，自然过渡转换到个体的针对性治疗了，医者通过治法的拟定与处方药物的配伍组合，最终使个体针对性治疗得以体现与落实。现以"汗证"一例，谈谈因人而异的临床辨治思维。

汤某，女，53岁，南京郊县农民。2006年12月3日初诊。

自汗数月余，多在晨起而作，烘热，出汗，以上半身为主，体虚易于外感，伴耳鸣，急躁易怒，心悸，曾有心肌梗死病史。苔薄，舌体溃破，质淡，黯紫，脉细弦。

诊病：汗症、心悸（中医）。

辨证：心肺不足，营卫失和，虚热内扰。

治法：培益心肺，调和营卫，佐泄内热。

处方：生黄芪 15g，炒白术 10g，防风 10g，瘪桃干 10g，太子参 12g，大麦冬 10g，五味子 6g，左牡蛎（先煎）25g，丹皮 10g，炒山栀 10g，功劳叶 15g，炙水蛭 5g，白芍 10g，川桂枝 5g，7 剂，日 1 剂，水煎，分两次温服。

2006 年 12 月 10 日二诊：自汗大缓，唯睡醒晨起仍有少作，烘热已除，苔薄，质淡，黯紫，脉细弦。

处方：原方，去炒山栀，7 剂，日 1 剂，水煎，分两次温服。

2006 年 12 月 17 日三诊：诸症均除，唯有时耳鸣，舌质淡，黯紫、脉细弦。

处方：初诊方，去炒山栀；加石菖蒲 12g，7 剂，日 1 剂，水煎，分两次温服。

注：本案主诉自汗，而自汗的发生与肺虚卫表不固、心虚不能内敛、营卫不和而营阴不能内守，虚热迫津外泄等相关。观其兼症中，烘热、舌体溃破、耳鸣、急躁易怒，似与虚热内扰有关；体虚易于外感，且出汗以上半身为主，考虑其病机与肺卫不足、营卫不和相关；汗为心之液，且患者伴见心悸，并有心肌梗死病史，故自汗尚应考虑心气虚因素的存在。综上所述，病机可归纳为：心肺不足、营卫失和、虚热内扰。在治疗上，针对自汗，采用多法合用来进行治疗。治法包括收敛止汗、补肺固表、调和营卫、培益心气、清泄内热、活血化瘀等。治疗方剂涉及玉屏风散、参脉饮、桂枝汤等。在治疗主症的同时，尚应顾及兼症，如烘热、体虚易感、耳鸣、急躁、心悸等，其中丹皮、山栀、功劳叶可疗烘热、急躁；生黄芪、炒白术、防风以治体虚易感；左牡蛎、石菖蒲兼治心悸耳鸣；炙水蛭、川桂枝、丹皮等通畅心脉。

个体因素在本案辨治中的体现主要有两个方面，一则年龄处于更年期，肾精不足，阴虚内热，故汗出与虚热迫津外泄有关，初诊方中用丹皮、炒山栀、功劳叶等清退虚热；二则有心肌梗死病史，心气受损，心脉瘀滞，而汗为心之液，故治疗中结合培补心气，活血通络。

3. 动态跟进治疗的示范者 中医临床强调以病机演变为重点，突出动态辨证与跟进治疗。对患者病程中变化着的临床表现进行综合分析，及时捕捉病机，制订治疗方案，或实时治疗，或治防相兼，具有及时、多变、准确的优点。中医强调动态跟进治疗，即治病因时而异，也是基于辨证，是对疾病不同时期差异性的认识。辨证得出的证型，是变化着病机的短时反映。证候，实际上就是病状在空间与时间的综合反应。证，是机体脏腑功能的病理状态表现，反映了病性、病位、病势所在；候，则是病情变化过程中不同状态的外在表现，具有时间的概念。中医辨证论治，及时认识患者的病情变化，而予以相应的治疗，正是治疗灵活性、及时性的表现。

用相对固定的治法，治疗变化多端的疾病，显然是欠妥的，正像用一杆枪去打飞翔着的鸟，待你举枪瞄准，它可能早已离你而飞向远处。应像凌空的老鹰捕捉地面的小鸡那样，根据小鸡的行动轨迹，不断修正自己的俯冲角度以接近目标，直到成功捕获小鸡，这或许就是中医动态跟进治疗的方法与意义，观察、变化、及时、跟进，直至达到治疗目的。

现以"肢麻"一例，加以说明。

潘某，男，40岁，江苏省南京市某公司经理，2008年9月9日初诊。

患者每值夜寐欠安则左侧肢体麻木，颈项不适，面部晦黯，目眶及双颧部大片色素沉着，长期血脂与血压偏高（158/100mmHg），寐差，急躁易怒。舌质黯，苔薄黄，脉细。

辨证：肝阳上亢，气血瘀滞，经脉不通。

治法：平肝降压，活血通脉。

处方：夏枯草15g，海藻15g，天麻10g，钩藤（后下）15g，潼白蒺藜各12g，川芎10g，鸡血藤12g，炙水蛭4g，炙僵蚕10g，葛根15g，片姜黄10g，制黄精12g，炙全蝎4g，泽泻20g，朱茯神10g，7剂，日1剂，水煎，分两次温服。

2008年9月16日二诊：药后手麻、急躁等诸症均缓，但有时夜寐较差，痛泻。舌质黯红，苔薄黄，脉细弦。今测血压：140/100mmHg。

处方：原方，加炒怀山药15g，7剂，日1剂，水煎，分两次温服。

2008年9月23日三诊：肢麻消失，夜寐亦安，精力已佳，面部气色好转，目眶及双颧部色素明显淡减，痛泻未作，但仍觉颈项不适，下肢有时酸感，今测血压：125/90mmHg，舌质黯红，苔薄黄，脉细弦。

处方：初诊方，加桑寄生12g，独活15g，炒怀山药15g，14剂，日1剂，水煎，分两次温服。

2008年10月9日四诊：代诉原有症状均缓，面色转好，夜寐欠安，但因吸烟多，时有咳嗽，咳痰量多，呈黯灰色，余无特殊。

处方：初诊方，去朱茯神；加桑寄生12g，炙麻黄4g，南北沙参各12g，平地木10g，7剂，日1剂，水煎，分两次温服。

2008年10月23日五诊：原有症状基本消失，咳嗽已止，情绪稳定且开朗，双颧部色素已消，目眶部色素已淡，呈隐约状态。今测血压：120/86mmHg，查血生化在正常范围。舌质稍黯，苔薄，脉细弦。

处方：初诊方，加平地木 10g，14 剂，日 1 剂，水煎，分两次温服。

注：本案高血压、高血脂并见，患者急躁易怒、血压增高，系肝旺所致；肢体麻木，颈项不适，面部晦黯，目眶及双颧部大片色素沉着等，系气血瘀滞、痰瘀闭阻、经脉不利。患者系中年，肾虚症状尚不显著，故治疗立足清热平肝、活血化瘀、通利经络即可。初诊方用夏枯草、天麻、钩藤、潼蒺藜、白蒺藜、海藻、泽泻等清肝平肝、息风降压；炙水蛭、川芎、鸡血藤活血消瘀；炙僵蚕、炙全蝎化痰通络；葛根、片姜黄舒筋活血；制黄精益肾养阴；朱茯神宁心安神。二诊时，方中合入炒怀山药，是针对"痛泻"而设，冀脾旺而能抵御肝木克伐；三诊时，方中再合入桑寄生与独活，加强培肾壮骨，以治疗下肢酸感；四诊时因患者吸烟较多，时有咳嗽与咯痰，故方中再入炙麻黄、南沙参、北沙参、平地木等宣肺化痰止咳；五诊时，原有症状基本消失，查血液生化指标也已在正常范围。

中医诊治疾病，就是如此不断复诊，根据临床表现的变化，判断变化着的病机，不断地、及时地修正治疗以切合病情，最终治愈疾病。

4. 宽域诊治方案的执行者 医学所面对的人，是人生百态；所面对的病，是繁杂多变；百态人生，患上繁杂多变的疾病，岂不更是揣度艰难。欲以单一方法，或固定程式面对之，只能是勉为其难，望洋兴叹，这是困扰西医多年的症结之一，也正是近年来西医改变医学模式和建立循证医学思维方法的原因所在。医学面对的病体是千变万化的，诊断与治疗只能以灵活多变的思维方法来应对。

疾病的临床表现是多绪的、复杂的，特别是疑难病，其表现多病兼夹、多证复合、多症并见等是临床常见情景。对此，中医只要抓住病机主线，多症并见就能迎刃而解，分清病机主次，以主证为主、兼顾次证，多证复合亦不应是问题，而多病兼顾，有时在治疗上意义并不重要，因为中医强调的是辨证施治，证是反映病变状态的，是第一位的。

辨清证型，明确证型兼夹，中医应对复杂病情便有了思路与方法。而证型首先是由病性证素与病位证素组成的，复杂疾病的证型还包括病态与病势等。因此，中医证型的诊断内容应包括病性证素、病位证素、病态与病势等。病性证素，通常指病理因素，实性证素如寒热痰瘀、气滞湿困等，虚性证素如气血津液与阴阳之不足等；病位证素，主要是指疾病发生的部位，包括脏腑经络、筋骨皮肉等；病态，是指疾病时的机体状态，主要表现为脏腑功能受损状况；病势，是指疾病发展变化的趋势。

治疗上的宽域，是基于对复杂病机与证型的认识，是通过中医复合治法及由此引导的药物配伍来实现的，不同效应的药物组合与药物功效的多样性，是其宽域治疗效果的基础。现以"口苦"案一例，对中医宽域治疗加以说明。

石某，男，26岁，江苏省南京市某公司职员，2012年3月24日初诊。

长年口苦且干，口气较臭，大便3~4日一行，质干，咽中异物，或痒，喷嚏，目痒，或鼻塞，尿酸：437μmol/L。苔薄，舌质稍黯，脉细。

辨证：胃热津伤，湿浊内蕴，肺窍不利。

治法：清胃泄热，生津泄浊，祛邪利窍。

处方：生石膏（先煎）15g，天花粉15g，佩兰12g，玄参12g，炙僵蚕10g，苍耳草15g，白芷10g，防风10g，挂金灯6g，土牛膝12g，石菖蒲10g，郁李仁12g，制大黄10g，7剂，每日1剂，水煎服，分2次温服。

2012年4月7日二诊：药后口苦、口干、口臭均缓，鼻塞、喷嚏、咽痒异物感等基本消除。苔薄，舌质稍黯，脉细。

处方：初诊方，14剂，每日1剂，水煎服，分2次温服。

2012年4月21日三诊：口苦已止，口臭不显，大便1~2日一行，质不干，通畅。喷嚏、目痒、鼻塞等未作，稍有口干。苔薄，舌质稍黯，脉小弦。

处方：初诊方，加玉竹12g，14剂，每日1剂，水煎服，分2次温服。

2012年5月5日四诊：口臭、口干、口苦已止，大便已调，余症未见复作。苔中根薄黄，舌质黯红，脉滑。

处方：初诊方，14剂，每日1剂，水煎服，分2次温服。

按：本案长年口苦且干，似可考虑胆经有热，但因口气较臭，大便质干，故辨证改为胃热津伤为主；而咽中异物，或痒，目痒，或鼻塞、喷嚏等，可辨为外邪袭拢，肺窍不利；尿酸偏高，系湿浊内蕴所致。治疗以清胃热、生津液为主，兼以芳化以除口臭，润肠以通便，祛邪以利窍，泄浊以排毒。初诊方以生石膏、天花粉、玄参清胃生津；佩兰与石膏相伍，化浊清热，以疗口臭；石菖蒲、郁李仁、制大黄泄浊通腑排毒；苍耳草、白芷、防风祛邪利窍脱敏；僵蚕、土牛膝、挂金灯消痰利咽。至三诊时诸症已缓，惟口干仍存，故加玉竹养阴生津。

本案病机复杂，故拟用治法较多，复法合用，扩大治疗范围，以适应复杂多样的病情。

5. **多元治疗的实施者**　中医治法的灵活组合运用，是中医治疗学的一大优势。通过复合治法引导与药物配伍组成的复方，功效具有多样性，医者可借此实现多种治疗企图，如前所述，宽域治疗便是其中之一。除此之外，还可以此达到多元治疗的目的。

疾病的形成，有其复杂的病变机制与环节，如高血压的病变机制，目前多数认为是在一定遗传缺陷的基础上，经多种后天因素的作用，导致血压调节机制失常的多因素疾病。已发现与发病相关的因素有：遗传、年龄、性别、饮食、职业、环境、吸烟、大量饮酒、肥胖等。高血压是一种主要由于高级神经中枢功能失调引起的全身性疾病，基本病理主要为全身小动脉阻力增加、或循环血容量增加，或两者均增加之故，临床表现为血压升高，神经功能失调症状群，晚期可导致心、脑、肾器官病变。因此，病至晚期，病理损害已不是单一的，它已形成一个较为复杂的多元病理系统，此刻，或许任何单一的治疗均是徒劳的，它同样需要一个多元的治疗系统来全面地、系统地扭转机体的病理损害，这样方利于疾病的全面康复。从临床思维方式而言，中医复方无疑有着类似的潜质，因为它由多味中药组成，而每味中药的有效成分是多样的，它实际上已构成一个多元的药物作用系统，至于这个药物系统能否有效地纠正与治疗疾病的病理系统，那应是药物的综合效能与医者的临床能力决定的。

笔者曾从药效动力学角度，运用药效动力学的实验方法，全面探讨过天麻钩藤饮复方中的各种药效成分，令我们吃惊的是，该复方在降血压、镇静、催眠、镇痛、抗惊厥等方面均表现出一定的药理效应，且部分成分呈一定的量效关系。从复方作用而言，这是一个具有平肝息风、清热活血、补益肝肾等功效的处方，该方曾是 20 世纪 50 年代中西医结合治疗高血压病的代表方剂，高血压的主要临床表现有血压升高、头痛、眩晕、急躁、心烦、寐差等，而该方的降血压、镇静、催眠、镇痛等药理效应成分已是一应俱全了。其他药理实验研究表明，该方还有降低血脂、扩张血管与改善血循的生物效应。因此，天麻钩藤饮对原发性高血压的多元治疗，可以从两方面去理解：其一，是从病变机制方面的多元系统治疗，如该方有降血压、扩血管、软化血管、降低血脂等综合作用，这对高血压形成机制及其并发症病理损害等多方面起到治疗改善作用；其二，对高血压的多种临床表现有治疗与缓解作用，如降低血压，改善与缓解头痛、眩晕、急躁、心烦、寐差等临床表现。

现再举"消渴"一案，进一步说明多元治疗的运用。

李某，男，55 岁，江苏省南京市机关干部，2009 年 11 月 10 日初诊。

近日血糖偏高波动，空腹血糖曾达 8.4mmol/L，体乏无力，尿沫较多，夜尿频数（每夜 2~3 次），口干，肤痒，右足踝上皮肤溃破，易于外感，声嘶、唇溃，纳谷尚可，大便亦调。曾有过敏性鼻炎史，时有发作。苔薄黄，舌质稍黯，脉濡细。

诊病：消渴（中医）。

辨证：肝肾亏虚，肺胃燥热。

治法：培补肝肾，清热生津。

处方：生石膏（先煎）12g，知母10g，天花粉15g，炒苍术10g，桑白皮12g，地骨皮15g，玄参10g，生地12g，赤芍10g，丹皮10g，苍耳草12g，炙僵蚕10g，山萸肉10g，菟丝子12g，制黄精12g，露蜂房10g，7剂，日1剂，水煎，分两次温服。

2009年11月17日二诊：今晨自测空腹血糖6.3mmol/L，体力有增，精神好转，唇溃及肤痒不显，值天冷气喘痰鸣，2008年体检："血糖、血脂稍高，小三阳，脂肪肝"。苔薄黄，舌质稍黯，脉濡细。

处方：初诊方，加生楂肉15g，玉米须15g，制大黄10g，7剂，日1剂，水煎，分两次温服。

2009年11月26日三诊：今日空腹血糖5.9mmol/L，右踝皮肤溃破处已愈合。苔薄黄，舌质稍黯，脉濡细。

处方：原方，7剂，日1剂，水煎，分两次温服。

2009年12月8日四诊：今日空腹血糖5.2mmol/L，精神、体力转佳，手指麻木感。苔薄黄，舌质稍黯，脉濡细。

处方：初诊方，去生地；加炙水蛭5g，片姜黄10g，制大黄10g，生楂肉15g，14剂，日1剂，水煎，分两次温服。

2009年12月22日五诊：今晨空腹血糖5.4mmol/L。苔薄，舌质稍黯，脉濡细。

处方：初诊方，去生地；加炙水蛭5g，制大黄10g，生楂肉15g，菊花10g，决明子12g，14剂，日1剂，水煎，分两次温服。

2010年3月25日六诊：近日多次查血糖，均在正常范围，自觉精神、体力均可。苔薄，舌质稍红，脉弦。

处方：初诊方，7剂，日1剂，水煎，分两次温服。

按：消渴之病，多因阴虚而致燥热，或因燥热而损伤阴津。本案肺胃燥热，耗伤气津，故见口渴；热淫于内，易生瘀滞，肌肤失濡，故见声嘶、唇溃、肤痒、右足踝上皮肤溃破等；肾精不足，肾关不固，则尿沫较多，夜尿频数。"阴虚为本，燥热为标"是消渴病的基本病机，治疗当灵活运用"润肺""清胃""滋肾"。此外，阴虚燥热，津耗血稠，或热邪搏瘀，多致"瘀血为患"，故治疗每每配合活血化瘀法。初诊方以制黄精、菟丝子、山萸肉，填精益髓、滋养肝肾，更加玄参、生地清热生津；赤芍、丹皮凉血化瘀，通络荣肤；生石膏、知母、天花粉、桑白皮、地骨皮清泻肺胃火热而生津润燥；炒苍术燥湿降糖；伍以苍耳草、炙僵蚕、露蜂房祛风止痒、通利鼻窍，兼治过敏性鼻炎与肤痒等。二诊时因发现曾有血脂增高与脂肪肝病史，故加制大黄、玉米须、生楂肉，消脂化瘀；四诊时患者手指麻木，故伍以炙水蛭、片姜黄，活血通络。

本案滋养阴液以治其本，清热润燥以治其标，活血和络以兼顾其瘀，再伍祛风止痒、通利鼻窍之品兼治鼻窍不利与肤痒等，即是基于中医病机认识的多种病理因素综合治疗。

6. 亚健康诊疗的先行者　相关资料显示：在当今人群中，真正意义上的健康人群只占5%，而在医院里患病被确诊的人群约占20%，而另外的75%人群处于亚健康状态。所谓亚健康状态，是指患者已有一些不适症状，如体乏神疲、夜寐不安、大便稀溏、食欲不振等，但客观检查却无明显异常发现，若按照西医传统诊断思维与西医学的疾病诊断标准来衡量，是不符合疾病诊断范畴的。因此，仍属无病的、健康的。但因有一定的主观感觉不适，或较大程度地影响当事人的生活质量，故将处于此状态的身体情况称之为亚健康状态。对这类病态，西医学临床往往是不屑一顾的，更是无药可治的，最常见的医嘱便是："定期观察检查，随诊"。

其实，这种状态常常是一些疾病的早期表现。虽然西医学尚不认为这是病态，对之也无有效的治疗方法，但中医学认为"有诸内必形诸外"，只要有症状表现，一定是机体脏腑功能失调与气血阴阳等的失和所致，属于病态。故即刻辨证施治，不仅可消除患者的主观不适，提高生活质量，且可截断与中止疾病的进一步发展，这在疾病的早期发现、诊断与防治方面意义是非凡的，也正是西医学值得深刻反省并努力赶上的。中医"治未病"思想中，含有相当的辨治"亚健康状态"的临床思维。在疾病的防治方面，中医的诊断思维与方法正显示出巨大的优势。

现举中医辨治下肢乏力一案加以说明。

赵某，女，33岁，江苏省南京市某银行信贷员，2011年11月8日初诊。

近4、5年来，手心灼热，入晚尤剧，甚或妨于睡眠，喜握冰冷。经西医多次检查未发现明显异常。夜寐纷纭，记忆力下降，面部色素沉着，有时颧红，胸闷喜太息，情绪抑郁，口干，口中气味，经量偏少，耳鸣。苔薄，舌质黯，脉沉弦。

诊病： 内伤发热（中医）。

辨证： 阴虚血热，肝郁气滞，心神失养。

治法：滋阴凉血，疏肝清热，宁心安神。

处方：丹皮 10g，山栀 10g，生地 15g，青蒿 12g，功劳叶 15g，知母 10g，秦艽 10g，银柴胡 6g，炙龟板（先煎）15g，炙女贞 12g，香附 10g，郁金 10g，川芎 10g，夜交藤 30g，炒枣仁 20g，合欢皮 12g，7 剂，每日 1 剂，水煎，分两次温服。

2011 年 11 月 15 日二诊：药后症情似觉稍缓，大便欠畅，腰酸，咽中痰滞。苔薄，舌质黯，脉沉弦。

处方：初诊方，去香附、合欢皮；加玄参 12g，14 剂，每日 1 剂，水煎，分两次温服。

2011 年 11 月 29 日三诊：手足心热与夜寐欠安依然，余症均缓，精神、体力也有好转。苔薄，舌质偏黯，边尖齿痕。脉濡。

处方：初诊方，加炙黄芪 30g，炙水蛭 5g，14 剂，每日 1 剂，水煎，分两次温服。

2011 年 12 月 20 日四诊：手足心热缓解，夜寐稍安，但有时仍有烘热面赤。苔薄，舌质淡红，脉细。

处方：初诊方，加肉桂（后下）1.5g，生槐花 10g，14 剂，每日 1 剂，水煎，分两次温服。

2012 年 1 月 3 日五诊：手足心热未作，余无特殊不适。苔薄，舌质淡红，脉细。继续原方巩固治疗。

处方：原方，14 剂，每日 1 剂，水煎，分两次温服。

注：患者手心灼热，入晚尤剧，有时颧红等，为阴虚火灼之象；患者平素胸闷、喜太息、情绪抑郁、耳鸣、夜寐纷纭、记忆力下降等，则为肝经郁热，扰乱神明所致；气机郁滞，经脉不畅，故见面部色素沉着、经量偏少；引发胃热，则有口干、口臭。治疗重点以消除手足心热为主，可从滋阴生津、凉解血热、清退虚热、疏肝以透达郁热等多法合治，并佐以益肾、活血、宁神等顾及其他。初诊方用丹皮、山栀、生地清热凉血生津；香附、郁金、川芎疏肝解郁，畅通气机，透达郁热；青蒿、功劳叶、秦艽、银柴胡、知母清透虚热；炙龟板、女贞子补肾填精，壮水之主；合欢皮、炒枣仁、夜交藤养心安神。二诊时症情稍缓，但大便欠畅、腰酸、咽中痰滞，原方略去香附、合欢皮疏肝安神，加玄参增液利咽通便；三诊时症情依然，思忖后仍坚守原方，并加炙黄芪，且重用，冀甘温能除热，炙水蛭活血通经以祛瘀热；四诊时手足心热终于缓解，因有时仍有烘热面赤等，故加生槐花凉肝清热，另用肉桂引热下行；直至五诊时，手足心热未作，余也无特殊不适。

本案患者经西医多次检查未发现明显异常，但主观不适感强烈，系亚健康状态无疑，经中医辨治后不适感消除。

7. 适度与姑息疗法主张者　中医药学中和观念在临床的具体运用，主要体现在对病情认识、治疗目的、治疗方法与手段的适度性等方面。首先，强调人体生理状态及与周围环境关系的平衡性，认为人体的正常功能应该是一种动态的平衡，这种动态的平衡状态就是"和合"，而"和合"就是健康。反之，机体的内部不和谐，或与环境难以协调，即为病态；其次，中医的辨证论治，使失和之机体趋于和谐，以达康愈，正是治疗目标的最高境界；第三，治疗方法的拟用要恰当，不宜过度，应"以平为期"；第四，疗疾，不宜附带较大的毒副作用，不应有诸如苦寒败胃、温燥竭阴之类的不良事件发生，可通过药物配伍、疗程的设定等消除。因此，这些基于和谐理念之上的中医临床思维，对当今西医学仍有着巨大的启迪意义。

西医学临床中，绝大多数化学治疗药的副作用是明显的。如何降低与消除药物的毒副作用，已是西医学临床的一大课题。中医在治疗用药方面的"中和"意识，给西医学临床制订治疗方案，有如下启迪：如何针对患者状况选药，以避免毒副反应的发生？如何设计疗程，以避免长期用药而蓄积中毒？如何在制剂方面下工夫，利用药物间的作用关系来避免毒副反应的发生？等等。

对疾病的治疗，西医主要采取"对抗"的思维，即通过对抗性的方法或手段，消灭或排除致病因素，从而达到健康状态。这种思维，往往使机体为此付出惨重的代价，机体内在环境遭到强烈的平衡性损害。现以恶性肿瘤的治疗为例加以说明。

关于肿瘤，其经典概念是：癌细胞一旦形成，就永远是癌细胞。肿瘤起源于体内单细胞恶变，这种恶变的细胞不服从正常调控，而且是不可逆的。因此，经典的肿瘤疗效评价方法是将瘤体的改变作为标准，治疗的主要目的是达到肿瘤的完全消灭，即"无瘤生存"。但这仅是一个理想的目标，迄今为止，西医学的治疗手段包括手术、放疗、化疗甚至包括生物疗法在内的综合治疗，尚未实现这一目标。业内已逐步认识到：恶性肿瘤是一种全身性疾病的局部表现，许多"早期"的癌病患者，在诊断时即有亚临床转移灶的存在。因此，关于恶性肿瘤治疗的经典观点，已显示出它的弊端。无数临床实例表明：这种治疗理念（特别是放疗与化疗）往往忽视患者的生存质量，瘤体虽然可在短期内缩小，但患者机体组织器官为此付出惨重的代价，患者在忍受极大毒副作用痛苦的同时，体质和生活质量明显下降，或肿瘤病灶短期内局部复发或远处转移，生命并未能得到有意义的延长。

加拿大肿瘤专家 Schipper 教授曾对经典"肿瘤概念"观点提出了新的认识，认为肿瘤的发生是细胞间的信息传递调控被打乱了，癌变过程的生物学特点是调控失常，致癌的作用过程应是一个有逆转可能的连续统一体；过度杀伤癌细胞可能会损害机体的正常反应，破坏机体内在环境的平衡，使已失衡的机体调控作用更加恶化。有效的治疗并非肿瘤的完全消退及癌细胞的全部杀灭，因为机体对癌症治疗的反应性是最重要的，由它来决定宿主的最后命运。这种观点对重新认识癌症患者经充分西医治疗后仍无法避免复发的现象，尤其是为中医药治疗肿瘤带瘤生存的疗效理念与特点，提供了新的认识思路。

　　中医临床面对的多为晚期肿瘤患者，已接受手术放化疗，毒副反应较大，或此后又复发，病情复杂，体质较差，且多有并发症，或病灶广泛转移。此时，现有的任何治疗手段都不可能使肿瘤病灶消失。治疗的主要目的是如何减轻患者痛苦，提高生存质量，延长生存时间。于是，"带瘤生存"生命质量的提高和生存时间的延长，便成为中医疗效评价的重要方面。与以杀伤为目的而建立的西医疗法不同，中医治疗恶性肿瘤，较多的是基于"中和"观念。中医治疗恶性肿瘤的基本大法是"扶正抗癌"，其机制是基于如下设想与假说：药物的扶正抗癌作用，通过对癌毒的抗御与正气的扶助，加上机体固有的抗病御邪能力，能够缓解、抑制或消除癌毒对机体的侵袭，从而达到正邪的平衡，使机体内在正邪关系处于一种动态的和谐平衡状态之中，如此，生命即能得到有意义的延长。在运用扶正抗癌大法时，若能同时伍入其他治疗之品，以消除患者的主观不适，生命质量亦将有较大的提高。这正是西医学在恶性肿瘤治疗上正努力要做的。患者在满意的生命质量和较长的生存时间基础上，取得最大限度的肿瘤缓解率，不是过去单纯强调的瘤体缩小、消退以及无瘤生存时间，治疗成功的概念已定义为在保持患者提高生存质量的同时，尽量延长患者寿命。

第二章

临床资料搜集思维方法

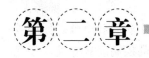 一、疾病信息捕获

1. **疾病过程中的信息表现** 疾病在发生发展与变化过程中，机体局部与整体会产生各种相应的病理变化，这些变化，有生物方面的、物理方面的、化学方面的、心理方面的、社会适应能力方面的，但无论怎样的变化，都会以相应的信息方式存在或发送。由于不同疾病的致病原因有别，发病的场景各异，病理生理与病理解剖变化过程不同，临床表现亦异，它就会以不同的信息与信息组合来表现。因此，应当搜集这些散落的疾病信息，利用这些信息的特异性与信息的特殊组合表现，进行分析、比较、归纳、判断，从而得出正确的诊断。然而，疾病的信息表现是多绪而分散的，可表现在方方面面，因此，不同疾病的信息及其组合定是有其规律的。在这些信息的表现方面，有病史的、有病因与诱发因素的、有发病与演变方式的、有主观感受不适的、有医者体格检查发现的、有来自实验器械与影像检查的、还有来自个人经历与家族遗传的，大致如下：

在与现有疾病密切相关的病史上，有时因果关系是应予以关注的。如风湿性心脏病患者，常有反复扁桃体炎、游走性关节痛史；肝硬化患者，常有肝炎、黄疸及酗酒史；冠心病患者，常有高血压、高脂血症、糖尿病史等。

疾病的发生病因与诱因是不尽相同的。病因有外伤、中毒、感染、遗传、变态反应等，诱因有气候变化、环境改变、情绪波动、饮食起居失调等，如支气管哮喘可能与季节或接触过敏原有关，情绪激动、大量饮酒可能为心绞痛、

急性心肌梗死、急性脑血管疾病的诱发因素，急性肠胃炎多与饮食不洁有关。

在疾病的发病方式上，不同疾病，现病史的表现也是有差异的。现病史，是自疾病发生至诊时的发展、演变和诊治经过等。有的疾病起病急骤，如心绞痛、脑出血；有的疾病缓慢，如糖尿病、高血压病；有的疾病起病隐匿，如恶性肿瘤、肝硬化等。

在病情的发展与演变上，也是因病而异。如慢性肝炎，反复发作，出现腹水、腹壁静脉曲张，则可能已导致肝硬化，若进而出现性格改变，情绪和行为异常，则可能是发生了肝性脑病；再如心绞痛患者，出现心前区疼痛加重，休息与舌下含化硝酸甘油不能缓解，持续时间超过 30 分钟，则应考虑心肌梗死的可能。

在疾病的主观感受上，疾病可导致患者的主观痛楚与不适，其部位、性质、程度、持续时间、缓解与加剧因素等也因病而表现各异。如头痛，颅内或全身性感染所致的头痛，多为全头痛，呈弥漫性，较少放射；高血压及血管性头痛多表现为胀痛、搏动性痛；三叉神经痛、偏头痛、脑膜刺激征所致头痛，常较为剧烈。

在伴随症状表现上，也是临床大夫需要关注的。如发热的疾病很多，若同时伴有右上腹疼痛及黄疸，应考虑胆道感染的可能；若伴有腰痛、小便频急疼痛，则应是患尿路感染；若伴有咳嗽、胸痛、咯铁锈色痰，则是肺炎的表现。

有些疾病的发生，与其社会经历、工作职业、生活习惯等有关，如矿工易患矽肺，嗜酒易患肝病，偏食油腻易患高脂血症等。

有些遗传性疾病与家族性疾病，通过询问双亲、兄弟姐妹及子女的健康状况，特别是了解有无同样疾病者，如遗传性疾病有血友病、白化病、遗传性球型细胞增多症等；家族性疾病有糖尿病、精神病、高血压等。

疾病会导致人体内在相应的病理改变，其中一部分病变信息是可以通过医者的体格检查来发现的，如腹部叩诊时发现移动性浊音是腹水的体征，听诊较大面积的呼吸音消失可能是阻塞性肺不张的体征；也有一部分病变信息须借助现代人体实验检测设备来进行，如颅内缺血性改变、体内占位性病变、脏器的功能性异常改变（肝肾功能等）、排泄与分泌物的异常等。

2. **思维导向与诊查手段择用** 疾病的信息表现是如此丰富各异，在病前与疾病全程中均有体现，这客观上要求医者用不同方法与手段去搜寻，去捕获。方法与手段的择用，需要医者的思考与智慧。临床资料的搜集，始终是在一定思维导向下进行的，往往是在初接患者时的主诉或视诊所见体征时便入手了，联想到已有的专业知识积累，如疾病的主要临床表现、诊断依据等，进行初步的分析与比较，得出可能所患疾病的大致类型或范围，对有经验的大夫而言，这一过程或许会迅捷许多，因为根据经验与直觉便能形成初步的诊断定向，其后的诊查与资料搜集活动便是根据相关思维引导进行了，引起疾病的相关因素及该疾病病理变化（或病机路线）中可能出现的一切病理生理与病理解剖改变信息，便是诊查与搜集的重点。

中医的望、闻、问、切四诊与现代西医学视、触、叩、听、嗅五诊的诊查方法，是医者凭借自己的临床操作技能，从不同角度搜集临床资料的方法手段体系，相互并不矛盾，其中绝大部分内容是重叠的，但现代西医学的视、触、叩、听、嗅，较中医学的望、闻、问、切诊查方法，内容要丰富、客观与精细许多，由于现在临床中仅看中医或只看西医的患者已是很少，中医大夫也已感到必须掌握足够的西医诊断手段，才能更好地为患者服务。作为中医临床大夫，望闻问切诊查手段是必须熟练掌握的，特别是其中与西医学搜集临床资料手段不同的方面，如望神色形态、察舌观苔、切脉等。因此，中、西医诊查手段，各有其相关的临床职能与意义，无可取代，却是相互补充、关联启发，各扬所长。

由于疾病各种信息显露的复杂性与特殊性，中医现行临床，即便是中医的望、闻、问、切与现代西医学视、触、叩、听、嗅的诊查方法合用，有时仍是不够的，因其所得资料尚限于临床表现范围，完整的临床资料尚应包括实验室检查、器械诊查、影像诊查所得的信息。对这些资料的应用，早已成为中医大夫们的自觉行为，也是中医临床资料供给的一大来源。不同疾病的复杂性，客观要求主诊大夫认真分析与比较，或依据经验与直觉，适时地根据临床实际需要，选择合适的诊查方式与手段，从而进行临床资料的捕获与搜集。因此，不同的诊查手段与方法，临床运用时机与目的是有明显区别的，这些均离不开临床思维的指导。现以现代西医学的诊查与资料搜集方法为例，浅述如下。

问诊，是医师通过与患者或有关人员的交谈，借以了解疾病的发生、发展、诊疗过程及患者既往的健康状况，从而搜集诊断信息的一种方法。问诊是疾病诊断的第一步，很多疾病可从问诊得出初步诊断，如支气管哮喘、消化性溃疡、癫痫等，或为进一步诊断提供重要的线索。采集病史不是简单的询问，而是充分利用症状诊断学知识，掌握主要症状的差异及伴随症状的问诊要点，边思索边询问，在询问过程中重点要注意搜集诊断和鉴别诊断依据。一次比较成功的病史询问，往往可以使主诊大夫形成比较符合病情的初步印象。病史的采集，要全面而系统，真实而可靠，应能反映疾病的进程与动态的变化，应在复杂的临床表现中找出疾病的特征性资料。

体格检查，是医师运用自己的感官或借助简单的检查工具，对患者进行检查以搜集资料、认识疾病的诊查方法。体格检查的基本方法包括视诊、触诊、叩诊、听诊和嗅诊。体格检查的操作方法具有很强的技艺性，体格检查的结果正确与否，直接关系到诊断的准确性，是建立诊断的关键信息。全面系统、重点突出的体格检查，不仅可验证在病史询问中形成的初步诊断印象正确与否，还能补充问诊的不足，搜集到只能通过体格检查才能获取的重要临床资料，从而为正确诊断和鉴别诊断提供客观依据。体格检查，不仅要留意那些支持诊断的阳性体征，还要重视对诊断或鉴别诊断有重要意义的阴性体征的搜集。这要求临床大夫必须熟悉各系统常见疾病的标识性体征，做到边诊查边思考，反复验证与核实。

实验室检查，是通过物理、化学和生物学等实验检查方法，对患者的血液、体液、排泄物、组织细胞等标本进行检查，以获得疾病的病原体、组织病理形态改变或器官功能变化等资料，从而为临床诊断提供信息依据的一种诊查方法。

器械检查，是临床常用的辅助检查方法，主要包括心电图检查、肺功能检查和内镜检查；影像检查，是通过各种成像技术，使人体内部结构和器官形成影象，从而达到诊断的目的，由于成像技术的成像原理与方法各有不同，其诊断价值有着相当的差别。

实验、器械及影像检查，应根据问诊与体检结果所提示的疾病线索，选择必要的实验室检查及其他辅助检查，以进一步获取疾病的诊断依据，使临床诊断更为及时、准确与精细。因此，各种检查的选择要慎重考虑，要切合病情和诊断需要，切忌撒网式检查，要尽力避免忽视采集病史和获取体征、单凭实验室检查结果进行疾病诊断的不良习惯，实验、器械及影像检查的运用原则应该是根据问诊和体检得出的初步诊断来选择相关的检查，以便确定初步诊断，或对该诊断补充、修正，或最终排除。

二、思维动机

医者与患者的临床接触，其本质是为了了解病情、诊治疾病。这便构成了医者最本质的动机，诊疗过程中思维方式的选择与运用，也是与此紧密相关的。搜集临床资料，其目的是了解病情，加深对病况的认识，明确疾病的诊断，不仅如此，有时也是疾病治疗的直接需要。因此，临床资料的搜集，其思维动机与临床意义是多方面的，有病证诊断的需要，有全面了解病情的需要，有判别病情轻重缓急的需要，有推测预后的需要，甚或有直接指导治疗的需要。

1. **病证的诊断** 搜集临床资料，最基本的目的就是为了明确病证的诊断，即西医的诊病与中医的辨证。中医临床上，医者对初诊患者，首先是从这些方面来考虑的，如在西医的疾病诊断上，已搜集的临床资料对相关疾病的诊断满足度如何？还缺什么资料？如果缺少，是缺少什么？用什么样的方法去继续搜集？其资料已满足怎样的诊断层次？是病因诊断？还是病理解剖诊断或病理生理诊断？在中医的诊病辨证上，主诉是否已确认？与病名诊断的相关性如何？辨证依据是否已清晰？病性证素与病位证素诊断资料是否齐全？有无遗漏？反映机体功能失调的病态资料是否也已搜集？反映病势（疾病趋势）的资料依据如何？等等。

2. **全面了解病情** 在满足病证诊断的临床资料齐全后，进一步搜集临床资料，对全面了解病情是有利的。通过对病情资料的进一步搜集，发现某病已有明显的并发症或另外的伴发疾病，如长期患糖尿病的患者，问诊诉有左足趾疼痛，进一步查体发现左足表面温度下降，足背动脉搏动明显减弱，那么，该患者因患糖尿病而并发左下肢血管损害（糖尿病足）；若再行影像学检查，发现肺部存在活动性结核病灶，那么，该糖尿病患者很有可能同时伴有肺结核感染疾病。此外，细致、全面、准确地搜集临床资料，对进一步分析病情的轻重缓急，有着较大的临床意义与价值。如慢性肠炎腹泻的患者，近日出现消瘦明显、少量便血与下腹部肿块等，则可能另患肠癌，病情已重；又如腹主动脉瘤，近日腹部肿块加大，搏动明显，且伴明显的疼痛感，则可能是动脉血管瘤增大，或将破裂，病情较急，应请外科会诊，或转外科手术治疗。

3. **预后推测** 专科领域内针对性较强的实验室检查，对判别疾病的轻重，推测预后等有着较大的临床价值。如慢性肾病患者，形态学检查双肾脏明显缩小，血液生化检查显示尿素氮与肌酐显著增高，且患者已出现无尿、呕吐、意识障碍等，则提示肾实质损害严重，肾衰竭，预后不良。

4. **指导治疗** 临床有些场景，医者有意搜集一些相关临床资料，是为了即将施行治疗的需要。如对即将施行化学疗法的恶性肿瘤患者，医者常关注患者的体质状况、生命体征的稳定情况、血象中白细胞与血小板的数量等，了解与搜集这些临床资料，是为了考量与评估机体能否抵御化疗药物毒副作用的伤害；在中医临床上，详细地了解症状，有时是为了更好地选择药物进行治疗，提高复方的药物效应，如咳嗽咯痰，若兼有咽干口燥，则选用天花粉、南沙参养阴化痰为宜；若伴有泛恶欲吐，则选用法半夏、陈皮化痰降逆和胃为妥。详细地搜集症状资料，有时是为了避免药物副作用的发生。如形瘦、口干、便秘、苔少、脉细等胃阴已伤之患者，在用滋养胃阴治法时，当再询问患者的食欲与饮食状况如何，若食欲较差，且纳谷量少，则运用养胃阴法治疗时，应避免滋腻碍胃，以防进一步伤及胃纳，复方配伍中可稍减滋腻，增入开胃助纳、理气运脾之品。

 ### 三、过程中的思维

1. 临床资料搜集的基本过程　在临床资料的搜集过程中，无时无刻离不开思维方法的渗透与引导。临床资料搜集的基本过程，实际上是将现有搜集的临床资料与记忆中相关病、证诊断依据的概念相比较，然后在相应的思维方法指导下，选择各种诊查手段，进一步搜集相关诊断信息，并不断完善诊断依据满足度的过程。由于现行中医临床对疾病的诊断是双套的，即西医学的疾病诊断与中医的诊病辨证，其搜集临床资料的过程大致是相同的，只是侧重点有所不同。中医对临床资料的搜集，其目的是为了辨证，为了揭示疾病的病机变化过程；西医对临床资料的搜集是为了诊病，为了揭示疾病的病因病理与脏器功能状况等。

（1）临床场景的切入：与患者接触后，临床资料的搜集便自然开始了。但往往是从问诊开始的，某些特殊情况，如遇聋哑、昏迷、婴幼儿等难以诉述病情者，则临床资料的搜集或可从望诊（视诊）开始。

（2）主诉资料的锁定：由于患者的文化程度、个人素质的差异等，当被询问"你哪儿不舒服？""你为什么来看病？"等简单问题切入时，患者的回答可能是明晰的，也可能是含糊的，甚至是错误的，患者的回答可能会有多种，这需要医者分析、辨别与确认。如患者可能会这样回答："我感觉胃痛"。若医者便以为然，则可能酿成错误。有经验的大夫一定会问及具体疼痛部位，或让患者用手指出疼痛部位，而最终弄清楚患者准确痛位或是脐周与左侧腹，并非胃之解剖部位；患者也可能将手掌置于上腹后回答："肚子抽巴抽巴、咕叽咕叽的"。患者所说的"抽巴抽巴、咕叽咕叽"，显然是方言，医者必须进一步询问清楚，经多次问诊，终于明白，是"腹部抽掣样疼痛，并伴有高调的腹鸣音"；患者还可能词不达意，不知所云，这就更需要医者耐心细致地询问，准确理解并把握患者的主要不适，将此用准确的病历语言记录下来。

（3）拟诊疾病的初步假设：主诉的锁定是非常重要的，因为能够导致主诉不适的疾病便是最初的假设诊断，最初的假设诊断范围可能会比较大。如上腹痛，可由多种疾病引起，但胃及十二指肠疾病、急性胰腺炎多表现在中上腹部疼痛；肝胆疾病疼痛位于右上腹；急性阑尾炎早期疼痛也可表现在上腹部，数小时后转移至右下腹部位。从中医诊病角度而言，上腹部疼痛多属中医胃痛范围，病位主要在胃，但与肝、脾关系密切。

（4）重点疾病资料搜集的展开：进一步临床资料的搜集，主要是在上述这些最初假设疾病的范围内展开，此刻搜集临床资料的目的是进一步缩小诊断假设范围，或直接找到一些关键性的、特异性的诊断依据，一击中的。现仍以上腹痛为例，资料搜集的进一步展开重点应是疼痛的具体部位、性质与程度、诱发与加重缓解因素、伴随症状及相关的既往病史等。

（5）鉴别诊断资料搜集与部分假设疾病排除：资料搜集处于该阶段时，经验与直觉思维是非常重要的，它可以避免少走许多弯路，选择性地利用最有效的诊查手段，使所搜集的临床资料，满足假设病种中的某一具体疾病诊断依据，可为排除其他疾病诊断奠定信息基础。聪明的大夫，在未得出明确诊断前，总是将问诊的功能发挥极致，然后才选择性地运用其他体格检查方法，最终或选用关键性的实验、影像检查等，来满足确诊的信息要求。现仍以上述主诉"上腹痛"为例，看看有经验的大夫是怎样进一步搜集疾病信息以迅速完成诊断必需信息的。可在明确具体疼痛部位后，选择性地询问病史、疼痛性质与程度、诱发与加重缓解因素、伴随症状等，便大致清楚疾病诊断了。若为右上腹痛，加上一个胆囊区压痛体检，便可基本诊断为胆囊炎或胆囊结石，结合B超检查，最终的诊断信息便搜集齐全了；若为中上腹痛，呈反复发作的周期性、节律性，服碱性药物缓解者，则可能是患十二指肠溃疡，可择用上消化道内镜检查以确诊。如此，其他引起上腹部疼痛的疾病也就自然被排除诊断了，从而加快了完成疾病临床资料搜集的过程。

对于年轻资历尚浅的大夫而言，由于经验欠缺，直觉与灵感较差，在诊断与排除诊断的资料搜集上，常感困难。首先，常表现为对主诉的理解不够，难以锁定，甚至错误。其次，在临床资料的搜集过程中，与疾病诊断要点的联系性不够，资料搜集的重点性与系统性不足，且时常漏掉或忽略一些与诊断疾病相关的关键信息。其三，搜集资料的整体过程机械。多表现为广络原野，事无巨细，按部就班，各种诊查方法齐上，各个系统均查，显得繁琐复杂，诊查活动与资料搜集效力不高。

（6）拟诊疾病诊断资料的丰富完善：当疾病初步诊断的主要资料搜集完成后，便是依据疾病的诊断依据，进一步丰富与完善临床资料了。可将搜集的资料与疾病诊断指标逐项比较，进而判定资料的价值与疾病诊断的可能性。对可能拟诊的疾病，再次复习其诊断指标依据，对尚不能满足的方面进行资料搜集加工，如再次重点的询问，一定范围的重复深度体检，必要的相关理化检查等，直至诊断依据的齐全、丰富与完善。在资料涉及的范围上，应包括病史、症状、体征、实验室及器械影像学辅助检查等；在资料的诊断应用价值上，应尽量满足病因诊断、病理形态学诊断、病理生理学诊断、并发症诊断、伴发疾病的诊断等。其中，还应注意疾病排除诊断依据的搜集。

（7）临床资料的归纳整理与书写：当资料搜集完毕，仍必须以专业知识为基础，并在专业临床思维的引导下，加以归纳与整理，务求真实、全面、专业、细致、重点突出、符合思维逻辑。书写可按病历内容中的相关要求进行，要点是将这些基本要求反映于病历之中，仍应注意内容的客观真实性、系统完整性及表述的条理性、准确性、规范性。对于中医病历而言，资料的书写整理还应符合中医辨证的要求，如舌苔、脉象等是不可缺少的。此外，对主要症状与体征的描述应尽可能量化，如对发作的频率而言，可用偶作、少作、常作、频作、持续等来陈述；对程度，可以用剧烈、较剧、一般、轻微等来描述；对病变范围，可用较大、较小、局限等来表述。将临床资料尽可能地量化标识，便为复诊能准确判别疗效及审察药物作用下的病机变迁，提供了可靠的依据，对今后的进一步诊疗活动有着非常重要的意义，也在一定程度上弥补了中医精细量化的不足，应予重视。

2. 临床适用资料认定的思维运用 医生对疾病的认识，终究要以全面搜集所得的准确临床资料为依据，然后归纳、分析，进行疾病的诊断。因此，临床资料的质量是第一位的，是正确诊断的前提。因此，为保证临床资料的质量，有必要对其进行考察、分析，如分清临床表现的主次、辨清临床表现的典型与非典型、找出临床表现与疾病发生发展变化规律的内在联系等。在临床资料的搜集过程中，思维方法的具体运用主要体现在适用资料的筛选方面，其目的是提高与保证临床资料的质量，使之符合疾病诊断的客观要求。

（1）临床现象与疾病本质：患者的症状、体征及各项检查结果都是疾病信息的临床反映，一定的临床表现具有一定的相应的临床意义，这就是现象与本质的关系。如何透过这种临床现象去认识疾病的本质，这就需要我们掌握各种症状、体征及各项检查结果与疾病病理本质的内在联系，这应是认识疾病的基础。当临床现象与疾病本质不符合时，或者临床表现不能用已知疾病解释时，则往往提示尚存在另一种未知的病变情况。如高血压患者，测得血压仅为82/36mmHg，与高血压的临床表现不相符，通过进一步的检查，发现该患者已合并患有心脏左心室的室壁心肌梗死，左心室心肌收缩力下降，导致血压偏低，患者的血压已不可能像以前那样高。因此，本案低血压的临床表现不能用已知高血压的疾病解释，经过针对性检查，提示尚存在合并左心室心肌梗死的病变。

（2）主要表现与次要表现：疾病在病变过程中的信息表现时常会比较复杂，常包含较多症状、体征和各种异常检查的结果。但这些表现与疾病的相关程度是不一致的，相关程度较高的临床表现，往往才是疾病本质的反映。因此，有必要在复杂的临床表现中，分清主次，找出主要表现，进而据此抓住疾病的本质，做出正确的诊断。这客观上要求医者要十分熟悉各种疾病的特征性表现。在一组复杂的临床表现中，如能找到某种疾病的特征性表现，进而探讨该组临床表现与疾病的内在联系，其他表现是可以用或然等来解释的，那么一个符合这位患者实际情况的临床正确诊断就不远了。如某患者临床表现有口苦烧心，右上腹胀感，食欲不振等，若进一步体检发现莫菲氏征阳性，那么，胆囊炎的诊断基本成立了。在这一案例中，对于胆囊炎的诊断，莫菲氏征阳性是主要表现，其他临床表现，如口苦烧心、右上腹胀感、食欲不振等均为次要表现。

（3）临床表现的共性和个性：不同疾病可出现相同的临床表现，这便是这些疾病表现的共性之处；而同一表现在不同的疾病中又各有其临床表现特点，这便是疾病的个性表现。这在疾病的假设诊断与鉴别诊断中有着重要的意义。例如，水肿这一体征，可见于心脏病、肾脏病、肝脏病及甲状腺病变等，水肿是这些疾病的共性表现。但水肿在不同的疾病表现中，是有差别的。就水肿部位而言，心脏病所致的水肿常始于身体的低垂部位，称为"下垂性水肿"，肾脏病性水肿则首先出现于皮下的疏松组织处，如眼睑等，肝脏病性水肿则主要表现为腹水，甲状腺功能减退或亢进的黏液性水肿常表现为肢体肿胀显著而压之下陷不明显，以上所述水肿在不同疾病中的表现特点，便是临床表现的个性体现。在分析临床资料时，考虑哪些疾病共有这一临床表现，有利于建立疾病的假设诊断；进一步分析这一临床表现在不同疾病中的特性体现，则有利于鉴别诊断，锁定病种，减少误诊。

（4）临床表现的典型与不典型：所谓"典型"，是指疾病表现的熟知性与公共认可性，但临床上典型表现的病例只占一小部分，多数病例的临床表现并不典型。疾病的典型临床表现为人们所熟知，因此，对于具有典型临床表现的病例做出正确诊断并不困难。不典型临床表现病例给医者许多假象，常误导临床思路，延误诊治时机。如右下肺炎表现为右上腹疼痛；急性心肌梗死发生时，并没有胸痛胸闷，却表现为莫名其妙的牙痛；部分慢性病可以隐匿起病，如肝硬化，直到出现腹水或肝性脑病时方被发觉；一些少见而怪异的症状在个别患者却成为突出的临床表现；有时疾病已进入晚期才以早期表现作为初步症状而就诊，如肺癌晚期方出现轻度干咳等。临床表现如此复杂多变，实验室检查结果也可因病情不同而缺少规律性，如果思虑不慎，便可能造成误诊或漏诊。因此，临床大夫除了要掌握疾病的典型表现外，也要熟悉疾病的不典型表现。

四、思维运用焦点

1. **以诊断为目的搜集资料原则**　医者与患者接触以了解病情，其目的便是诊治疾病。因此，搜集临床资料，首先是为了加深对病情的认识，尽早明确疾病的诊断。除此以外，还有全面了解病情的需要、判别病情轻重缓急的需要、推测疾病预后的需要，有时还有直接指导治疗的需要。总之，临床资料搜集的思维归着点是明确诊断，这是第一位的。

2. **锁定主诉并展开原则**　确定主诉是非常重要的，它是进一步搜集临床信息与进入诊断程序的桥梁，因为能够导致主诉的疾病范围便是最初的假设诊断疾病。在分析主诉临床资料时，考虑哪些疾病共有这一临床表现，这样便自然建立了疾病的假设诊断。其后，搜集资料便有了较为清晰的思路，即为了排除某些假设诊断病种与肯定某种（些）诊断疾病而进一步搜集资料。

3. **客观实在性原则**　在搜集临床资料时，医者一定要坚持客观实在性原则，这是合格临床大夫应有的职业素质，也是进行疾病诊断的根本前提。它要求对每一搜集的临床资料，均应是真实的、客观的。疾病在临床表现上，常会出现偏离一般规律的个体化表现，对此，医者却不能因不符合疾病的一般规律而随意舍弃，或轻易认为是神经症表现，或干脆旁置不顾等，应尊重事实，认真观察，客观记录，实事求是地对待客观临床资料。

4. **关键资料穷竭原则**　搜集过程中，临床资料的要件不遗漏，不留死角，且重点突出是基本要求。要重视关键性、特异性临床资料的收集（病史的、症状的、体征的、病理的、实验室指标的），对关键性症状的要点，应深度挖掘，直至穷竭。就疼痛而言，尚应询及性质、部位、程度、诱发与加重缓解因素、伴随症状及相关的既往病史等，这对进一步缩小诊断假设范围，或直接依据特异信息而直接诊断是有意义的。此外，对中医辨证而言，细小的临床表现变化可能预示着重大的病机变迁，中医临床特别注重自觉症状的发现与辨别，因为这对准确把握病机证型有着非常重要的价值。如患者慢性腹泻，食后易作，辨证当属脾虚失运无疑，但若患者告之伴有腹鸣、大便势急，那么辨证又当是肝木乘侮、脾虚失运了。证候表现通过长期的医疗经验，已上升为明确的知识，如盗汗多属阴虚、刺痛多因血瘀等。因此，真实、客观、全面、规范地搜集病症关键证候表现，是准确辨证的前提。

5. **实验辅助检查择用恰当原则**　实验、器械与影像检查等，应根据问诊与体检结果所提示的疾病诊断线索而选择进行，选择具体的检查方法，目的性要明了，切忌忽视采集病史与体征而进行撒网式检查。实验、器械与影像检查等的选择运用，除考虑病情需要，还应符合患者的经济状况及医疗法规、伦理道德等方面的要求，对创伤性检查、特殊部位的检查等，还应事先与患者作必要的沟通说明。

五、现代诊查的中诊价值

1. **丰富临床资料**　熟练运用西医学视、触、叩、听、嗅与人体检测设备搜集临床信息资料，已是每一位现代中医师必须掌握的基本技能，这比传统中医临床依赖望、闻、问、切所搜集的临床资料范围要扩大很多，且精细而准确。内镜与影像学检查，使临床医师的视野由体表进入体内；心电图与肺功能检查，可准确掌握这两个生命重要脏器的病理状况；实验诊断技术更是日新月异，与现代科技同步，可通过物理、化学和生物学等实验检查方法，对患者的血液、体液、排泄物、组织细胞等标本进行检查，以获得疾病状态下的各种信息资料，包括病原体、组织病理形态改变或器官功能变化等。

2. **深度认识病情**　由于中医临床在利用现代诊查手段后，对疾病状态下的病理生理与器官组织结构等观察的范围得到极大的拓展与延伸，对病情的认识也随之客观、全面、精细而准确了，对隐藏在证背后的西医学疾病的认识也深刻了，对病情的判断，包括对生命健康的损害程度与预后转归等的认识也变得明晰，临床过程中也能做到心中有数，显得从容而冷静，这在对急难症的中医救治处理方面，尤为重要。如中医辨治咯血，无论疗效如何之好，若不明白咯血形成的西医学机制，便难以预料疾病的性质与病情的转归，因为导致咯血的西医学机制较多。咯血，作为症状，可见于多种疾病，如支气管疾病、肺部疾病、心血管疾病、血液系统疾病及急性传染病等，若不依据现代诊查手段，是无法鉴别诊断清楚的，因为不同疾病的治疗难度与预后都是不一样的，如支气管肺癌、支气管扩张、支气管内膜结核、肺脓肿、风湿性心脏病等均可导致咯血，结局显然是不同的。因此，若不诊断清楚，很可能延误病情，或可能酿成医疗事故，引起法律纠纷，而做到这一切，则必须依靠现代检测手段。

3. 有助中医病名诊断　由于中医学疾病与西医学疾病有一定的相关性，每个中医疾病均有对应的西医学疾病范围，有些疾病的对应范围较窄，甚至是一对一的关系，如西医学恶性肿瘤与中医癌病的关系，基本是不涉及其他疾病的直接对应关系，故中医临床可借用现代诊查手段所得的信息资料间接地进行中医病名的诊断。如中医临床对"癌病"的早期诊断，主要借鉴西医学影像与病理学资料，并结合临床表现进行。凡经病理形态学检查确诊为恶性肿瘤者，中医"癌病"的病名诊断随之成立；又如在肝硬化早期，其临床表现有时并不明显，当超声波检查发现肝脏质地有硬化表现、脾大、腹水时，结合患者的慢性肝炎病史，似可做出中医"鼓胀"的病名诊断。

4. 有助中医辨证　西医学检测设备中，有相当一部分是关于形态学方面的，如内镜检查、影像诊断与组织细胞形态学检查等，主要用于病理解剖诊断，明确病变的部位、范围、性质以及组织结构的改变等。中医临床借此可帮助在辨证过程中对病位与病性（病理因素）证素的认识。现仍以恶性肿瘤为例，若CT检查发现右上肺阴影，且范围较大，结合穿刺进一步作组织形态学检查，提示小细胞肺癌。那么，这些检查结果对中医的病位与病理因素诊断的价值在于：①病位在肺（CT检查发现右上肺阴影）；②病理因素涉及癌毒与痰瘀（病理形态学检查提示细胞癌变，故中医病性诊断属癌毒为患；CT检查发现局部阴影肿块，系有形之结，病性诊断属痰瘀留结，故综合辨证为癌毒搏结痰瘀，蕴结于肺）。

第三章

中医病名诊断思维方法

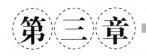 一、病名形成分析

受中国古代自然科学思维方式与生产力的影响，古代人们认识疾病的水平有限，疾病认识的范围也是局限的，尚不可能从深层把握疾病的本质，但对疾病的认识却带有明显的实用与经验倾向。正因为中医对疾病认识方法的特殊性，与此相应，在中医对疾病的命名方式上，有自身的风格与特点，直观思维方式占据主导地位，命名带有明显的直观特点，表现在中医病名中，大部分是以临床症状和体征来命名的，这与西医学有着明显的差异。中医对疾病的命名，因病而异。不同疾病，在诊疗的历史长河里，经历代不同医家的临床实践，留下了不同的记载。这些记载中关于疾病名称的一类，往往被传承下来了。于是，如今考查中医病名，往往觉得中医疾病命名角度很是不同，纷杂而无章法，内涵也不尽一致，但被公认而至今最终成为中医病名的，一定是有其历史沿革与典故的。如"哮病"的命名，《黄帝内经》虽无哮病之名，但多篇中有关于哮病症状、病因病机的记载。《素问·阴阳别论》："阴争于内，阳扰于外，魄汗未藏，四逆而起，起则熏肺，使人喘鸣"，其中喘鸣，即包括哮病症状在内。汉代张仲景《金匮要略·肺痿肺痈咳嗽上气病脉证并治》篇："咳而上气，喉中水鸡声，射干麻黄汤主之"，其中谈到了哮病发作时的临床特征，并从病理上将其归属于痰饮病中的"伏饮"证。此后，还有医家以"呷嗽""哮吼"等形象性命名。直到元代朱丹溪才首创哮喘病名，在《丹溪心法》一书中认为："哮喘必用薄滋味，专主于痰"。后世医家鉴于"哮必兼

喘", 故一般统称"哮喘", 而简名"哮证""哮病"。

中医对疾病的命名, 其思维角度范围包括病因、病机、病理产物、病位、主要症状、体征等, 如以病因命名的有: 伤风、中暑、中风、虫证等; 以病机命名的有: 郁证、肺痿、痹证、厥证等; 以病理产物命名的有: 痰饮等; 以病位命名的有: 胸痹、肝着、肺胀、肾着等; 以主要症状命名的有: 咳嗽、喘证、吐酸、胃痛、呕吐、泄泻、眩晕、腰痛等; 以主要体征命名的有: 肥胖、痉证、黄疸、颤证、积聚、水肿、鼓胀等。

二、病名诊断意义

中医的病名诊断虽不够客观、具体与规范, 但在中医学几千年的医疗实践过程中, 这种传统的命名方法已具有确定的含义, 已逐步形成了与病名相应的病因病机、临床特点、类证鉴别、发展演变、转归预后的系统认识, 以及辨证论治的具体治法、方药与预防调理等, 这些正有效地指导着临床。因此, 中医病名的诊断, 仍有相当的临床价值。首先, 病名的诊断可以是病况初步标识, 它能够在一定程度上揭示疾病的发展变化规律, 从而有利于病情的把握, 有利于治疗方案的制定与治疗时机的选择。此外, 由于相当疾病的病名带有中国历史文化的痕迹, 病案书写中填写这些病名, 可以彰显中医传统文化之儒雅, 增加民族文化自豪感与文笔之美感。

三、诊断依据构成

关于中医病名的诊断, 由于疾病形成的原因不同, 命名方式各异, 故诊断依据的构成有别。

1. **直接源于临床观察资料** 这类疾病的病名诊断依据主要来自临床症状与体征, 由症状与体征表现直接判断得出。因此, 主要用于以症状与体征命名的疾病诊断。症状类如: 咳嗽, 临床诉有以咳而咯痰作为主要症状便可诊断; 吐酸, 患者诉有胃中酸水上泛为主者便可诊断; 泄泻, 临床诉排便次数增多, 粪质稀溏或完谷不化, 甚至泻出如水样大便为主要症状者, 便可诊断; 眩晕, 主诉眼花或眼前发黑, 头昏或感觉自身及外界景物旋转者, 即可诊断。体征类如: 肥胖, 诊查可见形体较胖, 称量体重异常增加, 或伴头晕乏力、神疲懒言等, 即可诊断; 黄疸, 查体可见目黄、身体皮肤黄与小便黄等, 即可诊断; 颤证, 诊查见头部或肢体摇动颤抖, 不能自制者, 可做出诊断; 水肿, 检体见头面、眼睑、四肢、腹背，甚至全身浮肿为特征者，即可诊断。

2. 分析归纳临床资料得出　这类疾病的病名诊断是通过分析临床资料后间接得出的，在中医病名诊断中，主要用于以病因、病机、病位与病理产物命名的疾病诊断。病因类如：伤风，因感受风邪，邪犯卫表而导致鼻寒、流涕、喷嚏、恶寒、肢体不适、脉浮等，即可诊断；中风，因肝风旋动，夹痰夹火，横窜经络，蒙蔽神窍而致猝然昏扑、不省人事、半身不遂、口眼歪斜、语言不利等，便可诊断。病机类如：郁证，因情志不舒、气机郁滞所致，以心情抑郁、情绪不宁、胸部满闷、胁肋胀痛，或喜哭易怒，或咽中如有异物梗塞等症，便可诊断；痹证，因风、寒、湿、热等病邪闭阻经络，以致气血运行不畅而出现肢体筋骨、关节、肌肉等处发生疼痛、重着、酸楚、麻木，或关节屈伸不利、僵硬、肿大、变形等症，即可诊断。病理产物类如：痰饮，因体内水液输布、运化失常，停积于某些部位的一类病证，或饮停胃肠，心下满闷，呕吐清水痰涎等，或饮流胁下，胸胁饱满，咳唾引痛，喘促不能平卧等，或饮溢肢体，身体疼痛而沉重，甚则肢体浮肿，或饮邪支撑胸肺，咳逆倚息，短气不能平卧，其形如肿等，凡诊查见以上表现者，即可拟诊。病位类如：胸痹，临床表现以胸部闷痛，甚则胸痛彻背，喘息不得卧为主者，即可诊断；肺胀，临床表现以胸部膨满，憋闷如塞，喘息上气，咳嗽痰多，烦躁心悸，面色晦黯，或唇甲紫绀，脘腹胀满，肢体浮肿等为主者，便可诊断。

3. 从西医学诊查资料结果中导出　现行中医临床，常有患者仅持检查报告单而来求诊的，临床问诊可无明显不适感，体格检查也无明显异常，这便给中医的诊病辨证带来了相当的困难。遇到这样的临床情景，在中医的诊病方面，或可另探途径。因为在中医诸多疾病中，有相当一部分与西医学疾病具有较为紧密的相关性，如消渴与糖尿病、癌病与恶性肿瘤、肺痨与肺结核、哮病与支气管哮喘、真心痛与心肌梗死、鼓胀与肝硬化腹水等，其中的部分疾病，在早期可无明显临床表现，但西医学的实验器械辅助检查可发现明显的异常，如早期糖尿病的血液生化检查可显示血糖波动性升高，早期肺结核病的胸部影像学检查可有相应的异常，肝癌早期的超声波检查提示肝脏占位性改变等，利用这些异常实验室检查结果对西医疾病的拟诊价值，进而根据这些拟诊疾病与中医病名的相关性，就可能间接地推理出中医的病名诊断。如超声波检查提示肝脏占位性改变，同时血检 AFP 进行性升高，进一步行肝穿刺做细胞学检查，提示肝组织恶性病变，那么，中医"癌病"的诊断便可成立；又如某患者近期连续做血液生化检查，显示血糖明显升高，但自觉无明显不适，患者仅持这张异常的化验单前来就诊，那么，据此同样可做出中医"消渴"的病名诊断。

四、诊断涉及因素

1. 多病名兼存 由于疾病临床表现的复杂性，多病兼夹是临床常见的情景，加之中医病名诊断思考角度的多维性，有时可能有几个，甚或十几个中医病名诊断同时存在。如慢性肺源性心脏病，因其临床表现复杂，涉及的中医病种有咳嗽（患者的症状表现）、喘证（患者的症状表现）、肺胀（患者的肺气肿体征表现）、血证（支气管扩张咯血的症状表现）、心悸（患者的自觉症状）、怔忡（患者的自觉症状）、水肿（右心衰的体征表现）、痰饮（病理产物表现，如饮邪支撑胸肺之咳逆倚息等）、泄泻（心衰时体循环郁血的消化不良症状表现）、积聚（心衰体循环郁血肝肿大的体征表现）、虚劳（长期消化系统郁血所致的营养吸收不良表现）。

2. 病名取舍 当较多病名诊断同时存在时，就有必要取舍，因为其中部分病名并不能反映疾病的主要问题，不具备代表性，或对进一步辨证治疗的指导性不够，或已被他病所包容等。如在上述慢性肺源性心脏病的中医病名诊断中，可以舍去的病名诊断有：咳嗽、喘证、血证、心悸、痰饮、泄泻、积聚，而保留肺胀、怔忡、水肿、虚劳的病名诊断。其理由是：咳嗽、喘证已被肺胀病所包容；心悸被怔忡所包容；血证、泄泻、积聚等不能反映本病的主要问题，代表性不够，但其中咯血与泄泻表现明显时，仍可保留其病名诊断，因急则治其标，对当前进一步辨证治疗有较大的指导意义；因已有肺胀与水肿的病名诊断，痰饮的病名诊断对治疗意义已不大，且不能反映本病的主要矛盾方面，故可舍去。

3. 诊断困难 中医临床也常遇到这样的情景，根据患者的临床资料，若从症状与体征角度考虑，并不符合症状与体征类病名诊断；辨证虽能得出相应的病因、病位与病机，但却无法找到相应的中医病名；若用间接类比推理的思维方法，欲从西医学诊查资料结果中导出，也觉困难。如以下两则案例，中医病名诊断颇觉困难，只能空缺。

案一 李某，男，45 岁，江苏省南京市某公司职员，2008 年 4 月 22 日初诊。

近年来夜寐呼噜较重，并出现长时停顿，经江苏省人民医院拟诊为："混合性睡眠呼吸暂停低通气综合征（重度），最长呼吸暂停 117 秒"，建议手术试治。因恐手术不测与苦痛，前来求诊。诉记忆力下降，急躁易怒，口臭较重，形体稍胖，高脂血症（甘油三酯：3.94mmol/L），B 超查示：脂肪肝。苔薄微黄，舌质淡红，脉细弦。

辨证：痰瘀阻滞，神机不用，肺气欲闭。

案二 杜某，男，54岁，江苏省高淳县个体业主，2011年7月9日初诊。2011年6月5日在高淳县人民医院查颈部血管超声："双侧颈动脉内膜粗糙，内中膜厚1.1mm，右侧颈总动脉膨大部内探及一枚低回声斑块，大小3.9mm×3.6mm×1.5mm，无明显声影"。血生化示：甘油三酯：2.39mmol/L，总胆固醇：5.27mmol/L。刻诊：目胀畏光，少有头昏，面色晦黯，欠光泽。苔薄，舌质黯红，脉小弦。测血压：140/80mmHg。

辨证：肝肾亏虚，痰凝血瘀。

4. 病名排序 与西医诊断类同，当同时患有多种疾病时，则病名诊断应分清主次，按序排列。诊断的排序应注意以下方面：①总的排序原则为新病、急病、重病排前，旧病、缓病、轻病排后。如上述慢性肺源性心脏病的中医病名诊断，若患者就诊前突发大量咯血，属新病、急病与重病，那么"血证"的病名诊断排序可前置。②同为新病或宿疾，急病与重病排前，缓病与轻病排后；新病、急病、重病同时兼有，则应考虑威胁患者生命健康的程度与速度，危害程度大而速度快者排前，危害程度相对较小而损害速度慢者排后；若旧病、缓病、轻病同时兼有，仍可按其对身体的伤害程度，由重至轻而排序。③若是有直接因果关系的系列疾病，可按其病机发展顺序来书写。如在上述慢性肺源性心脏病的中医病名诊断，依次可为肺胀、怔忡、水肿、虚劳。

五、思维方法运用

从着手临床资料的搜集起，中医临床诊病过程便开始了。其间，始终离不开思维方法的应用与引导，任何中医的病名诊断，均需要对临床资料进行分析，并不断对照记忆中病名的诊断概念，加以判断，进行诊断或排除诊断。因此，分析、概念、判断等是中医病名诊断中最基本的思维方法。除此以外，由于中医病名诊断依据的构成不同，具体思维方式的运用也有相应的区别。如症状类病名的诊断，思维方法的应用相对简单，一般不超出中医病名诊断的最基本思维方法范围，但在病情诉述比较复杂时，医师有时也用比较的方法，以探寻主诉，方可诊断；体征类病名的诊断，形象思维相对应用较多，如见患者腹大胀满，绷急如鼓，皮色苍黄，脉络显露等，便拟诊为"鼓胀"；见患者肢体摇动颤抖，不能自制，便拟诊为"颤证"。病因、病位、病机类疾病的诊断，则必须对临床资料进行比较、分析、综合、归纳，以探求相应的病因、病位、病机等，方可进行诊断。在疾病早期，临床资料表现尚不明显，部分中医病名诊断须从西医学诊查资料结果中导出者，还需运用间接类比推理的思维方法。当中医病名诊断完成而进行排序时，又必须再次应用分析与比较的思维方法，分析疾病间的因果关系，比较疾病的轻重缓急，然后决定排名次序。

六、诊断实例举隅

案一 孙某，男，52 岁，南京市郊县农民，2005 年 7 月 10 日初诊。

五年前曾患黄疸性肝炎。近日宿恙又作，目睛、肌肤、小溲色黄，食后脘胀，体力较差，肝区疼痛不显，口苦，苔薄，舌质红，脉小弦。血查肝功能：总胆红素：86.1μmol/L，直接胆红素：48.9μmol/L，谷丙转氨酶：766U/L，γ-谷氨酰转肽酶：73U/L，表抗阳性。B 超：肝脏点状回声较密。

诊病：黄疸（中医）。

辨证：湿热壅阻，邪毒郁滞，肝胆失疏，胆汁泛溢。

注：本案中医病名诊断主要依据体征表现进行。

案二 邢某，女，37 岁，南京市某厂工人，2004 年 1 月 18 日初诊。

两年前曾患"病毒性心肌炎"，平素体乏，胸闷心悸明显，劳后为剧，手足麻木，血压曾一度偏高（150/100mmHg），月事愆期，经前乳胀，苔薄，舌质淡红，脉濡。测血压：140/90mmHg；心电图示：室性早搏。彩超示：二尖瓣轻微反流，左心功能正常。

诊病：心悸、月经后期（中医）。

辨证：心气不足，胸阳失旷，肝风乘袭上潜，血气不和。

注：本案中医病名诊断主要依据症状表现进行。

案三 孔某，女，18 岁，南京市某中学学生，2003 年 11 月 23 日初诊。

长期患"血小板减少症"，拟诊为"特发性血小板减少性紫癜"，平素血小板 0.3 万～1.5 万/mm³，皮下瘀斑密布，无明显齿衄与鼻衄现象，苔薄微黄，舌质稍红，边尖齿印，脉细小数。今查血小板计数：3.8 万/mm³，查体无特殊。

诊病：血证、紫斑（中医）。

辨证：先天不足，肾阴素亏，阴伤血热，血不循脉道而妄溢。

注：本案中医病名诊断主要依据体征表现进行。

案四 宗某，女，74 岁，南京市退休工人，2005 年 8 月 7 日初诊。

素有踝关节肿痛病史，已反复发作六七年。近日双踝关节肿痛又作，红赤灼热，活动受限，局部温度增高，头与腰骶部麻木感，周身皮下散在瘀斑，苔薄黄，舌质黯红，脉濡细。查血尿酸：562.4μmol/L。

诊病：痹证（中医）。

辨证：湿热瘀毒壅结下肢骨节，经脉不利。

注：本案中医病名诊断主要依据病机进行。

案五 吴某，女，63 岁，南京高淳县淳溪镇农民，2005 年 2 月 27 日初诊。

近六七年来左侧面部疼痛，常与刷牙、吹风受凉等有关，痛时拒触，呈突发性抽掣样疼痛，程度剧烈，曾因难忍疼痛而多次有自杀倾向，口苦，口干且燥，舌质红，苔薄黄，脉弦滑。测血压：210/120mmHg，查体左侧面部散在轻压痛。

诊病：头痛（中医）。

辨证：风火逆乱，邪毒瘀滞，经脉引急。

注：本案中医病名诊断主要依据病位表现进行。

案六 韩某，女，14 岁，南京市中学生，2003 年 11 月 23 日初诊。

原有慢性鼻窦炎病史，流黄涕达 1 年余，鼻塞声重，有时头目昏胀、前额疼痛，平素痛经，血块较多，刻值经前，苔薄，舌质淡红，脉小弦。

诊病：鼻渊、头痛、痛经（中医）。

辨证：肝脉失疏，胆热上犯，鼻窍不利。

注：本案中医病名诊断主要依据症状与体征表现进行。

案七 颜某，男，49 岁，南京市某厂工人，2003 年 11 月 9 日初诊。

腹泻 1 年余，日行 3 次，色黯而黏滞不爽，呈漆样，伴肠鸣，左侧腹痛，有糖尿病史，畏寒怕冷，苔薄舌红，脉小弦滑。查空腹血糖：9.8mmol/L。肠镜：溃疡性结肠炎。

诊病：消渴、痢疾（中医）。

辨证：脾虚津伤，湿热瘀滞，肝木乘侮，大肠传导失司。

注：本案中医病名诊断主要依据病机、症状等进行。

案八 黄某，男，51 岁，高淳县古柏镇农民，2005 年 1 月 9 日初诊。

患者因"腹胀，反复双下肢浮肿 5 月"，于 2004 年 10 月 20 日在江苏省人民医院住院治疗，当时诊断为"肾病综合征"。予强的松 60mg/日（口服），服用 2 月余后改为强的松 50mg/日（口服）、一平舒 1 片/日（口服）、立加利仙 1 片/日（口服）。当时查尿常规：蛋白：+++，隐血：+++；10 月 26 日肾活检示：膜增生性肾小球肾炎（Ⅰ型）；2005 年 1 月 3 日复查尿常规：蛋白：++,隐血：++。目前作血液透析 1 次/周。刻感：头昏，体乏无力，脘腹胀满，咽中不适，指末挛急，活动不利，面红，四肢浮肿不显，苔薄，舌质稍红，偏干，脉细弦。测血压：140/100mmHg。2004 年 8 月 30 日血生化示：谷草酶 50.5U/L，γ-谷氨酰转肽酶：50.9U/L，尿素氮 7.99mmol/L，尿酸 573μmol/L。

诊病：水肿、癃闭、关格（中医）。

辨证：肾病日久，肾元亏虚，浊毒留结。

注：本案中医病名诊断主要依据病机、症状、体征等进行。

案九　潘某，女，48 岁，江苏省盱眙县工人，2004 年 4 月 27 日初诊。

近日体检发现患有高血压、高脂血症、糖尿病，并诉有家族史。平素自觉头痛，位在两侧或巅顶，出汗，烘热面赤，急躁心烦，口干欲饮，苔薄，舌质淡红，脉濡。查空腹血糖：6.76mmol/L；甘油三酯：2.04mmol/L；血压：180/120mmHg；脑血流多普勒：两侧大脑中动脉供血不足，两侧椎基底动脉血流缓慢。

诊病：头痛、消渴（中医）。

辨证：肝经风阳痰火上扰，肝肾不足，痰毒瘀热搏结。

注：本案中医病名诊断主要依据病机、症状进行。

案十　陈某，男，62 岁，南京市退休工人，2004 年 7 月 18 日初诊。

原有慢性前列腺炎病史，疲劳后右侧睾丸下坠，小溲滴沥、分叉，排尿不畅，大便干结，数日一行，痔血，苔黄腻，舌质稍黯，脉小弦。

诊病：癃闭、便秘（中医）。

辨证：高年中气亏虚，湿热瘀滞下焦，膀胱气化不利。

注：本案中医病名诊断主要依据症状表现进行。

案十一　罗某，女，37 岁，南京高淳县固城镇农民，2005 年 8 月 7 日初诊。

"慢性盆腔炎""附件炎" 3 年，平素小腹胀痛，带下量多，色白，有气味，月事先期量多，夹血块，滴沥难净，前额疼痛，便干难解，纳谷量少，苔薄，舌质淡红，脉濡。

诊病：带下过多、腹痛、月经先期、崩漏、便秘（中医）。

辨证：肝脉失疏，脾虚血热，瘀热毒结，带脉失约。

注：本案中医病名诊断主要依据症状表现进行。

案十二　芮某，女，37 岁，南京市下岗工人，2005 年 6 月 12 日初诊。

"风湿性关节炎"病史十余年，平素关节疼痛，呈游走性，值阴雨天为甚。近年来，周身关节疼痛、肿胀，尤以腕关节为剧，身重而活动欠利，指关节晨僵，面色少华，苔薄，舌质淡，稍胖，边尖齿印，脉濡。查体四肢关节均显不同程度肿胀，尤以双腕关节为显，局部皮温正常。查血沉：112mm/h，类风湿因子：阳性。

诊病：痹证（中医）。

辨证：风湿痰毒痹阻骨节，经脉不畅，气血亏虚。

注：本案中医病名诊断主要依据病机进行。

案十三　孔某，男，44岁，南京市机关干部，2003年12月7日初诊。

直肠癌术后2年，因术后放疗引发膀胱炎，时有尿急、尿频与尿血，苔薄、舌质淡，边尖齿印，脉细弱。手术时病理检查报告提示：局部淋巴结转移（2/8）。

诊病：癌病、血证（中医）。

辨证：癌毒留滞，热瘀壅结，耗伤气阴，膀胱气化不利。

注：本案中医病名诊断主要依据西医学诊查结果与临床症状、体征表现进行。

第四章

西医疾病诊断思维方法

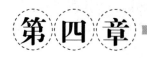 一、中医临床意义

1. 深化证的内涵认识 辨证论治是中医学认识与治疗疾病的特色之一，而异病同证是普遍存在的临床情景，这是中医学异病同治的认识基础。但同证而不同的疾病，其病情的轻重、病势的变化、病机的转归等都是有明显区别的。因此，同证是暂时的，不同疾病的病机变化，终因异病而导致异证。这就提醒中医临床医师们，为了深度把握证的内涵，了解其轻重与转归等，有必要认识导致"证"发生变化的疾病基础，特别是运用西医学诊查手段确诊的西医疾病，它较中医病名内涵更稳定、更客观、更准确。如中医辨证同属湿热痹证，症见下肢骨节红、肿、热、痛等，但西医学的风湿性关节炎、类风湿关节炎等两种疾病中均有其临床表现，而二者的疾病性质、病情变化与转归是不一样的。因此，如果能明确西医学诊断，对病机、证型、预后等的认识也就清晰了。如风湿性关节炎所致痹证，日久不愈，病邪由经络而累及脏腑，出现脏腑痹的证候，其中尤以心痹较为多见；而类风湿关节炎所致的痹证，因热痹日久不愈，气血运行不畅，瘀血痰浊阻痹经络，出现关节肿大畸形、屈伸不利等，日久可致残疾。又如急性肾损伤与慢性肾衰竭，中医临床常表现为关格证，症见小溲量少，甚或点滴全无，呕吐、眩晕等，系肾失气化，浊毒内蕴犯胃与蒙神所致。但若西医学诊断表明是由不同疾病所引起的，那么中医对"关格证"的内涵认识就将得到深化，对预后的分析判断也更为准确。如"关格证"是由于肾后性双侧尿路结石梗阻引起者，其中医辨证应为：沙石留结，阻碍下焦

气机，肾气化不利，浊毒内蕴，属急病，可治，预后尚佳；如"关格证"是由于慢性肾衰竭引起者，其中医辨证应为：肾体衰败，无以气化，浊毒内蕴，属危病，难治，预后较差。

2. 提示中医病机线索　如前所述，由于部分中医疾病与西医学疾病有较大的相关性，如恶性肿瘤与中医癌病、糖尿病与中医消渴、哮喘与中医哮证的关系等，故对中医病机的认识，若能基于西医学相关疾病的病理生理，或许对临床更有指导价值。

现仍以恶性肿瘤为例，谈谈中医病机认识。恶性肿瘤的发生是多因子、多步骤的漫长生物学过程。各种致病因素使基因表达失控，细胞形态和功能改变，逐步形成恶性细胞。对这样的一个过程，中医可视之为在外邪侵袭、饮食不节、情志失调、脏腑亏虚、高年体衰等多种相关因素的作用下，导致正气亏耗，酿生"癌毒"所致；恶变的细胞将遗传信息传给子代，进而形成瘤体。中医学可这样认为：癌毒一旦滋生，则阻碍经络气机运行，津液不能正常输布而留结为痰，血液不能正常运行而停留为瘀，癌毒与痰瘀搏结，形成肿块；由于癌肿所在病位不同，可累及器官的功能，导致相应器官的功能异常或衰竭。中医认为是因癌瘤阻滞气机，以致脏腑功能异常。如癌瘤蕴肺，则肺失宣肃，症见干咳、胸闷等，癌瘤滞胃，则胃失纳降，症见纳少、欲吐等，脑瘤阻滞窍机，则出现神志昏蒙、头痛抽掣等；侵袭与转移是恶性肿瘤的生物学特征之一，通常由局部浸润、种植转移、淋巴转移和血液循环播散而实现。中医学可将局部浸润称之为"侵袭"，将种植转移、淋巴转移和血液循环播散等称之为"走注"；后期因恶病质而导致生命终结。中医可认为：癌瘤一旦形成，则掠夺水谷精微等以自养，使机体因失养而虚弱，因虚弱而步入损途，终至衰竭死亡。综上，恶性肿瘤的基本病机应是：在多种相关因素作用下，导致正气亏耗，酿生"癌毒"。癌毒一旦滋生，则搏结痰瘀，形成肿块，阻滞气机，导致脏腑功能失调，进而耗伤气血津液，侵袭走注为患，终使机体步入损途。

这几乎能解释各种不同恶性肿瘤的具体病机。在疾病之初，不同癌肿均有癌毒滋生、搏结痰瘀，形成瘤体的过程；病至中期，因癌瘤所在脏腑病位不同而出现相应的功能失调，这对不同的癌肿而言，是有显著区别的；后期癌邪伤正，也是不同癌病所共有的，但不同癌病的侵袭与走注部位是有区别的。

3. 指导中医处方治疗　明确西医的疾病诊断，对中医处方治疗也有着一定的指导意义。随着对中药药理研究的深入，单味中药的现代药理机制被逐步阐明，中医临床可参考相关疾病的病理生理而加以选用，以加强治疗的针对性。如辨治中医的眩晕病，若西医学诊断属高血压者，那么，可在平肝潜阳息风的中药中，择用具有降血压功效的药物，如夏枯草、天麻、钩藤、白蒺藜、罗布麻叶等；又如中医辨治胸痹，对经西医学诊断为冠心病者，治疗处方中可选用炙水蛭、制丹参以改善心脏冠状动脉血液循环；对中医痢疾病的辨治，若西医学诊断为溃疡性结肠炎者，组方中可合入抗自身免疫损害的中药，如乌梅、炙僵蚕、苍耳草等；对消化道黏膜异常增生伴癌变倾向者，尚需抗癌解毒，处方中可加入白花蛇舌草、八月札、石打穿、莪术、山慈菇等抗组织增生药物。

4. 利于疗效评估　在西医学疾病的疗效评价中，常择用该病的诊断依据作为疗效评价指标，因为，这些指标的异常是该病的诊断标准，那么这些指标的复常，自然应是该病痊愈的标志。故常选择相关症状、体征及实验辅助影像学检查结果等，用以评估治疗后的病理改善与功能恢复状况，当这些诊断依据完全恢复正常时，疾病也就判定为临床痊愈了。由于中医证型中含有丰富的西医学疾病内容，一证多病更是临床普遍事实。因此，中医的所谓辨证论治，实际上是以证为治疗切入点而达到对疾病的治疗。从这个角度而言，西医学疾病的疗效指标也是辨证论治疗效的体现。在证本质普遍未被探明的今天，将证范围内的西医学疾病疗效指标作为证的疗效标准是合适可行的，也是被公认的。这在中医疗效类临床课题研究中，已是常规要求，因为这类指标客观而准确，避免了主观症状的随意性、不确定性与难以量化性。

现以血小板减少性紫癜与内分泌失调泌乳素增高的中医辨治各一例，来简要说明西医学疾病疗效标准在评价中医辨治疗效方面的价值。

案一　孔某，女，18岁，南京市某中学学生，2003年11月23日初诊。

长期患血小板减少症，拟诊为"特发性血小板减少性紫癜"，平素血小板约为：0.3万~1.5万/mm^3，皮下瘀斑密布，无明显齿衄与鼻衄现象，苔薄微黄，舌质稍红，边尖齿印，脉细小数。今查血小板计数：3.8万/mm^3，余无特殊。

诊病：血证（中医）；特发性血小板减少性紫癜（西医）。

辨证：先天不足，肾阴素亏，阴伤血热，血离经外溢。

治法：凉血止血，佐以养阴培肾。

处方：水牛角20g（先煎），生地10g，赤芍10g，丹皮10g，紫草12g，炙女贞10g，旱莲草12g，仙鹤草15g，白及10g，茜草根15g，侧柏炭10g，生槐花10g，炙僵蚕10g，炙龟板20g（先煎），雷公藤5g，生黄芪20g，制黄精

10g，鹿角霜 10g，7 剂，日 1 剂，水煎，分两次温服。

2003 年 11 月 30 日二诊：血小板升至：5 万/mm³，皮下未见明显出血，苔薄，舌质淡红，脉濡。

处方：原方，7 剂，日 1 剂，水煎，分两次温服。

2003 年 12 月 7 日三诊：今查血小板：9.2 万/mm³，皮下出血已止，未见新发，苔薄微黄，舌质淡红，脉濡。继续原方巩固治疗。

处方：原方，14 剂，日 1 剂，水煎，分两次温服。

按：本案辨治疗效判断的主要依据是治疗过程中血小板数量逐渐升高，三诊时血象检查表明血小板已升至 9.2 万/mm³，且皮下出血已止，未见新发瘀斑。

本案从血热立论，是因临床表现中虚象不显，且皮下瘀斑密布、苔薄黄、舌质稍红、脉数。患女值青春期，而病史已多年，可见从幼得病，故辨证中尚可考虑先天不足、肾阴素亏的病机因素，因肾阴亏而致火毒燔灼、迫血妄行，肾虚而难以生精化血（血小板减少）。在治疗上，运用大剂凉血解毒止血之品是组方主流，药如：水牛角、生地黄、赤芍、丹皮、紫草、炙女贞、旱莲草、仙鹤草、白及、茜草根、侧柏炭、生槐花等，尚可结合补气以摄血，药如：黄芪、制黄精等；而培肾益精可选用炙龟板、鹿角霜等，峻补阴阳，以化生精血。因本病的发生与自身免疫功能失调，血小板破坏过多有关，故结合现代药理，择用炙僵蚕、雷公藤等，调节免疫功能，减少对血小板的破坏。

案二 李某，女，33 岁，南京某公司职员，2007 年 9 月 4 日初诊。

羌起生产后，溢乳 7 年余，乳汁色白或无色。产前月事 2~3 月一行，产后正常，周期尚准，3~4 日即净，但经期乳房胀痛。近数月来痛经，经量较少，情绪欠稳，稍有偏执，面部痤疮，长期睡眠时间较少，每夜仅睡 5~6 小时，体力尚可，纳谷、二便均调。双乳小叶增生史，形体偏胖，畏寒怕冷，肌体欠温，苔薄，质淡红，脉细。2007 年 8 月 17 日查泌乳素：33.48μg/L（正常参考值为：3.5~24.2μg/L）。

诊病：溢乳、痛经、痤疮（中医）；泌乳素增高（西医）。

辨证：肝经郁热，肾阴不足。

治法：疏肝解郁，滋肾清热。

处方：夏枯草 10g，柴胡 5g，香附 10g，青皮 10g，丹皮 10g，炒当归 10g，广郁金 10g，左牡蛎（先煎）20g，生麦芽 20g，紫草 10g，紫地丁 15g，白芷 10g，生首乌 15g，炙女贞 10g，14 剂，日 1 剂，水煎，分两次温服。

2007年9月18日二诊：药后溢乳与畏寒怕冷现象缓解，情绪稍稳，面部痤疮未见新发，苔薄，质淡红，脉细。昨日查泌乳素：24.17μg/L。

处方：原方，14剂，日1剂，水煎，分两次温服。

2007年11月13日三诊：偶有溢乳现象，经间期少量出血，经前反应已不显，乳房肿块也消，苔薄，舌质淡红，脉细。11月7日查泌乳素为：23.45μg/L，已达正常范围。

处方：初诊方，加天花粉15g，炙僵蚕10g，14剂，日1剂，水煎，分两次温服。

按：本案辨治疗效判断的主要依据是：治疗过程中，血中泌乳素含量渐降，三诊时已降至正常范围，临床症状与体征也逐渐好转。

本案系肝经病变所致，因肝郁气滞，经脉不畅，故见痛经、经量偏少、情绪欠稳、双乳小叶增生；气郁化火，上熏于面，故见面部痤疮，上蒸于乳而逼乳汁外溢，故见溢乳；气机内郁而阳气不能外达温煦，故见畏寒怕冷、肌体欠温；本病日久，肾亏而致肝旺，而肝旺每又劫烁肾精。因此，肾阴亏虚的病机因素不能忽视。在治疗上以疏肝、清肝，结合滋肾养阴，并兼以软坚消结（乳腺小叶增生）、解毒消疮（面部痤疮）等。方用夏枯草、柴胡、香附、青皮、丹皮、郁金、生麦芽等清肝热、疏肝气；其中青皮与牡蛎相伍，能软坚消结，以治乳癖；生麦芽尚能回乳，以疗溢乳；当归、生首乌、炙女贞滋补肾阴，其中当归尚能养血活血调经；紫草、紫地丁、白芷等清热解毒消疮，以治颜面痤疮，且白芷可作面疾引经之用。由于方药对症，药后诸症缓解，故效不更方，守方缓图。三诊查泌乳素已降至正常范围，故方中再入天花粉、炙僵蚕，以加强清热散结，巩固疗效。

5. **满足医疗法规的要求** 中医移植并应用西医学的疾病诊断技术，对隐藏在证背后的西医学疾病的认识也随之深刻了，对生命健康的损害程度与预后转归等的认识也变得明晰，这就为诊治的正确性提供了依据，为治疗的可靠性提供了保障，一切诊疗活动因此而从容、稳妥。如前所述，一个证候可见于多种疾病，如阴虚肺燥之干咳，可见于支气管炎症、变异性咳嗽、支气管肺癌、肺结核等，结局显然是不同的。因此，若不诊断清楚，很可能延误病情，或可能酿成医疗事故，引起不必要的法律纠纷。含西医诊断内容的病历作为法律依据文书，可有效克服中医传统病历资料在这方面的不足。

6. **促进中医临床学术发展** 理论始于认识，而认识始于观察。既然中医临床医师们自觉运用西医学实验检测设备进行临床观察、资料的搜集与疾病的诊断，那么，就一定有新的认识产生，这些新的认识不断积累、提炼与修正，就会上升为新的理论，这些新的理论被逐步公认并充实到临床辨治理论体系中，促使中医临床学术的不断发展。如免疫胶原性疾病中的瘀热学说、恶性肿瘤中的癌毒学说、慢性肝肾功能不全病态下的浊毒学说、心脑血管疾病中的瘀血学说等，这些学说的临床应用，使中医临床疗效有了极大的提高。现代人体检测设备的观测结果正成为中医辨证论治的一部分，既是辨证依据，更是疗效准绳。

7. 引发中医临床思维方式变化　观察手段与方法的变化，不仅使中医临床对疾病认识范围、深度与精度的加强，且中医临床的诊查思维、辨证思维、治疗思维等也在相应变化着。这种变化虽然缓慢，但终究是在传承的基础上逐渐演变的。中医传统思维中的整体思维、辨证思维等有着不可替代的优势，仍是中医临床思维的基石。基于该基石之上的进步，便是演变与进化，是新的适应。西医学对传统中医的冲击是前所未有的，若不在思维方式上做出变化，则难以适应现代医疗环境与形势的要求，就极可能被边缘化。

中医同仁们抱着谦逊、兼容、进取的事业态度，在进行着积极的探索，引入西医学诊查手段进行疾病的诊断，仅是摸索与探讨中的一部分。汲取西医学客观、具体、准确、实验、分析、还原、微观、形态等的思维理念与方法，已成为业内同仁们的自觉行为，中医的临床思维方式已在悄然变化着。这种可喜的变化从数十年来中医临床专业杂志报道的论文内容中已不难发觉，因为它是一种基于自我优良品质之上的进化。

二、疾病诊断内容

完整而准确的诊断应能反映患者所患疾病的全部状况，西医疾病诊断内容包括病因诊断、病理解剖诊断和病理生理诊断等。

1. 病因诊断　是指致病原因及疾病本质的认识。病因诊断对疾病的发展、转归、防治有着重要的指导意义，是最重要的、也是最理想的临床诊断内容。如病毒性心肌炎、风湿性关节炎、先天性心脏病等，其中病毒性、风湿性、先天性均是病因诊断。如目前病因还不十分明确的疾病，在临床诊断时可用其他方式表示，如糖尿病、高血压、原发性血小板减少性紫癜等。

此外，相当一部分疾病有不同的临床分型与病期，如糖尿病有 1 型与 2 型之分，冠心病有心绞痛、心肌梗死、猝死等 5 种不同的类别，慢性肾炎有氮质血症期和尿毒症期之异，传染性肝炎有甲、乙、丙型等不同的临床类型等。因此，在病因诊断中，尚需包括疾病的分型和分期。疾病进行分型和分期的细化诊断，对治疗方法的选择有较大的指导作用。

2. 病理解剖诊断　是指对病变部位、范围、性质以及组织结构改变的认识，诊断排序列为第二位。在对病理解剖进行诊断时，病变部位描述为先，其次是范围、性质及组织结构改变等，如三尖瓣狭窄、肺纤维化、胸膜钙化、脾肿大、双肾萎缩等。

3. 病理生理诊断　是指对疾病引起机体功能改变的认识，诊断排序列为第三位。在人体内在脏器系统中，循环系统疾病的病理生理诊断最为复杂，其内容包括心力衰竭及心功能分级、心脏神经症、心律失常、休克、血液循环障碍等。病理生理的变化不仅能反映病变脏器的功能，且可据此做出预后判断等。

4. 并发症的诊断　是指由于原发疾病的因素，导致机体、脏器进一步的病理损害，这种继发性的损害，即为并发症。并发症的病理，虽然与主要疾病性质不同，但发病机制上密切相关，发病时间上前后关联。如高血压并发左心功能不全、十二指肠溃疡并发上消化道出血、急性心肌梗死并发二尖瓣关闭不全等。

5. 伴发疾病诊断　是指在病理方面与主要疾病不相关的、但又同时存在的疾病诊断。伴发病对机体和主要疾病有可能会发生影响。如风湿性关节炎伴发慢性胆囊炎、高血压伴发慢性胃炎等。

 三、依据组合与满足度

1. 诊断依据要件组合　从搜集的临床资料中，找出与疾病诊断相符的依据信息，其信息范围涉及病史、症状、体征、实验室检查与辅助检查等，然后在系统综合思维引导下加以归纳综合。只有经过诊断依据要件的组合，方可与相关疾病的诊断标准进行系统全面的对照比较，从而评估假设诊断的满足度。医者根据满足度的状况，或完成初步诊断，或调整诊查思路，进一步搜寻其他临床信息，围绕新的假设诊断疾病标准进行新的要件组合，以便再次检查满足度。如慢性肺源性心脏病，是由肺组织、肺血管或胸廓的慢性病变引起肺组织结构和（或）功能异常，产生肺血管阻力增加，肺动脉压力增高，使右心室扩张或（和）肥厚，伴或不伴右心功能衰竭的心脏病，并排除先天性心脏病和左心病变引起者。其诊断依据要件组合，根据患者有慢性支气管炎、肺气肿、其他胸肺疾病或肺血管病变的病史，症状有咳嗽、咳痰、气促、活动后心悸、呼吸困难、乏力和劳动耐力下降，体征有引起肺动脉高压、右心室增大或右心功能不全的表现，如颈静脉怒张、肝大压痛、肝颈静脉反流征阳性、下肢水肿及体静脉压升高等表现，辅助器械检查如心电图、X线胸片、超声心动图有右心增大肥厚征象等。

以上均是慢性肺源性心脏病的诊断依据要件。

2. 诊断依据满足度 诊断依据的满足度，是指所搜集的临床资料与相关疾病诊断依据的符合程度。在临床资料的搜集过程中，它总是不断对照知识积累中的已知疾病诊断依据概念，再察看已搜集资料与相关疾病诊断依据的符合程度，思绪往返其间，根据不同的符合程度与现有临床资料状况，调整相应的思维角度，引导下一步的诊查工作。若现有临床资料与某些病的诊断依据的一定的相似性，那么便可进行某病诊断的假设，然后再搜集这一假设病种的其他诊断依据信息，并不断将搜集来的临床资料与假设疾病诊断依据相比较，若符合度不断增加，甚至完全满足，则可以认为疾病诊断的假设成立，即可确诊。若符合度并未得到增加，搜集的临床资料反而渐渐偏离假设疾病的诊断依据范围，则可对原假设病种的诊断予以否定，从而再次思索记忆积累中其他疾病诊断依据的概念，根据与现有临床资料的相似度，进行新的疾病诊断假设，再进一步搜集相关诊断依据资料，检查相关疾病诊断指标的满足度，如此反复，直至诊断依据资料的齐全与完善，以完全满足诊断依据条件。

四、修正、确诊与排序

1. 诊断的修正与确诊 初步诊断并非最终诊断，是否正确，还需在以后的临床实践中反复验证，即经过"临床实践—验证诊断—再临床实践—修正诊断—再多次实践验证与修正—确定诊断"的过程，这就是验证与修正诊断的过程，直至确诊。初步诊断往往是不完善的，甚至是错误的。这是因为搜集的临床资料或有遗漏，或不完整，或初诊时疾病信息的特点还没有充分表达等。由于疾病处于不断变化过程之中，即便再有经验的大夫也常感束手无策，如一些比较特异的疾病，重要信息在就诊时可能尚未出现或已经消失；或者疾病本身的主要表现与次要表现已发生转化；也可能原来的疾病痊愈了，而另一种新的疾病却发生了。如诊断麻疹的特异性体征"麻疹黏膜斑"，在麻疹发病后的第2~3日出现，再经过2~3日，斑点溃烂融合而不明显，继之便消失了。

因此，临床大夫有必要尽可能全面了解与搜集就诊前的资料，同时还要详细观察初诊后的病情变化，对新的症状与体征、新的检查结果，需要不断分析与思考，并力求得到合理的解释，以免遗漏具有重要诊断价值的资料。对于一小部分经过询问病史、体格检查和必要的辅助检查后，仍无法明确诊断的疾病，可在假设诊断范围内进行诊断性治疗，这已是一项公认而可行的准则，但所使用的疗法必须针对性强、疗效可靠、观察评价指标明确。

2. **诊断的排序** 诊断完成后，如患者同时患有多种疾病，应分清主次与顺序排列。诊断的排序应注意以下方面：①本科疾病在前，他科疾病在后。②主要疾病排前，次要疾病则根据其重要性而依序后排。本次就诊的疾病中，对患者健康影响最大或威胁患者生命的疾病是主要疾病，应排在最前；在发病机制上与主要疾病有密切关系的并发疾病排列于主要疾病之后；与主要疾病无关而同时存在的伴发病，再依序后排。③若是有直接因果关系的系列疾病，则应按其病理发展顺序来写。如由原发性高血压发展为心脏病心肌梗死，再导致心力衰竭，诊断时应先写原发性高血压，再写左心室前壁心肌梗死，最后写急性左心室心力衰竭。

五、诊断思维要点

1. **单一病理学原则** 是指在分析临床资料时，最好能用一个主要疾病来归纳解释患者的多种临床现象。但若遇到不能解释的现象，则应重新全面进行考虑，不必勉强用一个疾病来加以解释。在证实有两种以上疾病同时存在时，则不受此原则的限制。

2. **关键依据引导原则** 医者在了解疾病表现的各种信息时，即应随时、逐一对照疾病诊断依据，对相符者，应视为关键与特征，这样可将原先的多种诊断假设与倾向归纳到一个较小的范围中去，优先选择与考虑最大可能的诊断，这对缩短诊断时间无疑是有益的，尤其是遇急诊重症病例，按此原则有利于迅速建立有效的诊断假设，以利于及时决定下一步诊疗方向。

3. **常见病、多发病优先原则** 疾病受多种因素影响而发病，疾病谱往往随不同年代、不同地区而不断变化。当临床遇到几种疾病都有可能被诊断的情况时，应首先考虑常见与多发病，其次考虑少见病，再次考虑罕见疾病的诊断。这种选择原则的机制是基于概率分布的基本原理，这样的临床操作可以减少误诊的机会。

4. **器质性疾病优先原则** 临床检体与实验辅助检查资料不充分，在鉴别器质性疾病与神经症时往往就有困难，此时应多考虑器质性疾病。在没有充分依据可以排除器质性疾病以前，不能轻易下神经症的诊断。因为过早而不当地诊断为神经症，有可能导致延诊、漏诊或误诊，以致失去及时治疗器质性疾病的机会，给患者带来痛苦与难以弥补的损失。此外，当器质性疾病和功能性疾病的诊断假设并存时，也应优先考虑器质性疾病的诊断。

5. **可治性疾病优先原则** 当患者病情的临床表现不典型，不可治愈性疾病和可治愈性疾病的诊断假设并存时，在不忽略不可治愈或预后不良疾病的诊治前提下，应首先考虑可治性疾病的诊断，这样便于早期、及时地给予治疗处理，较大限度地减少诊断过程中的周折，减轻患者的精神压力与经济负担。

 ## 六、错误来源分析

临床上，误诊、漏诊、缓诊等，均是常出现的错误。导致这些情况发生的原因很多，有临床资料搜集方面的、有要件组合的、有诊断思路的，但以临床资料搜集方面的错误多见，主要表现在资料的准确性与重要资料信息的遗漏上。资料搜集与诊断错误的原因，或源于临床医师，或因为患者、或是疾病的表现不够典型、或是检测设备方面的差错等，但是，源于医师方面的原因较为多见。

1. **主诊医师方面** 错误诊断在医务人员的临床工作中是比较多见的。国内的一项权威研究曾表明，疾病的误诊率高达27.8%，但事实上许多误诊是可以避免的。进一步研究表明，在常见误诊原因中，来自主诊医师方面的因素涉及以下四个方面：①医学经验不足（25%）；②医师问诊及体格检查不细致（17.3%）；③未选择特异性检查（17%）；④医师过分依赖或迷信辅助检查结果（14.7%）。此外，先入为主，主观臆断，妨碍了客观、全面地搜集与分析资料，致使判断偏差，远离疾病本质。以上情况的发生，与医者的业务素质、思维能力（逻辑分析、归纳、演绎、推理、概念、判断、悟性、灵感等）、从业年限与经验积累等有关。其中，知识层面的因素也很重要，包括知识掌握的全面性、专业性与运用的灵活性、准确性。

2. **患者方面** 由于不同患者的病变状态、心理因素、文化程度、生活环境、个人素质、职业岗位、经济状态等不同，均可不同程度地反映在病情表述的准确度上，且表述的全面性也有较大的差异，甚至有少数患者故意隐瞒病情等，这无疑给临床资料的客观真实性与系统全面性造成较大的影响，也可能误导诊断思路，从而建立错误的诊断假设。

3. **疾病与诊查设备** 在疾病临床表现方面，如临床表现很不典型、主要信息表现缺失与滞后等，也是诊断出现差错的重要原因之一，遇到如此临床情景，在业内有时是可以理解与被原谅的。误诊有时也有检测设备方面的因素，如仪器设备的质量稳定性较差，操作与使用不当，调校的精准度不够等。

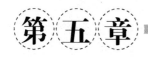

第五章

辨证思维方法

一、相关概念

中华中医药学会中医诊断学分会于 2007 年 8 月审定了"中医证有关名词概念"（中华中医药学会中医诊断学分会审定·中医证有关名词概念的约定 [N]. 中国中医药报，2007-09-03（5）），现将约定摘录如下：

病：与健康相对应的概念。是对疾病全过程的特点与规律所做的病理概括。

证：中医诊断的一个特有概念。是对疾病某阶段机体整体反应状态所做的病理概括。

证候：证的外候。指特定证所表现的、具有内在联系的症状、体征等全部证据，是辨证的依据。

证素：证的要素。指辨证所要辨别的脾、肾、肝、胃等病位和气虚、血瘀、痰、寒等病性。证素是通过对证候的辨识而确定的病理本质，是构成证名的基本要素。

证名：证的名称。由病位、病性等证素所构成的诊断名称。如风寒束表证、肝胆湿热证、脾肾阳虚证等。

证型：证的类型。临床常用而规范的标准证名。如肝胆湿热型、心血虚型。

症：症状和体征的统称。狭义的症即"症状"，指患者主观感觉到的痛苦或不适，如疼痛、耳鸣、恶心、胸闷、烦躁等。

征：即"体征"。指通过客观检查发现的身体异常改变，如面色苍白、舌苔黄、脉浮紧等。

证的诊断标准：某证名（型）或证素的诊断标准。不能称证候诊断标准。

证候规范：对症状、体征等的名称、概念、具体表现及其程度等所做的规范、约定。不包括对证名、证素的规范。

辨证：根据中医学理论，对证候（症状、体征）及相关资料进行分析，辨别病位、病性等证素，并做出证名诊断的思维认识过程。

以上是"中医证有关名词概念"约定的主要内容，其中未涉及病机的概念，从学术角度而言，证、辨证与病机的关系是最为密切的。

病机，关于其中"机"的含义，查阅《说文解字》《辞源》，大意可归纳如下五个方面：①事物的枢纽，如：生机、契机；②对事情成败有重要关系的中心环节，如机密；③灵活与变化的意思，如机巧、机变；④合适的时候，如时机、机遇、机会；⑤有生命的生物体器官的作用，如功能等。那么，该如何理解病机的含义呢？归纳而言，相应至少有这些含义：①疾病发生、发展、变化的关键因素（如邪正相争等）；②疾病病程中不同时机的机体变化状况（如脏腑功能失调、病势转归等）。因此，病机的概念应是：疾病发生、发展、变化与转归的内在机制与过程中的病态体现。

病机，如此灵动，医师能准确把握吗？医师们根据搜集的临床资料，进行分析、归纳，得出了目前的疾病机制与机体的病态状况，这种把握是即时的、当下的，是医者接触患者时的病情判断。然而，病机的变化是永恒的，在不久的将来，疾病就可能产生新的变化，这在急性外感热病中，变化更为迅速。因此，所谓辨证，即根据中医学理论，对证候（症状、体征）及相关资料进行分析，辨别病位、病性等证素，做出的证名诊断，也只是对疾病某阶段的病理概括。如果把疾病的病机当做一个不断变化的病理过程，那么"证"便是医者在临诊这一时间点上对疾病的认识，就像动态摄制滚动图像中的一张定格图片，这张定格的图片便是医者辨证的杰作。因此，辨证的过程，就是主体对客体的认识过程，是病情状态在医者脑海里的再现反映，这种反映的影像与客体一定是存在差距的，这是认识规律的体现，可以无限接近事实，但却永远不能做到无差别地等同事实。只是对于年资较高、经验丰富、知识面较宽的中医大夫而言，对证的认识程度可能更接近病情本质罢了。

综上，可以这样认为：证是病机某阶段的、主体对客观的反映，辨证就是医者对瞬时病机的捕捉活动，并将这一诊时写照暂时定格，变成证名，以指导后续的治疗活动。

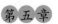

二、证的构成分析

中医药学名词审定委员会对证的概念认识是这样论述的："证：对疾病过程中一定阶段的病位、病因、病性、病势及机体抗病能力的强弱等本质的概括。"（中医药学名词审定委员会·中医药学名词·科技术语研究，2006，8（2）：8）。朱文峰教授在他的论著《证素辨证学》（北京：人民卫生出版社，2008：36-42）中，将病位、病因与病性，统称为"证素"，即"辨证要素"，"证素"是通过对证候的辨识而确定的病理本质，是构成证名的基本要素。"证素"，主要分为病位证素与病性证素，病位主要有心、肝、脾、肺、肾等，病性主要有气血阴阳之虚、痰饮水湿、气滞血瘀等，病性证素中包含了病因，也包含了病理因素与正气的亏虚不足等，包含了正邪相争的致病本质。临床上常见而规范的证名，都是由病位证素与病性证素相互组合而构成的。如痰热蕴肺证，病位证素是肺，病性证素是痰热；寒湿困脾证，病位证素是脾，病性证素是寒湿。但中医临床对证的诊断，有时仅凭病性证素与病位证素两者相合是不够的，如上述之痰热蕴肺，必然导致肺失清肃，也可能因痰热闭肺，正气不支而内陷，蒙闭心包等，因此，对病情复杂或危重疾患的证名诊断，尚应包括病态与病势等。如：肺失清肃是对病态的诊断；痰热闭肺，正气不支而内陷，蒙闭心包，便是对病势的诊断。

综上，证名诊断的构成内容，应包括以下方面：

（1）病性：病性证素，通常指疾病过程中涉及的相关病理因素，有虚实两个方面，实是指病因与病理产物等，如风、寒、癌毒、痰瘀、气滞、湿困等；虚是指气血阴阳津液等的亏虚。

（2）病位：主要是指疾病发生与涉及的病变部位，包括脏腑经络、筋骨皮肉等。

（3）病态：是指疾病时的机体状态，主要表现为脏腑功能受损的状况，如（肝）失疏泄、（脾）不能统摄、（肾）不纳气等。

（4）病势：是指疾病发展变化的趋势与转归等，如瘀热蒙神，耗伤气阴，阴伤及阳，有内闭外脱之势；肾失气化，难以泄浊，久蕴成毒，有犯胃、蒙蔽清阳之势。

三、辨证思维原理

辨证过程，应始于对临床资料的分析，得出病位证素与病性证素，并分析病理情况下脏腑功能及正邪相争的状况、趋势、转归等，然后归纳综合而成证名。因此，关于辨证的基本过程，可以概括为：分析证候，辨明证素，推测态势，合成证名。

在辨证全程中，始终离不开临床思维的引导。从思维形式而言，主要是象思维，因为中医辨证诊断得出的"证"，即是某种整体的、综合的、变化的病态象；从方法学角度而言，用的是中医认识生命现象的拿手绝活——司外揣内的临床观察分析方法，即通过观察疾病表现于外的症状与体征等病变现象，进而推测内在的病理变化，认识脏腑经络气血的病理本质。

1. **分析证候** 主要将临床资料进行分析，需用分析、比较、概念、判断等最基本的逻辑思维方法，如哪些资料是反映证素的，哪些是反映机体状态失调与虚损的，哪些是反映疾病趋势与转归的等，在思维方式上，临床资料的初步归类，还涉及综合与归纳等。

2. **辨明证素** 对病位证素与病性证素的诊断，主要是对临床资料进行深度的分析，然后进行判断；在比较特殊的临床病例中，由于临床资料的来源不同，对证素的诊断尚需借助推理、演绎的思维方式，如基于现代细胞病理形态学检查的癌毒病性证素诊断等。此外，在中医对部分疑难杂病的辨证过程中，还时常用到一些非逻辑的思维方法，如直觉、灵感、顿悟等。

3. **推测态势** 根据病位资料与病性资料，结合反映机体失调与虚损的临床资料分析结果，便能归纳、判断出当前脏腑功能的病理状态；在此基础上，若结合医者的经验、知识等，再选择性地运用推理、联想、判断，甚或直觉的方法，便能大致推断出疾病的转归与预后了。

4. **合成证名** 将对疾病证素与态势的认识综合归纳，进行有机合成，那么，证名诊断也就产生了。

现举临床案例两则，以示证名的诊断。

案一 王某，男，40岁，江苏省盐城市射阳县某公司职员，2012年8月16日初诊。

近日查 CT 示：左肺上叶尖区段肿块，两肺散在多发结节灶，纵隔及腋窝多发小淋巴结。CEA：8.51μg/ml。咳嗽痰黄，量中等，左侧胸痛牵及后背，无咯血，左下肢酸痛，体力稍差，消瘦不显，平素怕冷，劳累后诸症加重。咽中痰滞，口腔溃疡时作，痔疮出血。苔薄黄，舌质红，脉弦滑。

诊病：癌病（中医）。

辨证：癌毒蕴肺，侵袭走注，伤及气阴，肺失清肃。

按：本案癌毒搏结痰瘀，蕴结于肺，且已走注侵袭，故见左肺上叶肿块、两肺散在多发结节灶、纵隔及腋窝多发小淋巴结、胸痛牵及后背等；邪蕴化热，故见口腔溃疡、痰黄、舌质红、苔薄黄；伤及气阴，故有体力稍差，平素怕冷，劳累后诸症加重；邪热蕴肺，肺失清肃，故见咳嗽痰黄、咽中痰滞。综合病情，病位证素是肺及胸背；病性证素系癌毒、痰瘀、热、气阴虚；病态为邪热蕴肺、肺失清肃；病势为正气耗伤，机体将步入损途。

案二 黄某，男，51 岁，高淳县古柏镇农民，2005 年 1 月 9 日初诊。

患者因"腹胀，反复双下肢浮肿 5 月"，于 2004 年 10 月 20 日在江苏省人民医院住院治疗，当时诊断为"肾病综合征"。服用强的松 60mg/日（口服）2 月余后，改为强的松 50mg/日（口服）、一平苏 1 片/日（口服）、立加利仙 1 片/日（口服）。当时查尿常规：蛋白：+++，隐血：+++。10 月 26 日肾活检示膜增生性肾小球肾炎（I型），2005 年 1 月 3 日复查尿常规：蛋白：++，隐血：++。目前作血液透析 1 次/日。刻感：头昏，体乏无力，脘腹胀满，咽中不适，指末挛急，活动不利，面红，四肢浮肿不显，苔薄，舌质稍红，偏干，脉细弦。测血压：140/100mmHg。2004 年 8 月 30 日血生化示：谷草转氨酶 50.5U/L，r-谷氨酰转肽酶 50.9U/L，尿素氮 7.99mmol/L，肌酐：328.2μmol/L，尿酸 573μmol/L。

诊病： 水肿，关格，尿血（中医）。

辨证： 肾病日久，肾元亏虚，浊毒留结，肝风欲动。

按： 本案"肾病综合征"，已至肾功能不全阶段，中医辨证仍属肾精亏虚、浊毒潴留。然本案浊毒上犯，已引动肝风，故见肝风欲内动之症，如头昏、指末挛急、活动不利、面赤脉细弦、血压偏高等。故病位证素为肾、肝、脑；病性证素为精元亏虚、浊毒、内风；病态为肾元亏虚，难以气化，浊毒留结；病势为肝风欲动，且有蒙神之虑。

四、证的两重性

1. 客观性 证，是医者对病机某一阶段的认识，病机是客观的，它是疾病内在发生、发展、变化与转归的机制所决定的，是不受人的意志为转移的，那么，作为病机某一阶段反映的证，也应是客观的。虽然，病机是灵动的，其变化是永恒的，但任何一种变化都是在一定客观条件下、并受作用的客观规律所支配的，它的永恒变化性并不能否定它的客观真实性。如外感风寒所致咳嗽的病机变化，初起风寒之邪客于肺卫，肺失宣发，继之难以布津，津凝成痰，蕴阻于肺。此刻，若遇阳热体质者，则邪易热化，表现为发热、咽痛、咳嗽、咯痰色黄，舌质偏红，苔黄，脉数等；若遇阴寒阳虚体质，则邪易寒化，表现为恶寒怕冷，咳嗽，咯痰色白，或清稀量多，舌质淡红，苔薄，脉沉或紧等。临床上，上述之咳嗽，无论病机处于哪一阶段，都是实在的、客观的，作为不同阶段的证，可能有"风寒外束，肺卫失宣"，或"痰热蕴肺，肺失清肃"，或"风寒外客，痰饮伏肺，肺失宣降"等，都是该患者病程中的、与病机紧密相伴的证，是真实的、客观的，这就是从这个意义上而言的证之客观性。

2. **主观性**　证，毕竟是医者根据临床资料进行分析判断而得出的对病机某一阶段的认识，从这个角度而言，有其主观性。对证认识的准确度如何？为何不同医师对同一患者证的认识有所差别？在多证同病时，为何不同医师对证的缓急、证的取舍等认识各有不同？等等。证的主观性，主要还是表现在对证认识的准确度上，这与医师的年资、业务素质、知识与经验积累等有着明显的相关性。

讨论证的主观性与客观性，其目的是希望中医临床医师们能够清楚地意识到辨证过程中的这些问题，努力提高自己的业务水平与思维素质，重视平素经验与知识的积累，不断提高辨证的准确度，使之尽量接近客观实在，为正确治疗打下坚实的基础。

五、证与病的思维

1. **疾病的证表现是有一定规律的**　中医辨证诊断，客观上要求辨证与辨病相结合，这是整体观念的体现，也是进一步制订治疗方案的需要。病名是对疾病全过程特点和基本变化规律的概括，包括特定的病因病机、发展过程、传变趋势及预后转归等，它能够反映疾病的本质。通过辨病，可以大致掌握该病的病机演变及发展规律，从而抓住疾病的基本矛盾。因此，辨病对于临床诊断至关重要。不同疾病的病情轻重、病势变化、病机转归等，都是有明显区别的，作为反映病机阶段的证，也必然是因病而异，各有不同的。虽然，不同疾病可以表现为相同证型，但这是暂时的，不同疾病特有的病机变化，则很快导致证型的差异。因此，为了深度把握证的内涵，了解其轻重与转归等，也有必要了解导致证发生的疾病。

证是对疾病当前阶段病因、病位、病性、病势等的概括，它反映的是疾病现阶段的本质与主要矛盾。中医诊断中，辨证与辨病有机结合，既能整体把握疾病的一般规律，掌握疾病的病机变化，又能深化对证的内涵认识，从疾病当前表现中判断病变的证型，从而为确立治疗方案提供依据。

2. **西医学疾病与证的相关性**　中医现行临床，特别是对住院患者的疾病诊断，要求是双套的，即中医病名诊断与西医病名诊断，但真正与中医病机相关、并决定中医病机变化的，是西医学疾病，是疾病的病理变化决定了中医病机的走向、趋势与转归等。如中医对消渴病的病机认识，认为该病的发生，是以阴虚为本，燥热为标，病久可入络，导致血脉瘀滞，且消渴病多种并发症的发生也与血瘀密切相关。消渴病常病及多个脏腑，病变影响广泛，常并发多种病证。如肺失滋养，日久可并发肺痨；肾阴亏损，肝失濡养，不能荣目，可并发雀目、耳聋；燥热内结，营阴被灼，脉络瘀阻，腐败成脓，则发为疮疖痈疽；阴虚燥热，炼液成痰，灼血为瘀，痰瘀闭阻或血溢脉外，发为中风偏瘫；阴损及阳，脾肾衰败，水湿潴留，则发为水肿等，不均是糖尿病的各种并发症吗？只不过将糖尿病的合并症病理变化，用中医病机述语加以表达罢了。因此，所谓病证相关性，主要还是体现在西医学病种与中医证型表现的相关性上，而中医病名与证型的相关性并非是主要的，因中医某一疾病涵盖的西医学病种较多，缺乏特异性。如上述中医消渴一病，既包括西医学的糖尿病，又包括尿崩症等，但尿崩症是不可能有上述中医病机变化的，而有上述中医病机变化与转归的，只能是糖尿病。换而言之，当消渴病的实质内涵疾病是尿崩症时，是不可能有上述病机转归的，是不可能出现肺痨、雀目、耳聋、疮疖痈疽、中风偏瘫等并发疾病的，相应的证型也不会在临床上表现，从这一意义而言，也就谈不上病证相关。

3. 病证结合诊断的临床意义 无论中医辨病还是西医诊断疾病，对辨证与全面了解、掌握病情的变化都是有益的，具体体现在以下方面。

（1）对疾病认识纲领性作用：任何一种疾病都有符合其特点和规律的病因病理、发展过程、转归预后及针对性的治法方药，基于辨病掌握疾病的发病机制、证候特征、病机演变，也就掌握了疾病的规律，对于进一步临床诊疗无疑有着把握全局和整体的意义。例如，在治疗百日咳时，如果不先辨病，对百日咳疾病的整个发病过程就不会引起注意，对于百日咳初起的证候，就容易误诊为其他外感咳嗽疾病，就不能根据百日咳的治疗原则去治疗，因而，不仅疗效较差，且容易引起其他并发症。如果通过分析临床资料而诊病，掌握百日咳疾病的证候特征，熟悉百日咳发病各个阶段的证候、病机演变规律、预后情况，在此基础上再指导治疗，就会使治疗更具有针对性，减少盲目性。辨病为辨证确定了范围，揭示了病机路线，在诊治疾病过程中具有统领作用，是辨证论治的重要基础。

（2）提高辨证准确性：由于不同疾病有着不同于其他疾病的病机规律，而证则是疾病某一阶段的病机概括与反映，因此，证便自然成了疾病在某个阶段的特殊性质和主要矛盾的体现，证应是与疾病这一阶段的表现相符的。若是不符的话，辨证的准确性与应用价值便可能受到质疑，就必须加以修正。如某"系统型红斑狼疮肾损害"的患者，血液生化检查显示尿素氮与肌酐异常升高，临床表现为纳谷量少、泛恶欲吐等，若忽视疾病诊断而辨证，可得出"脾运不健，胃失和降"的证型诊断，但若结合西医病名诊断来进行中医辨证诊断的话，那区别就大了，可辨为："肾亏血热，浊毒留结，上犯脾胃"。

（3）便于全面掌握疾病发展规律：由于异病同证是普遍存在的临床情景，同证而不同的疾病，其病情的轻重、病势的变化、病机的转归等都是有明显区别的。因此，为了深度把握证的内涵，了解其轻重与转归等，有必要了解导致"证"发生变化的疾病状况，特别是西医疾病。如便血的中医辨证，由消化道肿瘤引起者，则病情较重，预后往往也差；由急性肠炎、痔疮引起的便血，则预后较好。又如咳嗽，肺癌引起者，则预后较差；结核病引起者，则病程较长，治疗较难；支气管急性炎症引起者，则容易治疗，且预后亦佳。因此，通过辨病可以从疾病的整体出发，掌握疾病的发生发展规律及邪正消长情况，以判断预后顺逆。同时，通过辨病还可帮助医生分析判断疾病的标本缓急，从而做出符合疾病发展规律的、针对疾病标本缓急的治疗方案。

（4）可突破无证可治局限：由于疾病的诊断明晰，即便患者临床表现无任何不适，也不会使中医临床大夫们陷入无证可辨的窘困状态。依然可根据该疾病的中医病机规律与常见证型而辨证诊断。如当糖尿病患者并无明显临床证候表现时，可以根据其阴虚燥热的基本病机，用清热润燥、养阴生津的方法治疗；当慢性肝炎患者临床症状不明显时，可以根据正气亏虚、湿热邪毒留恋，肝胆失疏，脾胃纳运失健的基本病机与证型表现特点，给予清热利湿解毒、疏肝运脾、扶正和胃等方法治疗；再如肿瘤患者术后，可暂觉无任何不适，中医辨证可为正气不足，癌毒滞留，治疗可从扶正抗癌入手组方。

4. **辨证与诊病次序**　诊病，有中西医之分。中医诊病，由于诊断依据的不同，诊病可先行，也可后续。如症状、体征、病位类的中医病名，在了解相关临床表现后，即可进行病名诊断，然后再进行辨证；若为病因、病理产物与病机类的病名诊断，因涉及病性证素等的诊断，故病名诊断常与证型诊断一并进行，一般而言，病因、病理产物类病名诊断或可略早，病机类病名诊断与证型诊断基本同时完成。若是西医诊病，情况则与中医病有异。有时是先诊病后辨证，有时先辨证后诊病。明确了疾病，便可根据该病的一般演变规律而推断当前所属的证，这是诊病基础上进行的辨证。如果疾病尚未确诊，先辨证或许有利于当前的治疗，并通过对证治的变化观察，继续搜集诊断依据，从而确诊病名。因此，无论中医辨病，还是西医诊病，均与辨证相互补充。

5. 证、病兼存形式 病与证兼存，在临床的表现形式是多样的。有一病一证、一病多证、多病一证、多病多证等。临床辨清病证兼存情况，对全面了解病情、分析病态、推测病势、预期转归等均有着重要的临床价值。此外，对治疗方法的设计、病证的兼顾、主要环节的针对性治疗等也有着相当的指导价值。证、病兼存，其形式大致有以下几种：

（1）一病一证：这是比较简单的一种。如以下两例：

案一 李某，男，23岁，南京市某厂工人，2003年10月12日初诊。

曾有"慢性支气管炎"病史，咳嗽三四年，每值夏季而作，至11月入冬后方能缓解。刻下咳嗽，咳甚则气急，胸闷，咯痰不多，咯吐不畅，咽中痰滞，苔薄，舌淡红，脉小弦。体查双肺呼吸音粗，散在干性啰音。

诊病：1. 咳嗽（中医）；2. 慢性支气管炎（西医）。

辨证：燥邪干肺，肺失宣降。

注：本案中医病名诊断为咳嗽，西医病名诊断为慢性支气管炎；中医辨证为燥邪干肺，肺失宣降，属一病一证。

案二 孔某，男，32岁，南京市某装饰公司工人，2005年5月22日初诊。

曾有"坐骨神经痛"病史，平素右侧腰臀及下肢外后侧灼痛，有时呈放射样掣痛，妨于活动，体劳、阴雨时为剧，口苦溲黄，苔薄黄，舌质淡红，脉弦小数。体查：右侧腰大肌散在轻压痛，直腿抬高试验阳性。

诊病：1. 腰痛（中医）；2. 坐骨神经痛（西医）。

辨证：湿热夹瘀浸淫经脉。

注：本案中医病名诊断为腰痛，西医病名诊断为坐骨神经痛，中医辨证为湿热夹瘀浸淫经脉，属一病一证。

（2）一病多证：临床案例表现中，疾病仅为一个（中医或西医），证则多个。如以下两例：

案一 陈某，女，33岁，南京市某公司职员，2008年2月21日初诊。

近半年来泌尿系感染反复发作，曾多次在江苏省军区总医院诊治，疗效不显。刻感：溲频且急，每日白昼小便次数达25次左右，体乏易疲，抑郁急躁，昨日尿检：脓细胞（++），余（-）。苔薄，舌质淡红，脉濡细。

诊病：1. 淋证（中医）；2. 泌尿系感染（西医）。

辨证：中虚不升，肝郁失疏，湿热留恋，膀胱气化不利。

注：本案中医病名诊断为淋证，西医病名诊断为泌尿系感染，主诉溲频且急，病位在膀胱，属膀胱气化不利所致，但又涉及其他多种病机因素，包括中气

虚弱而不能升摄、肝气郁滞而不能疏利、湿热蕴结下焦而膀胱难以气化等。其主要辨证依据分别为：体乏易疲、抑郁急躁及尿检脓细胞等，故本案一病合三证。

案二 张某，女，56岁，南京郊县桠溪镇农民，2003年9月28日初诊。

近年来鼻衄反复发作，皮下易出现瘀斑，口干明显，但不欲饮，骨蒸潮热，纳谷量少，体乏无力。苔薄，舌质淡红，脉小弦。查血小板计数：8.6万/mm³，B超：肝脾未见肿大。

诊病：1. 血证（中医）；2. 血小板减少症（西医）。

辨证：气虚不摄，阴虚血热，血离经而外溢。

注：本案中医病名拟诊为血证（鼻衄），西医病名诊断为血小板减少症；中医辨证为气虚不摄、阴虚血热，主要依据为体乏无力、骨蒸潮热、口干而不欲饮，且病程较长，故本案为一病合二证。

（3）多病一证：临床案例表现中，疾病为多个（中医或西医），证则一个。如以下两例：

案一 陈某，女，49岁，江苏省南京市某厂工人，2010年1月21日初诊。

恙起情志刺激后，心中悸动，忐忑不安，夜寐欠安，梦多易醒，查心电图示：预激综合征。双肩及腰部疼痛，劳累后阴道不规则出血，月事不规则，面色少华，胃脘隐痛，大便欠成形。苔薄，舌质淡红，脉濡。

诊病：1. 心悸，不寐，崩漏（中医）；2. 预激综合征（西医）。

辨证：气血不足。

注：本案心悸、不寐、崩漏之病，系气血不足，心神失养，难以固摄所致，故本案为三病（中医）合一证。

案二 徐某，女，42岁，南京郊县农民，2006年2月26日初诊。

"干燥综合征"确诊1年余。自觉口干、目干，双胁隐痛，口角溃疡，烘热出汗，月事提前。双手指冻疮较剧，病史已达十余年。舌质黯，紫气，脉细。查相关指标：1. 免疫球蛋白：G16.70g/L，C40.14g/L，RF190U/ml，余（−）；2. 抗SSA（+），余（−）；3. ANA定量：1292.0U/ml。

诊病：1. 燥证，胁痛，口疮，月经先期（中医）；2. 干燥综合征（西医）。

辨证：血热瘀毒，耗伤阴津。

注：本案西医诊断为"干燥综合征"，表现为目干、口干等，系血分热邪燔灼，耗伤津液所致；热邪伤津而致血液黏稠，血行不畅，尚可成瘀，故临床常有下颌骨痛与胁肋疼痛等；因本病病期冗长、顽固难治，故致病因素尚与"毒"相关。综合病机，血分瘀热毒邪伤津。中医病名诊断涉及燥证、胁痛、口疮、月经提前等，故本案为四病（中医）合一证。

（4）多病多证：临床案例表现中，疾病为多个（中医或西医），证也有多个。如以下两例：

案一 闵某，女，52 岁，江苏省南京市某商场营业员，2010 年 2 月 2 日初诊。

近期体检：甘油三酯：2.1mmol/L（2009 年 12 月 29 日），胆囊息肉。夜寐欠安，入睡困难，易醒，每晚仅能入睡两三小时，急躁易怒，有时乳痛，恼怒时头痛、牙痛、耳痛，唇舌破溃，口苦，纳差，大便易干结。高血压病史数载（西药控制中），近期血压偏高波动，血压 160/90mmHg。1995 年曾因子宫肌瘤而做子宫切除。苔薄，舌质淡红，脉濡细。

诊病：1. 不寐，郁证，头痛，口疮，便秘（中医）；2 高脂血症，胆囊息肉，神经衰弱，高血压，子宫全切术后（西医）。

辨证：肝火上炎，痰热扰心，心肾不交，腑气不畅。

注：患者症情错综复杂，但肝郁不疏乃是主流。肝木不疏而郁滞成火，则有时乳痛；火性上炎，则情绪波动时可见头痛、牙痛、耳痛；肝失疏泄则胆腑不利，发为口苦；肝胆疏泄不利，胃气也失和，故有纳差等；肝火内盛，渐成燎原之势，五脏易被其燃，蔓延及心，心神被扰，则夜寐不安；伤及胃肠，则发为唇舌破溃、大便干结等，中医病名涉及不寐、郁证、头痛、口疮、便秘等，证型涉及肝火上炎、痰热扰心、心肾不交、腑气不畅等，故本案为五病（中医）合四证。

案二 王某，女，56 岁，南京市退休工人，2008 年 9 月 2 日初诊。

素有高血压，近 1 月来左下肢麻木较剧，毫无知觉，头昏时作。头颅 CT 提示：右侧脑桥梗死，测血压：140/80mmHg，曾在南京江宁县人民医院拟诊为："高血压""脑梗死"，并经住院予以降压、疏通血管等治疗，症情未见明显好转，患者下肢乏力明显，麻木较剧。苔薄，舌质淡黯，边尖齿痕，脉细。

诊病：1. 眩晕，中风（中医）；2. 高血压，脑梗死（西医）。

辨证：肾精不足，肝风夹痰，瘀阻经络，气虚血瘀。

注：本案本虚标实，因系急性起病，故辨证当属标实为主。主诉左下肢麻木较剧，毫无知觉，系肝风兼夹顽痰死血，阻塞经络，气血不循所致。综合症情，即肝风痰瘀，阻塞经络为主，并与气虚瘀滞、肝肾不足等相关。中医病名诊断涉及眩晕、中风；辨证有肾精亏虚、气虚不足、肝风夹痰、瘀阻经络等，故属两病合四证。

六、证与证的思维

1. 多证兼存 在中医临床诊疗实践中，多证复合兼存的情景大量存在，这在慢性疑难病、危重急症、多病兼夹时尤为明显，其根本原因是疾病的复杂性所导致的。由于一病常有多条病机、或多病多条病机路线的存在，必然会导致多证兼存的临床现象发生，且各证之间尚存在着一定的相关性，相互牵制，大有牵一发而动全身之感。因此，辨证时，在辨识证型的同时，还应分析证型间的相互关系，辨清各证型间的关系类型，如并列、链接、辐射、包含等，这是非常重要的。因为这对治疗方法的制定、处方作用目标的设计，组方用药的布局等，都有着重要的指导意义。

2. 关系表现

（1）并列：表现为证与证之间，彼此在发生上基本无相关性，是相对独立而并行的。如以下两例：

案一　袁某，男，23岁，南京某大学学生，2008年3月11日初诊。

盗汗一年，近来加重，噩梦纷纭，心悸不宁，烘热，口干欲饮。肢冷，不耐寒热，双上肢腕部皮下青紫，纳少，体乏形瘦，曾有自发性气胸史。苔薄，舌质稍红，脉细弦。

诊病：盗汗、心悸、紫斑（中医）。

辨证：气阴不足，痰热内扰，心神不宁。

注：本案症情纷纭，自感不适较多，然综合辨证不外邪实与正虚两端。实则痰热内扰，虚则气阴不足。由于心经症状较突出，故辨证中写有"心神不宁"，以提示治疗时对症处理，重点兼顾。对症情中"肢冷不耐寒热，双上肢腕部皮下青紫"须细心辨认。其中"肢冷，不耐寒热"系气虚卫阳不达、卫外不固所致；"双上肢腕部皮下青紫"系气虚不摄及阴虚热灼、血溢脉外而致。故本案气阴不足与痰热内扰二证，其发生无相互关联，属并列关系。

案二　陈某，男，62岁，南京某厂退休工人，2004年7月18日初诊。

原有慢性前列腺炎病史，疲劳后右侧睾丸下坠，小溲滴沥、分叉，排尿不畅，大便干结，数日一行，痔血，苔黄腻，舌质稍黯，脉小弦。

诊病：癃闭、便秘（中医）。

辨证：高年中气亏虚，湿热瘀滞下焦，膀胱气化不利。

注：本案慢性前列腺炎，症见小溲异常、苔黄腻等，系痰瘀阻滞、湿热蕴结下焦、膀胱气化不利所致。但患者高年，且劳后睾丸下坠，故病机因素尚与中虚气陷有关；中气亏虚而不布津，肠燥而腑失通降，故见便干难解，数日一行。

本案中虚气陷与痰瘀湿热蕴结下焦二证，其发生无相互关联，属并列关系。

（2）链接：表现为证与证之间，在证的发生上，相互间有较大的相关性，往往呈因果链接关系。如以下两例：

案一 倪某，男，55岁，南京市个体业主，2008年3月11日初诊。

近年来左手抖动明显，呈静止性震颤，肢体少动，体乏无力，头昏且痛，记忆力减退，苔薄，舌质稍红，脉细弦滑。经南京脑科医院 CT 查示：脑回沟普遍加深，提示轻度脑萎缩，初步拟诊为"帕金森病"。

诊病：颤证（中医）。

辨证：肝肾亏虚，肝阳上亢，虚风内动。

注：本病起病每与高年体衰、肝肾不足、气血两亏等有关。从本案左手抖动，呈静止性震颤，肢体少动，体乏无力，头昏且痛，记忆力减退，阳痿不举等临床表现来看，其病机当为肝肾亏虚，阴虚而阳亢，肝阳上亢，虚风内动。年迈肝肾精血亏损，筋脉失濡，虚风内动，则肢体颤振、拘急而强直；脑髓失充，则记忆力减退；肾亏难以作强，故体乏无力，阳痿不举；肝肾阴亏，肝阳上亢，扰乱清空，故见头昏且痛。因此，本案肝肾亏虚与肝阳上亢两证，呈因果链接关系，即肝肾亏虚证导致肝阳上亢证的发生。

案二 姜某，女，35岁，南京市某公司职员，2006年8月27日初诊。

2月前胃镜查示：重度慢性浅表性胃炎，经西药治疗少效，刻感上脘烧心、疼痛，口苦舌麻，纳谷尚可，大便偏干，左少腹疼痛，形体消瘦，面色少华，胆囊区压痛，苔薄，舌质黯淡，脉细。

诊病：嘈杂、胃痛（中医）。

辨证：肝胆失疏，木横乘侮，脾土虚弱。

注：本案病位在胃，与肝相关。在胃者，是因为主症系自觉烧心、上脘疼痛；与肝相关者，是因其口苦、左少腹疼痛，胆囊区压痛等，均系肝经症状。病机属性与热、与虚有关，热则肝胃之热，如口苦、烧心、便秘等；虚则脾胃不足，如形体消瘦、面色少华等。因此，本案肝木乘侮、犯胃伤脾与脾土虚弱两证，呈因果链接关系，即肝木乘侮、犯胃伤脾，导致脾土虚弱证的发生。

（3）辐射：表现为证与证之间，在一个基础证之上，向不同方向产生两个以上新的相关证型，呈因果辐射关系。如以下两例：

案一 黄某，女，36岁，南京市某公司职员，2006年11月12日初诊。

头痛十余载，位在前额，牵及两侧及巅顶，值阴雨天为剧，劳累与情绪波动时头痛易作，面部少华，上脘偏右疼痛，体查胆囊区压痛，苔薄，舌质淡红，脉细弦。

诊病：头痛、胁痛（中医）。

辨证：阴血亏虚，肝胆失濡，风阳上扰。

注：本案系阴血亏虚所致。阴血亏虚而肝胆失濡，故上脘偏右疼痛；阴血亏虚而风阳上扰，故头痛反复发作，证型结构系一源二流。

案二　李某，女，30岁，南京市个体业主，2005年9月11日初诊。

去年11月曾因胃溃疡而大出血，经保守治疗缓解。刻下觉脘腹作胀，食后为剧，大便时黑，欠成形。上腹怕冷，面色少华，体乏无力。苔薄，舌淡红，脉濡细。今日大便常规查示：大便隐血（+++）。

诊病：便血（中医）。

辨证：中焦虚弱，统摄运化失司。

注：本案诸症系中焦虚弱所致，临床表现两端：一则中阳不足，不能温摄，血不归经，故见大便时黑，镜下隐血；二则运化失司，故见脘腹作胀，食后为剧，大便欠成形等，证型结构系一源二歧。

（4）包含：表现为证与证之间，在一个复合证中包含两个或两以上的子证，呈包含关系。如以下两例：

案一　王某，女，64岁，南京市郊县农民，2008年9月7日初诊。

腹痛即泻，反复难愈，时达3年，经高淳县人民医院查肠镜无特殊异常发现，拟诊为："肠功能紊乱""肠易激综合征"。刻诊痛泻，日行3次，大便不成形，夹黏液，体乏无力，腹部灼热，苔薄，舌质淡红，脉细。

诊病：泄泻（中医）。

辨证：肝脾不和。

注：本案的辨证要点是痛泻，系脾虚肝旺，肝木乘侮，肠腑传导失司所致。因大便稀薄为主，未见赤白黏冻，故不涉及湿热毒邪等，中医辨治相对简单。本案肝脾不和证中，包含着肝木乘侮与肠腑传导失司两个子证。

案二　贾某，女，42岁，下岗职工，2008年2月19日初诊。

长期神经衰弱史，失眠十余年，毫无睡意，每日仅睡1~2小时，左侧偏头痛2~3年，呈阵发性胀痛，抽掣，急躁易怒，心烦懊恼，烘热出汗，晨起口干欲饮，稍有腰酸，面色少华，手足不温，纳谷一般。体检发现左侧卵巢囊肿，查血糖正常，苔薄，舌质黯，有瘀斑，脉小弦。

诊病：不寐、头痛（中医）。

辨证：心肾不交，肝阳上亢。

注：本案系长期失眠，心经郁热症状明显，但同时伴有腰酸、面色少华、手足不温等临床表现。综合辨证，拟为心肾不交，其中，包含肾之阴阳俱虚，肾水难以上承与心火独亢而难以下潜两个子证，且心火引动肝阳，导致心肝俱

旺，神志难宁。

七、辨证若干情景

1. **证与症、征** 症状与体征，是辨证的依据。但临床情景复杂，在一定的场合，其关系就应慎重考虑了。如某些症状与体征，严重影响患者的生活质量，或痛苦难忍，如头痛剧烈（症）、妙龄女郎面部大量色素沉着（征）等，患者因此而求医，盼尽早根除。而中医大夫临诊，则是辨证施治，证是大夫较为关心的，如此，中医大夫关注的证，与患者必欲尽早除之而后快之症、征，便构成了矛盾。从证论治，思路是对的，但这样或许有些慢，患者迫不及待，那么，可效仿西医学之"对症处理"。如对风痰瘀阻所致的头痛，治拟祛风化痰、活血止痛，其中"祛风化痰活血"是针对病因与病机而设，是属"辨证施治"范畴，即治本；而"止痛"则是针对头痛这一症状而设，属"对症处理"，即治标。

中医临床大夫们处方治病，立足治本，通过方药祛除病因、纠正病机，从根本上消除症状与体征，思路是正确的，亦是真正意义上的治疗。问题是这种仅通过治本来达到消除或缓解症状的治疗方式，需要相当的时间，在诊治初期，患者苦痛（症状）常一时难以缓解，这易引起患者的不满。因此，忽视临床情景而片面强调"治病求本"是欠妥的。

那么，对严重影响患者生活质量的某些症状与体征，有时就被提升到与证等同或者更高的地位了。这些症状与体征，或许是因辨证的依据而被纳入证候范围（如以下案一、二之哮喘与黄疸，是突出的症、征），也或与主证型的临床表现无关，只是作为一个患者十分关注的临床表现而存在（如以下案三之右肩疼痛），但均是临床辨证施治之外而必须要"对症处理"的。

案一 陶某，女，32 岁，南京无业人员，2006 年 6 月 18 日初诊。

哮喘自幼而作，每值春秋季节变化而作。刻感：气喘较著，胸部仄闷，晨起咯痰，烘热出汗，怕冷时作。形体消瘦，面色少华，苔薄，舌质黯，舌尖乌紫，脉细弦。

诊病：哮喘（中医）。

辨证：久病肺肾两虚，肺失肃降，肾失摄纳。

注：对治疗的提示是：辨证施治当是宣降肺气、培肾摄纳。因气喘较著，处方布局中应对症施治，加强平喘降逆。

案二 张某，男，36 岁，南京市某机关干部，2006 年 2 月 26 日初诊。

"急性胰腺炎、肾功能异常"经住院治疗出院。刻检：总胆红素 26.5μmol/L，直接胆红素 12.00μmol/L，谷丙转氨酶 43.9U/L，谷草转氨酶 50U/L，γ-谷胺酰转肽酶 60.9U/L，目睛、肌肤黄染，脘腹作胀，胁肋不适，苔薄，舌质淡，脉细。

诊病：黄疸（中医）。

辨证：肝胆湿热余毒蕴滞，脾胃气机不利。

注：本案黄疸体征较明显，治疗除清化湿热、疏肝利胆、健脾利湿之外，治疗时应多配伍退黄之品。

案三　赵某，女，53 岁，南京郊县农民，2006 年 10 月 15 日初诊。

周身出汗，尤以夜间为主，烘热口干，时达数载，近日右肩疼痛明显。苔腻，舌质稍红，脉濡细。

诊病：汗证（中医）。

辨证：湿热蕴蒸，卫虚不固。

注：右肩疼痛明显，但难以纳入"湿热蕴蒸、卫虚不固"主证范围。因患者较为关注，提醒医者兼顾治疗。

2. 据症难辨　这类临床现象是时常遇见的。患者症状表现不典型，或表述不清，或少见而怪异，多为中医疑难病中的怪症、怪病，难以据症辨证，使证型诊断困难。如以下两例。

案一　魏某，男，35 岁，南京外贸公司驻澳经理，2016 年 8 月 4 日初诊。

常年苦于左侧肢体易汗，右侧汗少。曾查有血脂偏高，脂肪肝病史，平素工作压力较大，易于腹泻，势急。苔薄，舌质稍红，偏黯，脉弦滑。

诊病：汗证（中医）。

注：本案汗出异常无疑，但临床表现却不典型，因缺少特异性，故与证的相关性不显，难以为据深辨。若是表虚不固者，当有劳则易汗，汗出恶风，平素体虚易感，舌淡，脉弱；若是营卫不和者，当有汗出，恶风，发热，脉浮；若阴虚火旺者，当伴有盗汗，五心烦热，舌红少苔，脉细数；若是邪热郁蒸者，当有汗出质黏色黄，面赤烘热，苔黄脉数。然本案症状与上述证型表现均无类同相似之处，难以着手深辨，但偏侧肢体易汗，似与瘀血阻络有关。综上，只能假设辨证为：营卫失和，卫表不固，内热迫津外泄。

案二　翟某，女，59 岁，江苏省高淳县退休工人，2011 年 6 月 25 日初诊。

长年苦于肛胀，程度较剧，时欲大便，大便尚调，纳谷尚可。情绪时有抑郁，少有头昏，体力稍差，面色少华，形体消瘦。苔根薄黄，舌质淡红，

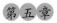

脉弱。

诊病：郁证（中医）。

注：肛胀，作为主诉为病者，临床确实罕见。本案长年苦于肛门坠胀，因伴头昏体乏、形体消瘦等，故可从中虚不足、清阳难升假设立论，因时欲大便，情绪抑郁等，肝木乘侮或可考虑。故综合假设辨证为：中虚不足，清阳不升，肝木乘侮。

3. **无症可辨**　现行中医临床，也常有这样的临床情景。患者来诊治时，常携带结果异常的化验单，或辅助检查报告单，但自觉却无明显不适。若按传统方式辨证，定因无症而束手无策，难以深入辨证，但若从病史与实验辅助检查指标入手，并以此为据，或可顺利进行辨证。如以下两例。

案一　夏某，女，57岁，高淳县古柏镇农民，2004年4月4日初诊。

"系统型红斑狼疮肾损害""肾功能不全"病史。目前口服强的松10mg/d。稍有噫气，舌质红，苔薄，脉小弦数。肾功能检查：尿素氮13.5mmol/L；肌酐207μmol/L；尿酸608μmol/L；尿常规检查：RBC：+，PRO：+++，BLD：+++。

诊病：阴阳毒、关格（中医）。

辨证：肾亏血热，瘀毒留结。

注：本案刻诊时无明显临床表现，根据病史，本案系"系统型红斑狼疮肾损害""肾功能不全"，且实验室指标异常，提示肾脏损害与肾功能不全。病机认识是借用国医大师周仲瑛教授的临床经验：自身免疫性疾病（红斑狼疮病史）可从血分瘀热论治。肾功能不全（肾功能指标异常），笔者认为可从肾虚浊毒潴留论治，故综合病机为肾亏血热、瘀毒留结。

案二　杨某，女，38岁，江苏省高淳县某医院护士，2006年9月17日初诊。

近日B超查示：右侧附件囊肿（51mm×47mm×37mm），宫颈腺体潴留囊肿（22mm×23mm×11mm），子宫直肠窝积液，但诉无明显不适，月事正常。苔薄，舌质淡红，脉小弦。

诊病：积聚（中医）。

辨证：痰瘀水湿，留滞下焦。

注：本案因无任何临床症状与体征表现，故辨证只能以辅助检查为依据，但应注意两方面，即病位与病理因素。病位在下焦少腹肝经，病理因素与痰、瘀、水（附件囊肿、腺体潴留囊肿、子宫直肠窝积液等）有关。

4. **复杂证型的辨析**　复杂证型的病理基础是病机多绪，而病机多绪的主要原因是多病丛集，每病各有其独立的病机线路，故证型表现复杂。此外，疑难病也表现为病变复杂，病机多端，如系统型红斑狼疮、恶性肿瘤、慢性心力衰竭、慢性肾衰竭等。因此，对复杂证型的辨析，一般表现为多证兼存，辨证诊断应包括病位、病性与病态，对其中危重者，还应涉及病势预后转归等。

关于证名的排序，可根据证发生的源流（主要指证之间产生的前后时间顺序与因果关系等）、证的主次（主要指各证所涉及的病损范围比例）、证的轻重缓急（主要指证型病情对机体健康的损害程度与速度）等进行。现举案例两则，以示复杂证型的辨析与诊断。

案一 王某，女，51 岁，安徽渔民，2007 年 9 月 23 日初诊。

去年五月因齿衄而在当地县医院检查：ANA++，抗 SSA+，抗 SSB+，骨髓提示：粒系、红系巨核系增生明显活跃，粒系巨核系成熟障碍。诊断为："自身免疫性贫血，血小板减少性紫癜，干燥综合征"，随即经中西医结合治疗，少效。血小板数量始终低下，口服强的松 10mg/日维持治疗。刻诊：自觉体乏无力，皮下出血性紫癜少发，面部虚浮，色黯少泽，纳谷尚可，苔薄，舌质稍红，脉细弦。血液检查：Hb：94g/L，血小板：$20×10^9$/L。

诊病：阴阳毒（中医）。

辨证：津气两伤，营血伏热，血不循脉道而外溢。

注："系统型红斑狼疮"是一种自身免疫性、免疫复合体病变，常涉及全身各脏器，尤以皮肤和肾脏损害为主。其临床表现与传统中医"温病发斑""阴阳毒"等疾病相似，热毒郁于血分是致病之本，火毒攻冲是发病之标。本病好发于女性青春期及青年期，故与先天禀赋不足，肝肾亏虚，阴血耗损有关，阴血既耗，郁热内起，遇有情怀不畅、外感扰动，或扰乱神明，化生风毒，毒热痼结，郁于血分，待机而发，正如《成方便读》所谓："素禀阴虚有火，恰逢……于是毒火相煽，变证迭起。"本病病机要素涉及风、热、瘀、毒、虚等。

从本案的临床表现来看，气虚的病机是存在的，如体乏无力、面部虚浮等，而中医血热的辨证依据相对不足。从血热立论主要源自经验与业内临床研究成果，因本病系自身免疫性疾病，中医发病机制多与血热燔灼有关。

本案证型诊断内容包括病性、病位与病态等，病位为邪在营血分；病性为津气两伤与伏热；病态为血不循脉道而外溢。

案二 夏某，女，50 岁，江苏省南京市郊区农妇，2012 年 6 月 9 日初诊。

左乳腺癌术后 1 年余，局部淋巴结转移（2/15），其后行化疗 6 次，放疗25 次。昨日 CT：右肺大叶可疑小结节灶。刻感时有烘热出汗，或怕冷，涕多，体乏，纳可。舌苔薄，舌质较黯，脉濡细。

诊病：癌病（中医）。

辨证：癌毒痰瘀，蕴结肝经，伤及气阴，走注入肺。

注：恶性肿瘤的证型诊断是病性证素与病位证素有机结合，再加病态与病势等组成。恶性肿瘤的基本病机过程，大致包括以下诸方面：初期以癌毒为先（病性）；继之癌毒搏结痰瘀（病性），留着脏腑（病位），阻滞气机，导致脏腑功能失调、或低下（病态与病势）；耗伤气血津液阴阳（病性与病势），走注为患，使机体步入损途（病势）。

本案病性证素有癌毒（已确诊乳癌）、痰瘀（右肺大叶可疑小结节灶）与气阴不足（临床表现有体乏、脉细等）等，其中，伤及气阴亦可看作病势；病位证素为肝、肺（原病位为左乳，系肝经循行部位，后转移至右肺）；病态为肝脉受损；病势为已走注、伤正。

5. **关键信息与辨证** 张仲景《伤寒论》101 条："伤寒中风，有柴胡证，但见一证便是，不必悉具"。原文本意指伤寒或中风，若已传少阳而有柴胡汤证，"往来寒热、胸胁苦满、心烦喜呕、默默不欲饮食"，四症中只见一症，便可认定是邪犯少阳枢机所致，即可用小柴胡汤施治。

此条文提示了紧扣主症对临床辨治的重要意义，主症是病机的重要标示，抓主症可以大大简化临床思维过程，直接认识病机证型。

主症是反映疾病基本病机的主要症状，是疾病基本的、本质的病理变化的外在表现。每一种病证都有其特异性的主症，如外感病的太阳证，其主症就是"恶寒"，即所谓"有一分恶寒即有一分表证"，阳明证的主症是"但热不寒"，少阳证的主症是"寒热往来"。由此可见，主症是证型诊断标准中的关键依据之一，它反映了疾病的基本变化与发展趋势，是最可靠的、最关键的临床诊断依据，也是处方遣药的关键依据。

这一思维方式与技巧的临床运用，有着相当的中医诊断价值。现行中医临床，已由仲景时代的"证"（症），演化成对证诊断有关键性价值的所有临床资料，包括病史、症状、体征、实验室辅助检查等。现举临床案例四则，分别说明"抓主症"思维的临床诊断应用价值，"主症"范围已涉及病史、症状、体征、实验室辅助检查等。

案一 亢某，女，11 岁，江苏省高淳县某小学学生，2011 年 7 月 2 日初诊。

每值入夏手心发热，纳谷欠馨，面色少华。苔根薄白，舌质淡红，脉细。

诊病：疰夏（中医）。

辨证：暑热伤气，纳运不健，虚热浮动。

注：本案类似"疰夏""夏季热"等疾病，多与体质、季节有关，为暑伤气津，胃纳不开，脾运不健，气虚阳浮所致。若忽视病史，辨证只能拟诊为"气虚阳浮，脾运不健"，但若结合病史，因每值入夏而诸症引发，故可拟诊为"暑热伤气，虚热浮动，纳运不健"。此即以病史为"主症"而进行辨证诊断。

案二 夏某，女，39岁，江苏省南京市某厂工人，2006年12月17日初诊。

恙起两年前外感后，间歇性干咳，或呛咳，遇风冷与油烟则作，经多方检查无特殊发现。苔薄，舌质黯红，脉小弦。

诊病：咳嗽（中医）。

辨证：肺虚邪扰，留恋咽部与肺管，扰乱肺气，肺失宣肃。

注：本病起于两年前外感，后遗干咳或呛咳，病名可拟诊为咳嗽。但在辨证上，"遇风冷与油烟则作"应是关键症状依据，系肺虚而邪扰，邪侵咽部气道与肺管，内应于肺，肺失宣降（西医学认为是感染后的气道高敏所致）。在治疗上，首先宣肺以祛除病邪，利咽以使气道、肺管免受邪扰，气机通降，不致上逆作咳；继之固护肺卫，使表固而不受邪侵。此即以"遇风冷与油烟则作"，症状依据为"主症"而进行辨证诊断。

案三 杨某，男，51岁，江苏省南京市郊县渔民，2012年4月29日初诊。

去年曾查胃镜：慢性浅表活动性胃炎伴表浅糜烂。自觉右上腹胀感，牵及腰背，情绪抑郁。体查胆囊区有轻压痛，苔薄微黄，舌质稍黯，脉弦滑小数。

诊病：胁痛（中医）。

辨证：肝胆失疏，肝脾不和。

注：本案初诊以右上腹胀感、情绪抑郁等为苦，但体检胆囊区有轻压痛。故辨证从病位证素入手，因病位在胆腑，故辨证诊断为肝胆失疏，肝脾不和。此即以"胆囊区有轻压痛"，体征依据为"主症"而进行的辨证诊断。

案四 史某，男，69岁，江苏省高淳县退休干部，2010年3月27日初诊。

诉下坡行走不稳两年，双下肢无力，但无明显疼痛，"糖尿病病史两年"。近查空腹血糖：10.47mmol/L。苔薄，舌质淡红，脉弦。

诊病：消渴（中医）。

辨证：肝肾不足，经脉瘀阻，气阴两伤，燥热燔灼。

注：本案患者"糖尿病病史两年"，查空腹血糖高达 10.47mmol/L。症状不多，以"行走不稳，双下肢乏力"为主要表现，实为糖尿病合并血管病变。糖尿病的中医基本病机是阴虚燥热，日久可致血脉瘀滞；而"行走不稳，双下肢乏力"，可辨为精亏不荣、气虚不用；但患者已高年，故尚应考虑瘀阻脑络。因此，本案"肝肾不足，经脉瘀阻，气阴两伤，燥热燔灼"的辨证诊断思维切入点，则是以糖尿病病史与血糖升高为"主症"而进行的。

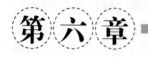

治法思维方法

第六章

一、思 维 原 则

治法，是中医临床过程中，连接诊断辨证与处方遣药的重要环节，是针对疾病的认识，制定相应的处治方案，是指导应用中药治疗和非中药治疗的法则。

治法拟定的原则，从指导思维至各种具体治法，涵盖了三个不同境界层次的认识。

1. **指导思想** 最早见于《黄帝内经》，如："治病必求于本"，即治疗行为应针对疾病的本质；又如：应用中药治病，无论毒性大小有无，都应做到"无使过之，使其正也……必先岁气，无伐天和。无盛盛，无虚虚，而遗人夭殃。无致邪，无失正，绝人长命"，即治疗疾病，以和为贵，使机体的功能状态趋于和谐即可，要防止药物对机体的不利因素，治疗不必过度峻猛，不能伤及正气，也不能恋邪为患，治疗应以"人为本，病为标"。其后，历代中医文献论著中，关于"急则治其标""缓则治其本"的标本先后和根据藏象、经络学说，预知疾病传变规律而寓防于治的有关论述，如《金匮要略》中的"上工治未病"，都充分体现了中医极为重视"以人为本""未病先防、既病防变"等思想，是适用于指导治疗各种疾病的总则，是中医治法中最高层次的理论，也是临床一切治疗行为的指导思想。

在标与本这一矛盾体中，中医历来强调"治病必求于本"。在症状与病因病机这一标本体系中，对"治病必求于本"的理解是：只有针对疾病的根本

（病因病机）进行治疗，才是真正意义上的治疗，症状终究会随着病因的解除、病机的扭转而缓解、消除。治标，古有"急则治其标"之说，通常是在"急"的前提下进行的。对"急则治其标"的理解是：当症状达到相当严重的程度，或痛苦异常，或导致生命垂危，或可进一步加重病情，如急性大出血引起"亡阴"与"亡阳"、高热引起的"惊厥"、剧痛引起的"厥证"等，此时方先治标，亦即"对症处理"范畴。

2. **治疗原则** 这是中医治法第二层次的学术思想与理论，是针对各类病因病机的纲要性治法。例如《黄帝内经》中："虚则补之，实则泻之""阳病治阴，阴病治阳""寒者热之，热者寒之，微者逆之，甚者从之，坚者削之，客者除之，劳者温之，结者散之，留者攻之，燥者濡之，急者缓之，散者收之，损者益之，逸者行之，惊者平之，上之下之，摩之浴之，属之劫之，开之发之，适事为故""其高者，因而越之。其下者，引而竭之。中满者，泻之于内。其有邪者，渍形以为汗。其在皮者，汗而发之。其慓悍者，按而收之。其实者，散而泻之""血实宜决之，气虚宜掣引之"等，这些均是原则性的治法，既明确，又总括，是针对不同病因、病机而设的一些较为宏观的治疗方法，具体用于治疗某一类病证，尚须结合病情，进一步细化。

经后世医家们的临床实践，治疗原则的理论又有了巨大的发展。宋后医家，已在治法的归类做了许多有益的工作，特别是清代医家程钟龄，他在总结前人治法归类的基础上，结合自己的临床心得，认为：辨证当用"八纲"，治病也不越"八法"，即汗、和、下、消、吐、清、温、补。程氏首先对每一治法的概念做出明确的界定。如论汗法："汗者，散也。经云：'邪在皮毛者，汗而发之'是也。又云：'体若燔炭，汗出而散'，是也"；又如论消法："消者，去其壅也。脏腑筋络肌肉之间，本无此物，而忽有之，必为消散，乃得其平。经云：'坚者削之'，是也。"其后，对该法适用的病证、治疗宜忌、辨错纠误等，层层深入，并以一法为纲，兼及他法，互相交融。

3. **具体治法** 这是中医治疗学中第三层次的学术理论，是针对各种具体病证的治法。如：风邪伤人肌表，根据前述"客者徐之"和"其在皮者，汗而发之"的治疗原则与指导思想，当用发汗解表法，但由于风邪的兼夹不同与患者的体质差异，故患者的临床表现有属寒、属热、属虚、属实之别，对于小儿而言，尚多兼有食滞和痰湿，故具体治法分别运用辛温解表、辛凉解表、解表兼补虚（或益气、或养血、或滋阴、或温阳）、解表兼消食、解表兼化痰等，这种治法较上述治疗原则又进一步具体、细化而实际，更符合临床治疗的需要。

二、治法两重性

1. **客观性** 由于病机是疾病发生、发展、变化与转归的内在机制与过程中的病态体现，而证是主体对客观病机某阶段的反映，那么证作为疾病病机某一阶段的概括，也具备客观性，是现实存在的，它客观上要求治法与之吻合，与病情吻合，具体表现在：①中医治疗是对证施治的；②治疗是能扭转疾病病机的；③通过扭转病机能达到治病目的；④治疗能减轻或中止病者的痛苦；⑤拟定的治法应是符合综合病情及其预后转归的。因此，从这些角度而言，治法具有客观性，是各种病情状况对治法的客观要求。

2. **主观性** 正如辨证是主体对客体的认识一样，是病情状态经分析综合后在医者大脑的再现反映，这种反映的影像（证）与客体（病机表现的时象性）是存在差距的。那么，基于证主观性之上的相关治法，即根据证而拟定的治疗方法，或许具有更明显的主观成分。因为，出自辨证论治之治疗方法，本身就带有相当的主观性，这是由证的主观性所决定的，加之医者个人的知识经验成分、治疗目标取向、思维方式差异等，就使治疗方法有着较大的差别了，这似乎能解释为什么对同一患者，不同中医大夫们治疗方法间有较大差别了，他们或在主治方向上存在分歧、或忽略病证的非主流因素、或对病势缓急的治疗认识有差异等。

讨论临床治法的主、客观性，是希望中医大夫们能够在临床实际过程中，在拟定治疗方法时，首先要尽量符合疾病病机等病状的客观要求，这需要准确的病机与证型认识；同时又要发挥自己的主观能动性，利用自己的知识积累、经验积累、技巧发挥等，超出"据证拟法"的范围，达到游刃有余的理想王国，从而更有效地进行临床治疗。

三、治法目标

1. **对证** 这是中医治疗疾病的主要方式。中医对疾病的治疗，是通过辨证施治，即对证的治疗来实现的，因为具体治法的拟定，除部分主观发挥，大致都是与证相符的。如对肝阳上亢，夹瘀闭塞经脉所致的头痛，相应的中医治法便是平肝潜阳，活血止痛；风寒外束，肺失宣降所致的咳嗽，相应的中医治法便是祛风散寒，宣肺止咳等。由于病机是连续变化的，作为短暂的、凝固的病机表现"象"——证，也是在不断变化着的。因此，若通过对证的治疗来达到扭转病机的目的，治疗就必须是不间断的、变化着的，即连续的对证治疗，不断地调整治疗方法以适应变化着的病机，便能有效地控制病机的不利变化，逐渐达到扭转病机，拨乱反正，回到机体正常生理状态的目的。

2. **对病**　这应是中医治法制定的最终目的，这种目的的实现，是借助对证的治疗来扭转病机，使病机在不断的治疗变化过程中，逐步失却其病理成分，如病邪的渐渐消退、正气的渐行恢复、脏腑功能的不断恢复等，回到机体的正常生理机序轨道上来，如此，疾病便不复存在了。如肝郁脾虚、湿热蕴蒸所致黄疸的中医辨治，所治的疾病是"黄疸"，临诊时的病机证型是"肝郁脾虚、湿热蕴蒸"。中医临床对该病的治疗，目的是消退黄疸与消除内在病理机制，使肝胆疏泄正常，胆汁能循常道而不外溢，黄疸疾病得以痊愈。治疗从初诊开始，暂先根据"肝郁脾虚、湿热蕴蒸"的病机证型而拟"疏肝健脾，清化湿热，利胆退黄"之法，其后的治疗方法拟定则根据复诊时的病机变化而定，治疗据证而连续不断变化，直至胆汁能循常道而不外溢，黄疸疾病痊愈。

3. **对症**　长期以来，中医给人们有起效较慢的感觉，故有"慢郎中"之说，这是一种不好的评价，在一定程度上反映了中医临床实践的不足。该问题涉及医疗理念、处方技巧、给药途径、制剂类型等多方面因素。但在临床层面，中医大夫在重视"治病求本"的同时，应多汲取西医学"对症处理"理念，尽快缓解或消除患者苦痛，这对改变中医"慢郎中"印象，发展中医学有着重要意义。

在中医临床，"对症处理"是属于"治标"范畴，是运用中医手段直接缓解、消除患者主观不适与苦痛的一种治法。在目前医疗环境中，"对症处理"中的"症"已有三种含义，一指传统意义上的患者主观不适，如头痛、胸闷等；二指患者的体征，如溃烂、水肿等；三指某种病理状态的存在，如体检时意外发现血脂增高，故血脂增高值便是引起患者关注与焦虑的临床表现之一，患者可能仅携一张体检异常的化验单前来求诊。

"对症处理"包括上述三方面内容，即对患者主观不适与体征进行施治，并纠正实验室检查指标的异常。其实，在传统中医治法中，常常是蕴含"对症处理"治疗思想的，只是相对不足而已。如寒痰伏肺所致的喘证，治拟温肺化痰、降逆平喘。其中"温肺化痰降逆"是针对病因与病机而设，是属"辨证施治"范畴，即治本；而"平喘"则是针对气喘这一症状而设，属"对症处理"，即治标。同样，针对血脂增高，可在运用培补肝肾、化痰祛瘀法进行病因病机治疗的同时，选用具有降低血脂功效的中药进行治疗，如生山楂、泽泻、玉米须等，这也属"对症处理"。

患者求诊时，担忧的是医生能否消除自己的病痛感受（如头痛、肢体瘙痒、谷丙转氨酶升高等)？在什么时间内能消除？因此，在辨证治疗、治病求本的同时，结合"对症处理"（如针对上述不适，处方中配伍运用止头痛、止痒、抗肝损伤的中药），有利于尽快消除患者病痛与忧虑。

诊病初期，是良好医患关系建立的关键期。医师的临床技能、执业态度与医疗道德等是建立良好医患关系的前提，而其中最关键的因素是临床技能。对此，患者衡量的主要标准是在接受治疗后的起效时间与苦痛缓解程度。因此，初诊时的"对症处理"是必要的，有效的"对症处理"有助于取得患者的信任。

四、治法技巧

由于治法拟定的主观能动性，使得治法常超出"据证拟法"范围。因此，其中体现了医者的经验与技巧。

1. **拟法直击** 适用于对疾病证型能明确诊断，且其中病机、症状、体征、实验室检查指标等临床资料所揭示的病情表现相对平缓者，从而据证拟定相应治法，这符合中医临床诊治疾病的大多数情景。根据证表现的复杂情况，有单法与多法之别，前者适应证型单一而诊断明确者，后者则适用多证而证型诊断明确者。其拟定的技巧是据证立法，证治丝丝入扣，多证型则用多法，少证型则减少治法。在治法的制定过程之中，个人的主观经验因素相对较少，尊重证型对治法的客观性要求是主要的。

2. **多法漫击** 该技巧是将多种治疗方法集中运用于临床治疗，但所治证型尚处于不明状态，也就是在"辨证思维"章节中所谓的"据症难辨"状态，即患者的临床症状表现不典型，似是而非，或少见而怪异，多为中医疑难病中的难、疑之病，难以据症辨证，无法准确得出证型。但医者虽暂时不能明确诊断证型，却能根据自己的知识与经验积累，明确判断出证的可能范围，只是在具体证型的准确辨析上，因临床资料表现缺乏特异性、或不够典型而感困难。于是，治疗的设计是针对所有可能的中医病机证型进行，如此，中医治法便相应多了一些，因具体证型尚不明确，故只能算是"漫击"了（附案例，见本章节病案一、病案二）。

3. **复法攻坚** 明确病机或主要症状与体征后，可利用中医复方多元治疗优势，在辨证施治的同时，多法协同，对证、对症、或对征，复法围攻，以达到殊途同归的治疗目的。这好比车辆负重爬坡，难以登顶，可加大油门，提高发动机牵引力；或在轮胎地面附着处垫上沙石，以增加摩擦力；或前用车拖后用人推，增加前进动力；或卸掉车上部分货物等，那么，或许车辆便能轻易登顶了。很多难治性病症，便是以此为思路进行治疗的（附案例，见本章节病案三、病案四）。

4. 治法舍弃　当临床证型复杂时，如病情突变，为了解决危急因素，即所谓急则治其标，放弃其他较缓证型的治疗；或宿疾遇到新病，难以兼顾时，暂将宿疾搁置一旁，快速重点地解决新病，然后再恢复到宿疾的诊疗；或证型的病机与病理因素分布使治法互相矛盾，难以合用，如扶正易致恋邪，使病邪难以速去，故暂舍去补益之法。凡此等等，都是病情的需要，经由主诊大夫判断权衡而定。那些客观存在的，但病势不太迫急的、一时难以兼顾的、暂时不必治疗处理的病情，均可短时放弃治疗，这便是治法的舍弃。因此，所谓治法的舍弃，只不过是医者对那些目前不能成为主要矛盾的病情，在治疗上暂先搁置，是医者在深入了解病情后，主观能动性在治法方面的生动体现。

治法的弃舍时常表现为短暂的，因为目前的主要病情矛盾被解决后，原有的病情矛盾将成为主题，那么曾被搁置的治法又会被运用。如某一晚期恶性肿瘤患者，一向纳谷尚可，但近日因饮食不洁而出现呕吐、腹泻、纳量骤减等，为防不测，遵"有胃气则生"之理，暂停扶正抗癌之法，而专事和中运脾、开胃助纳，待吐泻停止与纳量如常后，方重新运用"扶正抗癌"之法（附案例，见本章节病案五）。

5. 对症治疗　这里强调的是在治法拟定时，将"对症处理"理念深入到每位患者的施治中，解除患者的病痛，消除患者的不适，提高生活质量，使患者尽快感受到中医药疗效。中医的"对症治疗"概念是普遍存在的，如止咳、定喘、止痛、止痒等，对症施治要求在具体用药上尽量选用那些具有纠正病机与消除症状兼能的药物，以提高药物的效率，缩减处方药味。中药中证、症兼治的药物很多，如麻黄，其功效为发汗解表、宣肺平喘、利水消肿。其中"解表"与"宣肺"是针对治疗风寒外袭、肺卫郁闭的病因与病机施治而言，而"发汗""平喘"与"利水消肿"则是对"无汗""气喘"与"水肿"的症状而进行治疗，属"对症处理"。因此，若患者因风寒侵袭肺卫、肺气失宣、风水相搏而表现为无汗、气喘、浮肿等，则主药可选生麻黄（附案例，见本章节病案六、病案七）。

五、其他因素

1. 患者个体性　中医疗疾强调"因人制宜"，不同生命个体由于所处生命阶段、禀赋差别、性别特征等因素，产生了不同的体质状态，如有老少、男女、胖瘦、强弱之不同，其治疗方法也随之有异。正如《景岳全书·卷之四十四·烈集》："当识因人因证之辨。盖人者，本也；证者，标也。证随人见，成败所由。故当以人为先，因证次之。若形气本实，则始终皆可治标；若形质原虚，则开手便当顾本。"

不同年龄的人，生理功能与病理反应各异，在治疗决策时应区别对待。小儿虽生机勃勃，但脏腑娇嫩，气血未充，发病易虚易实，易寒易热，病情变化较快。因而，疗小儿疾病，药量宜轻，疗程宜短，忌用峻剂；青壮年脏腑充实，气血旺盛，病发多实，治疗多攻邪泻实，药量亦可稍重；老年人生机减退，气血渐衰，脏腑功能亦弱，病患多虚，或虚中夹实，治疗多用补法，或攻补兼施，药量应比青壮年减少，中病即止。

男女，因性别不同而生理、病理各异，治疗用药亦当有别。女子以阴血为本，以肝为先天，病理上有经、带、胎、产及乳房、胞宫之病。在治疗方案制定时要考虑经期、孕期、产期的特殊性；男子生理上以精气为主，以肾为先天，病理上精气易亏而有精室及男性功能障碍等特有病证，治疗应予重视。

平日生活工作习惯也影响体质。如纵欲恣情，多伤元阴元阳；嗜食肥甘，易使痰湿内蕴；饥饱劳役，每致脾胃虚衰。因此，临证治病，应考虑患者平素生活与工作习惯，明辨其体质特点，将辨证论治与体质论治结合起来，更切病机，提高疗效。体质是人独特的身体素质个性特征，这种特征受性别、年龄、生活习惯、职业、居处环境等因素的影响与制约。因此，在防治疾病时必须重视这些因素，尽量采用适合个体特点的治疗措施。

除上述外，治疗时还应考虑患者的经济状况，并据此来决定治疗决策可行性。

世界卫生组织（WHO）在《迎接 21 世纪的挑战》报告中指出，21 世纪的医学将从"疾病医学"向"健康医学"发展，从群体治疗向个体治疗发展。"个体化"思想正逐步渗入到医学实践中，将是未来医学发展的方向。中医学的"因人制宜"学术思想与"辨证论治"的临床诊疗手段，其内涵正与之不谋而合。个体化诊疗强调以人为本，理念将由"人的病"向"病的人"转变，个体化诊疗作为手段，其目的是为了将疾病治疗医学转变成健康医学，从对抗疾病转向维护健康和预防疾病，这是符合医学发展潮流和医学模式转变趋势的。

2. 以治测证 当疾病辨证诊断不明时，运用中医某种治法的代表药组成复方来试治疾病，尚能起到"诊断性治疗"的作用。如在"辨证思维方法"

章节中所述"据症难辨"与"无症可辨"的临床情景便是如此。对于"据症难辨"者，治法的设定主要是建立在假设辨证基础之上的；对于"无症可辨"者，治法的设定主要源自医者的经验与直觉等。两者均是通过复方药物治疗后的疗效反应来进行判定的。若服药治疗后病情减轻，则以治测证达到预期目的，证型基本判明而所拟治法有效；若服药治疗后病情未见减轻，则另择他法试治，或另行假设辨证。因此，以治测证的方法不仅对证型的推测、判别有较大的益处，同时也为这一疾病的治疗探寻出有效的治疗方药。这在中医临床辨治疑难病症领域，是很多见的（附案例，见本章节病案八）。

3. **疾病时相性**　所谓疾病时相性，有两方面含义，一是指疾病发生的时相性，即不同年份、季节气候、昼夜阴阳变化特点及消长规律等因素与疾病发生的相关性；二是指疾病发生后，其病机变化特点与病程不同时相阶段的相关性。中医治疗学上的因时制宜，其内涵相应地包括：一则发病年份、季节、昼夜等不同，治疗应有区别；二则根据病程中病情的变化，选择适当的时机治疗疾病。

（1）发病时相与治法：《灵枢·岁露论》："人与天地相参也，与日月相应也。"年月季节、昼夜晨昏时间因素，既可影响自然界不同的气候与物候特点，同时对人体的生理活动与病理变化也带来一定影响。因此，就有必要注意不同天时气候及时间节律下的治疗宜忌，确定治疗方法。如春季，天气转暖，腠理始开，风邪易于侵袭，多病外感，或邪扰肺卫，症有鼻塞、流涕、肤痒等，治拟疏风祛邪为主，但适可而止；夏季炎热，机体当值阳盛之时，腠理疏松而开泄，易于汗出，即使感受风寒而致病，辛温发散之品亦不宜过用，要适当减少如麻黄、干姜、附子、桂枝等药物的应用，以免耗伤津气或助热生变；暑多夹湿，盛夏治病，应多注意清暑化湿，如香薷、藿香、佩兰，或淡渗利湿，如生薏仁、泽泻、茯苓等；秋天干燥，宜轻宣润燥，药如桑叶、苏叶、杏仁、川贝母、北沙参等；至寒冬时节，人体阴盛而阳气内敛，腠理致密，同是感受风寒，用辛温发表之剂却无大碍，但此时若患热证，则当慎用寒凉之品，以防损伤阳气。

正如《素问·六元正纪大论》所谓："用寒远寒，用凉远凉，用温远温，用热远热，食宜同法"。即审察时气之温热寒热对人体影响而制定的施治原则，可防止药食与时气性质相加而伤及人体，从而避免不良后果的发生。

（2）病程时相与治法：在中医治疗学术思想进化发展的历史长河中，比较明确具体地利用疾病的病程时相而进行治疗者，当是张仲景，他在《金匮要略》一书中论道："见肝之病，知肝传脾，当先实脾"。即当肝旺而横逆为患时，作为治病大夫，应意识到肝旺易犯脾土，治疗应先健脾助运，防止肝木的侮逆伤害。

无论何种疾病，均有其独立的病理过程，其特点自然会在发生、发展、转变、趋势等整个病程阶段中显露，了解疾病过程中的这些特点，则利于根据疾病的时相，找到有利的治疗时机，或在病情恶化之前进行针对性治疗以阻断疾病的发展，或在疾病休止期加强防治，控制疾病的复发，从而达到治疗目的。根据疾病的时相以阻断疾病的发展，如在恶性肿瘤的早期，运用扶正抗癌法的治疗方法，提高机体的御邪能力，抑制癌毒对机体的损害，便可有效防止机体因癌毒的侵袭而过早步入损途，也可延缓癌毒发生走注，从而提高患者的生存质量与存活期限；在根据疾病休止期时相，加强防治以控制疾病的复发方面，如哮喘的防治，利用缓解期而进行预防治疗，远比发作期间的治疗容易许多，治疗效果也能提高许多，通常采用宣肺健脾培肾等治法，在入冬之前改善机体的状况，消除或控制"伏痰"，从而达到防止哮喘复发之目的。

4. **疾病趋势性** 疾病的趋势性与"疾病的时相性"有部分类似，但疾病的时相性强调的是治疗时机的选择，而疾病趋势性着重的是基于疾病发展趋势判断上的临床前瞻性治疗，是目标的防治。"治未病"是中医一贯强调的防治思想，是中医治疗学的特色与精髓。

中医"未病"一词，源于《黄帝内经》，可理解为"已有病因存在，但尚未致病"的机体状态，即疾病发生前期。随着中医学防治理论的发展，其临床运用范围不断扩展，现已包括无病期、欲病期、既病欲变期、愈后欲复作期，相应的治疗内容主要包括未病养生、防病于先（未病先防）；欲病即疗，防微杜渐（将病防发）；已病早治，防其传变（既病防变）；瘥后调摄，防其复发（愈后防复）。在中医临床诊治疾病上，运用较多的是后两者，即既病防变与愈后防复。"既病防变"，已在"发病时相与治法"章节中论及，这里主要讨论"愈后防复"的问题。

愈后防复在中医临床的运用，主要有两个方面。一则体现在治疗过程中，对已取疗效的治疗巩固（附案例，见本章节病案九）；二则疾病初愈后继续用药调摄，以防复发（附案例，见本章节病案十）。

5. **疾病地域性** 中医学认为，人体健康与地理环境、气候特点、生活习惯等息息相关。不同地域的水土性质、气候特点、人们的生活习惯各有不同，所患疾病也异，治疗方法亦有明显的差别。

参考不同地域环境特点，来制订适宜的治疗方法，中医学称之为"因地制宜"。不同的地域，地势有高下，气候有寒热，水土有燥湿。在不同地域长期生活的人就具有不同的体质特点，表现出明显的差异，加之工作环境、生活方式各不相同，使其生理活动与病理变化亦不尽相同，因地制宜就是考虑这些差异因素而实施的治疗。《素问·异法方宜论》："东方之域，天地之所始也，鱼盐之地，海滨傍水，其民食鱼而嗜咸，皆安其处，美其食，鱼者使人热中，盐者胜血，故其民皆黑色疏理，其病皆为痈疡，其治宜砭石，故砭石者，亦从东方来……中央者，其地平以湿，天地所生万物也众"。《医学源流·五方异治论》则论述了体质形成与地域气候特点的相关性及治疗宜忌，指出："人禀天地之气以生，故其气随地不同。西北方人，气深而厚，凡受风寒，难以透出，宜用疏通重剂；东南之人，气浮而薄，凡遇风寒，易于疏泄，宜用疏通轻剂。又西北地寒，当用温药之药，然或有邪蕴于中，而内反甚热，则辛寒为宜；东南为温，当用清凉之品，然或有气随邪散，则易于亡阳，又当用辛温为宜。至交广之地，则汗出无度，亡阳尤易，附、桂常用之品。若中州之卑湿，山峡之高燥，皆当随地制宜"。

我国东南一带，气候温暖潮湿，阳气容易外泄，人们腠理疏松，易感外邪而病感冒，且以风热居多，故常用桑叶、菊花、薄荷一类辛凉解表之剂，即使外感风寒，也少用麻黄、桂枝等温性较大的解表药，多择用荆芥、防风等温性较小的药物，且用量宜轻；西北地区，气候寒燥，阳气内敛，人们腠理闭塞，若感邪则以风寒居多，以麻黄、桂枝之类辛温解表多用，且分量也较重。也有一些疾病的发生与不同地域的地质水土状况密切相关，如地方性甲状腺肿、大骨节病、克山病等，论治时也应加以关注。

因此，疾病的地域性特点，给辨治的启示有：地域不同，所患病证各异，治法有别；地域不同，体质各异，虽患疾病相同，其相应治法也异。

6. 疾病的特殊性 由于疾病临床表现的多样性与复杂性，以及治疗方法制定的主观因素，在中医治法发展史中，形成了一些生动具体的经典治法，如当疾病临床表现出现假象时的反治方法，痢疾初起时的逆流挽舟治法等。

（1）反治法：反治法是指和常规相反的治法，是指当疾病出现假象时的治法。因治疗与疾病的假象相从，故亦称"从治法"。《素问·至真要大论》曰："从者反治"。反治法有寒热与补泻之分，其基本内容包括热因热用、寒因寒用、塞因塞用、通因通用。

1）热因热用："热因热用"是以热药治疗"真寒假热"之法。"真寒假热"是阴证似阳的证候。因阴寒内盛，阳气骤虚，阳气不得安守于内，反被寒邪格拒于外；或因久病体虚，气血耗损，虚阳无所归附，浮越于外，出现真寒假热的现象。症见身热，但喜衣被，口渴而不多饮，手足躁，但神情萎疲，苔黑但润滑，脉洪大而无力等。治当急救回阳、温阳、潜阳，可选四逆汤、通脉四逆汤、回阳救急汤、潜阳丹等治疗。

2）寒因寒用："寒因寒用"是以寒药治疗"真热假寒"之法。"真热假寒"是阳证似阴的证候，因邪热炽盛，或暑邪内闭，郁遏阳气，阳气不得外出，肌表失于真阳温煦，出现一派真热假寒的现象，症见恶寒，但不欲盖衣被；手足冰冷，但胸腹灼热；下利纯水，但夹燥粪或矢气极臭，脉沉，但重按弦滑有力，并见烦渴、咽干、口臭、舌苔白干、小溲黄赤等。治当辛凉疏泄，泄热除积，可选用白虎汤、大承气汤等治疗。

3）塞因塞用："塞因塞用"是指用塞法治疗"塞"证。闭塞不通之证，一般应采用通利的治法，但对某些现象表现为"塞"，而本质是虚的病证，则运用培补之法。此多因脏腑经络气血阴阳不足，以致气化不利，流通不畅，故虽见不利，然治疗之法，不但不能通泄，反而要用补法，以达到通的治疗目的，故实属反治之法。如中阳不足、脾运不健所致的脘腹胀满，命门火衰、气化不及所致的尿闭，阴血亏虚、冲任不充所致的闭经等，分别采用补脾、培肾、养血等方法治疗。

4）通因通用："通因通用"是指用通利的方法治疗"通"的病证。对通泄病证的治疗，一般应采用固涩的治法，但对某些病象是"通"，而本质是瘀滞的病证，则不但不能补益固涩，反而要用通利之法，故亦属反治法。如对湿热所致的小便频数、瘀血阻络所致的崩漏等应分别采用清利湿热、活血行瘀法治疗。

（2）特殊治法：由于部分疾病的特殊性，先辈们常用一些特殊的治法来进行治疗，并借象示喻，运用一些生动的形象比喻来说明这些中医治法，以便传承。这些治法已被烙上特殊的印记，成为中医治法的经典，承载着中医传统文化。如逆流挽舟法、提壶揭盖法、釜底抽薪法、增水行舟法、宣通玄府法等。

1）增水行舟法：该法出自《温病条辨》，为生津润肠以行燥结大便之法。因温病热邪伤津，肠腑失润而致大便燥结，犹如河水减少而船舶搁浅，增水则船浮，自能运行，故用生津润肠以行大便，方如增液汤，药用生地、元参、麦冬之类。

2）提壶揭盖法：是指用宣肺或升提的方法实现小便通利的一种治法。肺主气，为水道上源，当肺气闭阻、肃降失职之际，可影响膀胱，以致气化失司，出现喘促胸满、小便不利、浮肿等症，治疗宜宣发肺气，冀肺气得宣，小便得利，故喻为提壶揭盖，茶水自出。

3）逆流挽舟法：痢疾初起，兼有恶寒、发热、头痛、身痛、无汗等表证，用人参败毒散。该方疏表祛邪，寓散于通，使表解而里滞得除。即前人所谓从表陷侵入者，仍当由表而出，犹如逆水挽船上行之意，故称逆流挽舟法。喻嘉言用人参败毒散治疗外邪陷里之痢疾初起，意即疏散表邪，使初入里之邪从表而解，里滞得除，其痢自止。

4）釜底抽薪法：相当于中医"通腑泄热法""以下为清法"，即用苦寒通便的药物来达到退热之治疗目的。主要适用于高热而兼有便秘者。此刻高热，犹如锅下柴多火旺，抽去柴薪则火熄热退。故常用大黄、芒硝等药，或将其配入清热方剂中，通利大便，泻下热结，使邪热从下而去，以达到以下为清目的。此外，通便去火，又可顾护阴液，防大火而蒸干水液，更利于退热。

5）宣通玄府法：开玄府法，从调节机体升降出入着手，使清者自升，浊者自降，而不强责求汗而使汗出于自然。其临床治疗部分内科疾患时，常用生麻黄、桔梗等，轻而扬之，开达上焦肺卫气机，使水道通调，邪气外发。如《金匮要略·水气病脉证治》所谓："大气一转，其气乃散"，即运用此法来宣散水气。

7. 适度平衡性　治疗适度性，是中国传统文化"中庸"思想在中医治疗学方面的体现，它强调治疗的平衡与适度。疾病发生的本质是脏腑阴阳气血失去平衡协调，故使之恢复平衡状态是疾病治疗的根本，中医临床决策过程中始终贯穿着这一原则。就疾病状态而言，无外乎邪盛、正伤与失调三端，相应的治法有攻邪、扶正与调理三大端。若在治疗过程中，做到扶正而不恋邪，攻邪而不伤正，调理不宜太过，中病即止，以平为期，则是治疗适度平衡性思想的基本要求与境界。中医临床治疗方法中的调整阴阳、调理脏腑、调和气血、扶正祛邪等，其目的均是要恢复机体的平衡与协调，但这些治疗的运用要适度，用之不当，则反而有损平衡，犯虚虚实实之戒。因此，平衡是治疗的目标，适度则是保证平衡的措施。

（1）扶正而不恋邪：疾病过程中，正邪相搏，因正伤而欲扶正，但无忘祛邪，否则有恋邪之虑。如肾体衰败、浊毒潴留之关格，若用熟地、山萸肉、阿胶等滋腻之品培补肾体，定有恋邪而浊毒难泄之弊，若改用其他味薄轻培之品益肾，并同时伍用泄浊排毒、理气运脾之味，方显稳妥。

（2）攻邪而不伤正：临诊遇有邪盛为患时，祛邪之际，用药勿伤正气。如感冒之病，发汗解表是基本治则，但发汗太过，则易致气随汗泄，损伤正气；若阴虚之体，误用辛温发汗之剂，则更伤其阴，助热为患；阳弱之体，用辛温发汗解表，或可致大汗亡阳之变等。运用祛邪之法，要考虑患者的体质，仲景早有明训。如阴阳气血不足者不可用汗、吐、下法；咽干、淋家、汗家、疮家、衄家、亡血家等禁用辛温发汗；阳明病汗出多而渴者，禁用猪苓汤利小便等。

人以脾胃之气为本，治疗疾病应加重视。如《伤寒论》运用苦寒之剂，恐伤及脾胃，"凡用栀子汤，病人旧微溏者，不可与服之"，"太阴病，脉弱，其人续自便利，设当行大黄、芍药者，宜减之，以其人胃气弱，易动故也。"

（3）调理不宜太过：对脏腑功能失调所致病证，调理也应恰当。如男性功能障碍患者，中医辨证有肝郁不疏、痰瘀阻滞、肾不作强、气血亏虚等，但医者每遇此病，即滥用温热壮阳之品，如肉桂、附子、仙茅、仙灵脾、鹿茸、海马等，虽一时见效，久而变证丛生，如久服温热壮阳之剂，反致勃起减弱，时或早泄；或表现为性欲亢盛，但勃起不坚，同床即软，并伴见腰膝酸软、头晕耳鸣、口干、舌红少苔、脉细数等，系温热之剂伤及肾阴，以致阴虚火旺之变。

（4）中病即止：这一治则要求用中药治病，在病情控制之后应该及时停药，或根据病情变化而调整治法方药。

中医治病是利用药物的偏性，来祛除病邪，调整脏腑阴阳的偏性。从某种意义上而言，药物都具有一定的毒性，治病就是借助其毒性来纠正机体的偏颇，一旦疾病已愈，再持续服用就可能成为"药毒"。《素问·五常政大论》云："大毒治病十去其六，常毒治病十去其七，小毒治病十去其八，无毒治病十去其九。谷肉果菜，食养尽之，无使过之，伤其正也"。提示药物偏性明显的峻剂，药效突出，起效迅速，却也易伤正，"十去其六"便当停药换方，即使是无毒之药，用至病去九成便可，余者待饮食调养，自然邪去正复。

强调中病即止，应理解为疾病痊愈后即可中止服药，多指急性疾病而言。但中医另有"效不更方"之说，效不更方主要是针对虚证与虚实夹杂之慢性病，病程长，病情变化缓慢，难收速效。如对慢性肝炎等的治疗，经治疗后，病情改善，患者精神状态转佳，医者不应囿于"中病即止"之说而终止治疗，应守方巩固。此外，还有一些内伤杂病，如慢性肾小球肾炎，经治疗后，患者自觉症状消失，但小便常规检查提示蛋白或隐血阳性，则应坚持原法加减治疗，直至治愈。

8. 施治秩序性 在比较复杂的疾病中，各病理因素对身体的损害程度与速度是不一致的。如在恶性肿瘤的致病因素中，有癌毒、痰瘀、气滞、湿阻等，但主要对机体造成伤害者，是癌毒，故在早中期，抗癌解毒始终是第一位的；而在中晚期，机体正气的强弱状态则成为支撑生命的重要因素，作为后天之本的脾胃，其功能状态尤被重视，即所谓"有胃气则生，无胃气则死"，因此，固护脾胃，健脾开胃便成为治疗的关键因素之一，其他治疗方面或可暂缓，这就是治疗的秩序性。在中医长期的诊疗实践中，已形成一系列关于施治秩序性的原则，如标本缓急、表里先后等。

应用标本关系分析病证矛盾的主次缓急，从而相应地确定治法的先后，称之为标本缓急治则。标与本是相对的，从发病的邪正关系而言，正气为本，邪气为标；从疾病的病因和症状而言，病因为本，症状为标；从疾病的新旧来论，旧病为本，新病为标。总之，"本"是指疾病的主要矛盾或矛盾的主要方面，"标"是指疾病的次要矛盾或矛盾的次要方面。在一般情况下，"治病必求于本"，当以治本为主，但在标急的情况下，又可"急则治其标"。标本缓急辨治法则主要适用于辨治错综复杂的病证，要求能始终把握时机，认准主要目标，获得关键性实效。

《素问·标本病传论》篇："间者并行，甚者独行。"指病轻势缓的可以标本兼治，病重势急的，则必须集中力量治疗其紧要的病变，可治标或治本。张仲景将此理念应用于阳明、少阴三急下证，如患者表现阳明燥实、少阴阴亏，真阴欲竭，治拟急下里实，泻阳明以救少阴，体现了"甚者独行"的治疗思想。若是标急，也可先从标论治，然后缓图其本。如痰饮病，以阳虚为本，水饮为标。当水饮之邪壅盛时，治宜发汗、分消、攻逐，以治其标，支饮与悬饮用十枣汤，溢饮用大青龙汤、小青龙汤，痰饮则用甘遂半夏汤与己椒苈黄丸等，当饮衰大半，则转从"微饮"治法，续与苓桂术甘汤与肾气丸等暖脾温肾，以图其本。

当宿疾合新病时，可遵《金匮要略·脏腑经络先后病脉证》："夫病痼疾加以卒病，当先治其卒病，后乃治其痼疾也"。因痼疾为旧病、慢性病，日久势缓病深，难以速愈，故可后治；卒病为新病、急性病，势急邪浅，迟则生变，故宜急治，且可避免新邪深入，或与宿病纠合，使病情复杂。如癌病复因饮食不当而吐泻，此为癌病痼疾加吐泻卒病之患，治疗当先治其吐泻卒病，后乃治其癌病痼疾。若卒病之病势不甚，或与痼疾相互牵制，难以分治取效者，也可标本兼顾，痼、卒同治，如《伤寒论》中："喘家作，桂枝加厚朴杏子佳"便是有趣一例。

表里同病时，可分清表里缓急以决定治法先后，有先表后里、先里后表与表里同治之别。

9. **经验直觉性** 在中医临床诊治活动中，某些复杂病况下的治法制定，是在据证立法的基础上，复加医者的经验直觉而形成，年资越高，知识与经验的积累越丰富，这种经验、直觉、技巧成分就越多。在中医的诊疗实践过程中，没有哪一项诊疗活动能像治法拟订那样带有如此的主观与技艺色彩，治法的拟定中兼具对证的必然性恪守与思绪主观驰骋的自由。其中，思绪自由驰骋表现在：如治法布局的设置、重要目标的锁定、复法的围攻、治法间的比例关系、疾病标本因素的兼顾、治法的主次舍弃、现代药理成果的借鉴等，无不带有浓郁的主观色彩，而支撑这一主观色彩的因素，恰恰是医者的思维方式，经验、知识、直觉、技巧等。中医治法的拟定，有着自己的看门绝技，其中更多的是思辨的、技巧的、经验的、结合西医与药理的，但它的内涵却是先进的、实效的。

现举一例来说明医者对治法的设计，治法可以远远超出辨证结果的依据范围。如笔者曾治一老年患者便秘，症状不多，临床表现中热象不显，证候辨识仅根据高年、舌淡、脉细等，故从气血亏虚、肠腑失润、传导无力立论。初诊方围绕通便，组方思想中涉及脏腑、气血津液间多种生理与病理关系，如：生黄芪、生白术，补气运脾以强肠腑推动之力；生首乌、火麻仁、全瓜蒌、芒硝、柏子仁、炒当归等养血滋阴、润肠通便；桔梗宣肺，因肺与大便相表里，宣肺以利肠腑通降；生黄芪与泽泻相伍，升清以降浊，促使大便通解；炒枳实行气通腑等。这些多元治疗思路，不全是基于本病的辨证结果，而是源于医者知识的综合有效运用，也是源自解决临床问题多年的经验积累与治法技巧的运用。因为要较快地取得疗效，往往可基于脏腑、气血津液等相互间的生理、病理关系，这种关系是多绪的，对疾病的治疗是有益的，故可以选择性地运用。

10. 治法变通性 有时同一治法可以变通用于多种疾病的治疗。如以醒神法的临床运用为例，看看治法又是如何超出原适应证范围而被变通运用的。

醒神法，是用芳香开窍或化痰启闭类药物为主组成，以苏醒神志、活动神机、振奋精神，治疗神昏多寐、痴傻呆愚等疾病的一种治法。神由心主，不仅主思维、意识与精神，更能主宰其他脏腑一切生命活动，故在内科疑难病范畴内，大凡低下、抑遏与痴愚者，可适度考虑伍用醒神法，这对提高临床疗效有一定的价值。

《素问·灵兰秘典论》："心者，君主之官，神明出焉"；《灵枢·邪客》："心者，五脏六腑之大主也，精神之所舍也"，是对心主神功能的高度概括，包括两个方面，一则主管精神、意识、思维；二则主宰生命活动，是指五脏六腑必须在心的统一指挥下，才能进行统一协调的正常生命活动，故《饮膳正要·序》谓之："心为身之主宰，万事之根本"。但心主宰生命活动功能异常，则难以维持正常生命活动，正如《素问·灵兰秘典论》："主明则下安……

主不明则十二官危"，《灵枢·口问》："悲哀愁忧则心动，心动则五脏六腑皆摇"。

在内科慢性疑难病的治疗中，常用开窍醒神药有石菖蒲、郁金、炙麻黄、炙远志等，临床拓展运用包括以下方面：

心主自病：人之灵机记性、思维语言、视、听、嗅等均为脑所主，故称脑为元神之府，脑为人体生命活动的中枢，神明之心实质即是脑。病理多为痰瘀蒙蔽，清窍难开，神机失用，或精血亏耗，脑府失荣，神明难用。主要临床表现为反应迟钝、记忆下降、痴傻呆愚等。清·林佩琴《类证治裁·健忘》："人之神宅于心，心之精依于肾，而脑为元神之府，精髓之海，实记性所凭也"。治拟化痰活血、开窍醒神，药如炙麻黄、石菖蒲、郁金、远志、半夏、陈皮、制南星、茯苓、丹参、川芎、桃仁、红花等；对肾精亏耗，脑府失荣者，治拟益肾填精、醒神启闭，药用熟地、鹿角胶、制首乌、女贞子、枸杞子、仙灵脾、肉苁蓉等，并参入石菖蒲、郁金等。

心与肺病：肥胖之人，痰浊闭塞，或酒后昏睡，心阳被遏，神机愈抑，不能开启肺气，肺气郁闭，宣肃失利，则呼吸难以续接。此病多在夜间阴盛阳衰之时而作，入夜阴盛，寐过深沉，肺之宣肃难以接续，如西医学疾病中的"夜间睡眠呼吸暂停综合征"。可从痰瘀阻滞、神机不用、肺气郁闭施治。方中伍用启闭醒神之品，可使夜寐深度减低，神机不被抑遏而能行主宰之事。可用生麻黄、石菖蒲、郁金启闭醒神，川芎、生楂肉、制大黄、红花、制丹参、桃仁等活血消瘀、流畅血脉以荣脑府，通畅窍机；泽泻、苍术、玉米须、半夏、炙僵蚕化痰降脂祛湿。若肺病日久，痰浊阻肺，清阳不升，痰蒙神窍，神机不用者（肺源性心脏病呼吸衰竭），治拟化痰平喘、醒神开窍，药如半夏、陈皮、茯苓、制南星、瓜蒌皮、炒苏子、炒白芥子、炙麻黄、石菖蒲、郁金、炙远志等。

心与脾病：心气郁滞而致脾气失和，表现为自闭少言、舌不知味、食欲不振者，病如"神经官能症""神经性厌食症"等，治可疏肝解郁、醒神定志，兼以运脾开胃。药用柴胡、香附、郁金、炙麻黄、炙远志、炒白术、陈皮、茯苓、砂仁、炙鸡金等；若脾虚不足，清阳不升，脑府不荣，心神失养，则见体乏神疲、时时欲寐、甚或寐中难醒，病如"嗜睡症"等。李东垣《脾胃论·卷上》谓之："脾胃之虚，怠惰嗜卧"，治拟补气升清、醒神以振奋精神，药如炙黄芪、党参、怀山药、制黄精、当归、升麻、柴胡、炙麻黄、石菖蒲等。老年体衰，髓海消减，神机不利，魄门难为之使，肠腑传导失司，肛门难约之"大便失禁症"等，治拟醒神启闭、培肾固脾、涩肠止便，药用炙麻黄、石菖蒲、郁金、炙远志配用补骨脂、益智仁、怀山药、炒薏苡仁、炒白术、赤石脂、五味子、诃子等。

心与肝病：肝风夹痰，上蒙清窍。表现为心悸头昏、反应迟缓、表情呆滞、肢颤不宁等。多见"梅尼埃病""脑梗死""帕金森病"等，治拟平肝息风、化痰醒神。药如天麻、勾藤、川芎、蔓荆子、炙僵蚕、炙全蝎、白芍、左牡蛎、泽泻、白术、法夏、陈皮、炙远志、石菖蒲等。若肝气郁滞，窍机不利，可见自闭独处、情绪低落、抑郁神疲等，如"抑郁症"等。《景岳全书·郁证》："至若情志之郁，则总由乎心，此因郁而病也"。治拟疏肝解郁、醒神复志，药如柴胡、香附、白芍、郁金、川芎、炙远志、天麻、朱茯神、石菖蒲、左牡蛎等。

心与肾（膀胱）病：夜寐深沉，神机不用，难能司及膀胱，开阖不利，膀胱失约，此病多见"小儿夜间遗尿"等，治可醒神，使神能主宰膀胱，更加培肾固胂，以强约缩之能。药用炙麻黄、石菖蒲、炙远志配用补骨脂、山茱萸、巴戟天、益智仁、怀山药、乌药、五味子、桑螵蛸、金樱子等。思虑烦劳，心气抑郁，肝络失畅，宗筋难用，发为阳痿，故《临证指南医案·阳痿》："有因思虑烦劳而成者，则心、脾、肾兼治"。治可疏肝解郁、醒神定志，仿清代医家，对肝郁者用达郁汤，心气抑郁者用启阳娱心丹，合以补肾壮阳，药如柴胡、香附、郁金、生麻黄、生麦芽、石菖蒲、炙远志、当归、白芍、枸杞子、仙灵脾、九香虫等。

六、治法关系

辨治较为复杂的慢性疾病时，往往采取复法合同，以适应病机多绪而证型兼夹的病情。由于证型的兼夹不同，加之医者的经验技巧因素等，复法间的关系往往显得较为复杂，但仔细考量，不外以下几种基本形式。

1. 主次　这是最为常见的形式，主要用于病机证型兼夹而证型轻重不一。各治法目标不同，但主次有别。主法以治疗主要病机证型，主要病机证型通常支配着临床大部分病情表现，或虽非大部分表现，却是病情较危重的，故选用药物较多，剂量也显偏大；次法是在复法中处于从属地位的治法，通常用以治疗引起较小份额临床表现、或病情较轻的病机证型，组方后的代表药味相对偏少，总剂量偏轻（附案例，见本章节病案十一）。

2. 并立　也是临床常采用的方式之一，各治法目的不一，针对各自的病机证型目标。各病机支配的临床表现范围大致相当，各病机证型对机体伤害程度也大致等同，各病机证型之间难分主次，故设计的各治法并立而行，无主次之分，组方中各治法代表药的药味数量与剂量也无明显差别（附案例，见本章节病案十二）。

3. **互济** 这类复法组合关系，也时常成为临床采用的形式之一。各治法的治疗目标虽然不一，但治法之间却存在互济的关系，也即某一治法在治疗相关目标的同时，也起着对他法有益的作用，即促使他法也达到治疗目的作用（附案例，见本章节病案十三）。

4. **协同** 这类复法的组合，临床相对运用较少，多在危、重、急、难之际而使用，且带有明显的军事用兵色彩，年长而资历高、经验丰富的中医大夫时常用之，以解决棘手的临床问题。在这种复法合用方式中，各治法的治疗目标是一致的，各治法之间存在协作、协同关系，是从不同角度围绕统一目标的施治，其中部分治法的择用可能与疾病的病机无关，是基于医者经验，为实现治疗目的之需要（附案例，见本章节病案十四）。

案一 李某，男，28 岁，高淳县某公司职员，2004 年 9 月 12 日初诊。

近数月来下肢乏力，甚或难以站立，尤以晚间为著。苔薄，舌淡红，质稍黯，脉虚弦。经西医外科与精神神经科等多方检查指标正常，诊断不清，治疗少效。

诊病：痿证（中医）。

辨证（假设）：脾失主肌，肾不作强，痰瘀阻滞。

治法：健脾益肾，化痰行瘀，强壮筋骨。

处方：炙黄芪 25g，潞党参 15g，炒怀山药 15g，制黄精 10g，炒薏苡仁 15g，炙僵蚕 10g，制南星 10g，炙全蝎 4g，山萸肉 10g，桑寄生 12g，怀牛膝 15g，川断 10g，鬼箭羽 10g，制白附子 4g，7 剂，日 1 剂，水煎，分两次温服。

2004 年 9 月 17 日二诊：药后症状减轻，苔脉同前。

处方：原方，加炒当归 10g，7 剂，日 1 剂，水煎，分两次温服。

2004 年 9 月 24 日三诊：服药后诸症未见发作，自觉下肢较前明显有力，苔薄，舌淡红，质稍黯，脉小弦。

处方：初诊方，去山萸肉；加炒当归 10g，7 剂，日 1 剂，水煎，分两次温服。

注：因辨证不甚明确，故本案系多法漫击之例。痿证之病，病变部位在筋脉肌肉，但根本在于失养，有虚实两端，虚则五脏虚损，实则湿热痰瘀，故病机就在其间，临症稍加辨析，便可进一步缩小证治范围。根据本案临床资料，初拟假设证型为：脾失主肌，肾不作强，痰瘀阻滞，故组方治疗中伍用大剂健

脾之品，是遵"治痿独取阳明"之意，冀后天振旺，气血生化有源，肌肉筋骨得以濡养；病理因素中尚应考虑"痰瘀"，本病系肢体经络病变，加之患者舌质稍黯，合用"化痰祛瘀"以流通气血，即吴师机所谓："气血流通即是补"之理；因系下肢乏力，甚或难以站立行走，故方中加用培补肝肾、强壮筋骨之品亦系必然，药如桑寄生、怀牛膝、川断、炒怀山药、制黄精等。

案二 翟某，女，59 岁，江苏省高淳县退休工人，2011 年 6 月 25 日初诊。

长年苦于肛胀，程度较剧，时欲大便，大便尚调，纳谷尚可。情绪时有抑郁，少有头昏，体力稍差，面色少华，形体消瘦。苔根薄黄，舌质淡红，脉弱。

诊病：郁证（中医）。

辨证：中虚不足，肝木乘侮，肠腑气机不利。

治法：培中健脾，疏肝理气。

处方：炙黄芪 20g，炒怀山药 12g，炒薏仁 12g，鸡血藤 12g，香附 10g，柴胡 5g，煨木香 10g，陈皮 12g，乌梅 10g，防风 10g，大白芍 10g，7 剂，日 1 剂，水煎，分两次温服。

2011 年 7 月 2 日二诊：肛胀已缓，时有乏力，头晕，脘部不适。苔薄微黄，舌质淡红，脉小弦。

处方：原方，加潼白蒺藜各 12g，砂仁（后下）6g，14 剂，日 1 剂，水煎，分两次温服。

2011 年 7 月 16 日三诊：肛门胀急感觉已不明显，体力好转，脘部亦适，苔薄微黄，舌质淡红，脉小弦。

处方：原方，14 剂，日 1 剂，水煎，分两次温服。

2011 年 8 月 20 日四诊：肛胀告止，但近日时觉体乏无力，纳谷欠馨。苔薄微黄，舌质淡红，脉小弦。

处方：6 月 25 日初诊方，加怀牛膝 15g，川芎 10g，砂仁（后下）6g，14 剂，日 1 剂，水煎，分两次温服。

注：本案长年苦于肛门坠胀，因伴头昏体乏、形体消瘦等，故可从中虚不足、清阳难升假设立论，因时欲大便，情绪抑郁等，肝木乘侮或可考虑。故治疗上多法合以"漫击"，以培中健脾升清为主，结合疏肝、缓肝、理气等多法并举。初诊方用炙黄芪补中益气、升阳举陷；炒薏仁、炒怀山药、陈皮培中健脾；柴胡、香附、大白芍疏肝缓肝，以防肝木乘侮；乌梅酸敛涩肠；煨木香行气以除后重；防风散肝舒脾而升清；鸡血藤养血活血，改善面容。二诊时肛胀

已缓，因见头晕、脘部不适，故加潼蒺藜、白蒺藜与砂仁，潼蒺藜、白蒺藜是对头晕而设，意在平肝息风；砂仁是对脘部不适而用，意在和胃理气。

案三 郭某，男，74岁，江苏省南京市退休职工，2005年9月6日初诊。

素有慢性气管炎、肺气肿与老年性前列腺肥大病史，近日小腹作胀，排尿困难，夜尿较频，妨于睡眠，咳喘不显，苔薄，舌质稍红，脉沉细。血压：125/85mmHg。

诊病：癃闭、肺胀（中医）。

辨证：肾气亏虚，痰瘀阻滞下焦，气机升降失司，膀胱气化不利。

治法：化痰祛瘀，升降气机，培肾以助膀气化。

处方：黄柏10g，知母10g，肉桂1.5g，菟丝子10g，乌药6g，海藻15g，炙鳖甲（先煎）12g，升麻6g，泽泻15g，桔梗8g，车前子（包煎）10g，炒葶苈子10g，南北沙参各10g，炙麻黄3g，7剂，日1剂，水煎，分两次温服。

2005年9月13日二诊：小腹作胀、排尿困难、尿频等明显缓解，咳喘不显，但夜寐欠安，咽部痰滞，苔薄，舌质稍红，脉沉细。

处方：原方，改肉桂1g；加夜交藤30g，柏子仁12g，炙远志10g，7剂，日1剂，水煎，分两次温服。

2005年9月20日三诊：夜尿两次，夜寐稍安，晨起稍喘，不咳，咯痰色白，量不多，苔薄，舌质稍黯，脉濡细。

处方：初诊方，加瓜蒌皮12g，补骨脂12g，14剂，日1剂，水煎，分两次温服。

2005年9月27日四诊：小溲已调，夜尿一次，咳嗽不显，少有干咳，血压：140/88mmHg。苔薄，舌质稍黯，脉濡细。今转宣肺降逆与助膀气化并举。

处方：南北沙参各12g，炙麻黄3g，半夏10g，陈皮10g，补骨脂10g，瓜蒌皮15g，桔梗6g，黄柏10g，知母8g，肉桂1.5g，乌药6g，炒葶苈子10g，7剂，日1剂，水煎，分两次温服。

注：本案病机较为复杂，小溲异常的直接原因虽系膀胱气化失常，但间接因素很多，如：老年肾亏而气化无力、痰瘀阻结而气机不利（老年性前列腺肥大）、肺失肃降而气机升降失常（慢性气管炎、肺气肿）等，故综合辨证为肾气亏虚，痰瘀阻滞下焦，气机升降失司，膀胱气化不利。对"小便滴沥难出"主症，治疗基于以下多条思路，复法围攻：①本病终由膀胱气化失常所致，故治拟助膀胱气化，药用肉桂、乌药等；②该患者素有慢性支气管炎病史，来诊时伴有咳喘，考虑有气机升降失常，故治拟升清降浊，药如升麻、泽泻等；③由于中医治疗理论上有"提壶揭盖"之说，故在方中伍用桔梗以宣

肺通溺；④前列腺肥大，表现为局部有形之结，堵塞溺道而致小便滴沥难出，故方中尚可伍入化痰散结、活血软坚之品，药如海藻、炙鳖甲、炮山甲等；⑤本病老年多见，夜尿频数，故与肾虚也不无关系，方中酌入培肾固涩之品，药如菟丝子、山萸肉、金樱子等。

案四　张某，女，56 岁，南京郊县桠溪镇农民，2003 年 9 月 28 日初诊。

近年来鼻衄反复发作，皮下易出现瘀斑，口干明显，但不欲饮，骨蒸潮热，纳谷量少，体乏无力。苔薄，舌质淡红，脉小弦。查血小板计数：8.6 万/mm³，B 超：肝脾未见肿大。

诊病：血证（血证）。

辨证：气虚不摄，阴虚血热，血离经而外溢。

治法：益气养阴，清热凉血。

处方：炙黄芪 15g，制黄精 10g，仙鹤草 15g，茜草根 15g，生地 10g，炮姜炭 6g，阿胶 10g（化冲），白茅根 15g，白薇 10g，玄参 10g，丹皮 10g，旱莲草 12g，蒲黄炭（包煎）10g，砂仁 4g（后下），炙鸡金 10g，川牛膝 12g，7 剂，日 1 剂，水煎，分两次温服。

另：强的松 10mg，口服，每日 2 次。

2003 年 10 月 5 日二诊：诉一切正常，症情平稳，出血已止，纳谷有增，体力稍差，舌质黯红，苔薄微黄，脉濡。

处方：原方，14 剂，日 1 剂，水煎，分两次温服。

另：强的松 10mg，口服，每日两次。

2003 年 10 月 19 日三诊：强的松已停 1 周，夜卧前额头痛，鼻咽干燥，原有"干燥综合征"，苔薄，舌质稍红，脉小弦，继续原方缓图。

处方：初诊方，去白茅根、蒲黄炭；加陈皮 10g，石斛 12g，大麦冬 10g，7 剂，日 1 剂，水煎，分两次温服。

2003 年 10 月 26 日四诊：诉症情平稳，双目干涩感较显著，出血未作，苔薄，舌质稍红，脉小弦。继续原方缓图。

处方：原方，7 剂，日 1 剂，水煎，分两次温服。

2003 年 11 月 2 日五诊：鼻衄与皮下出血已止，双目干涩亦缓，查血小板计数：11.2 万/mm³，苔脉同前。

处方：初诊方，去白茅根、蒲黄炭；加川石斛 15g，大麦冬 10g，7 剂，日 1 剂，水煎，分两次温服。

注：本案鼻衄、紫癜，中医辨证可从气虚不摄、阴虚血热考虑，主要依据为体乏无力、骨蒸潮热、口干而不欲饮，且病程较长。治疗上，拟益气、养

阴、清热凉血之法，然止血药的选择仍以凉血止血与收敛止血为主，药如生地、白茅根、玄参、丹皮、旱莲草、茜草根、阿胶、仙鹤草等，并可结合化瘀止血、温经止血等，药如蒲黄炭、炮姜。其中伍用炮姜，意在反佐；伍用蒲黄炭，使血止而不留瘀；川牛膝引血下行，以加强鼻衄的"对症处理"。本案用药思路是在培益气阴的基础上，择用大剂凉血止血与收敛止血之品，以凉其血、凝其血、止其血，是针对鼻衄、紫癜之血证而采用的复法围攻。

案五 袁某，男，4 岁，江苏省南京市幼儿，2008 年 3 月 27 日初诊。

恙起去年蚊虫叮咬后，皮肤红斑或丘疹，红赤瘙痒，曾于南京皮肤病防治研究所拟诊为"湿疹"，经多方治疗少效，四肢面部皮损明显，时有新发，红赤瘙痒，溃破渗出，伴反复外感，咳嗽，喉中痰鸣，面白少华。苔薄，舌质淡红，脉小弦。

诊病：湿疹（中医）。

辨证：肺脾不足，风湿毒邪恋表，痰湿蕴肺。

治法：宣肺化痰，祛风除湿，凉血解毒止痒。

处方：炙麻黄 2g，法半夏 5g，炙僵蚕 5g，防风 5g，炒白术 6g，陈皮 6g，苍耳草 6g，蝉衣 3g，苦参 6g，地肤子 6g，丹皮 6g，凌霄花 6g，7 剂，日 1 剂，水煎，分两次温服。

2008 年 4 月 3 日二诊：诉皮肤瘙痒显减，新发减小，但仍觉轻咳，无痰。苔薄，舌质淡红，脉小弦。

处方：初诊方，去法半夏；加南北沙参各 6g，生黄芪 8g，砂仁（后下）2g，7 剂，日 1 剂，水煎，分两次温服。

2008 年 4 月 10 日三诊：咳嗽已止，但近日面颊及下肢见湿疹少许新发。苔薄，舌质淡红，脉小弦。

处方：初诊方，去法半夏、炙麻黄；加炒苍术 6g，砂仁（后下）4g，水牛角（先煎）10g，生地 8g，14 剂，日 1 剂，水煎，分两次温服。

2008 年 4 月 24 日四诊：外感未作，面颊及四肢陈旧性皮损范围明显缩小，湿疹未见新发。苔薄，舌质淡红，脉小弦。

处方：原方，14 剂，日 1 剂，水煎，分两次温服。

2008 年 5 月 15 日五诊：皮损显减，未见新发，有时喉中少有痰滞，纳谷、二便均可。苔薄，舌质淡红，脉小弦。仍从益气固表、凉血祛风、除湿止痒图治。

处方：生黄芪 8g，炒白术 6g，防风 6g，苍耳草 6g，蝉衣 3g，苦参 6g，地肤子 6g，凌霄花 6g，水牛角（先煎）10g，陈皮 6g，炙僵蚕 6g，14 剂，日 1 剂，水煎，分两次温服。

2008 年 5 月 29 日六诊：近日虽值外感，但症状较以往大有轻减，少有咳嗽与喉中痰鸣，皮损不显，未见新作。苔薄，舌质淡红，脉小弦。

处方：原方，加生麻黄 2g，法夏 5g，生地 6g，7 剂，日 1 剂，水煎，分两次温服。

2008 年 6 月 5 日七诊：诉一切均可，已无特殊不适。苔薄，舌质淡红，脉小弦。继续原方巩固治疗。

处方：5 月 15 日方，14 剂，日 1 剂，水煎，分两次温服。

注：本案辨治过程中，多次涉及治法的暂停与复用。初诊病机涉及三端，一则肺脾均虚，体弱而易于外感；二则外邪乘袭，痰湿蕴肺，肺失宣降；三则血分风热毒盛，与脾湿相合，风湿毒搏结，留恋肌表。若从本论治，即培补肺脾、益气固表，但恐有恋邪之虑，结合运脾化湿当是有效可行之法。初诊时邪实为主，况患儿苦于皮肤瘙痒，且又新增咳嗽，故治疗当先从宣肺化痰、祛风除湿、凉血止痒等入手，并佐以运脾除湿，冀尽早祛除病邪，为日后益气健脾、补肺固表、扶正达邪等建立基础。初诊方针对咳嗽与肤疾，从风、痰、湿、毒入手，以宣肺化痰、祛风除湿、凉血解毒止痒。方用炙麻黄为君，一则宣肺以止咳，二则宣肺以祛邪除湿止痒；陈皮、半夏运脾化痰；防风、炙僵蚕、苍耳草、蝉衣、苦参、地肤子祛风除湿止痒，并借麻黄之宣发与鼓动，布发周身肌表而各尽其能；丹皮、凌霄花凉解血热，活血祛风；炒白术与陈皮相合，运脾化湿，缓图其本。

二诊时咳减痰少，故原方去法半夏，加生黄芪、南沙参、北沙参等补肺、润肺、固卫，恐其碍胃，方中再入砂仁；三诊时咳嗽已止，但面颊及下肢仍见湿疹少许新发，恐补肺固卫之品恋邪，故急停生黄芪、南沙参、北沙参等，仍用初诊方，去炙麻黄、法半夏之宣肺化痰，加用炒苍术、砂仁以健脾化湿；水牛角、生地凉解血热；四诊时皮损显减，未见新发，且纳谷、二便均可，故仿玉屏风散意，再入生黄芪以补肺固卫。

案六 吴某，女，63 岁，江苏省高淳县农民，2005 年 2 月 27 日初诊。

近六七年来左侧面部疼痛，常与刷牙、吹风受凉等有关，痛时拒触，呈突发性抽掣样疼痛，程度剧烈，曾因难忍疼痛而有多次自杀倾向，口苦、口干且燥。舌质红，苔薄黄，脉弦滑。测血压：210/120mmHg，查体左侧面部散在轻压痛。

诊病：头痛（中医）。

辨证：风火逆乱，气血瘀滞，经脉引急。

治法：疏散清泄，通络缓急止痛。

处方：炙僵蚕 10g，炙全蝎 5g，制白附子 5g，香白芷 10g，川芎 10g，生石膏 25g（先煎），细辛 2g，防风 10g，蔓荆子 10g，制南星 10g，7 剂，日 1剂，水煎，分两次温服。

另：复方降压片 2 片，口服，2 次/日。

2005 年 3 月 6 日二诊：左侧面部疼痛缓解，口干欲饮。苔薄黄，舌质红，脉细弦滑。测血压：140/95mmHg。

处方：初诊方，加天花粉 15g，7 剂，日 1 剂，水煎，分两次温服。

2005 年 3 月 13 日三诊：头痛及侧面疼痛基本告愈，唯左口角偶有轻痛，纳谷量少，不思饮食。苔薄，舌质稍红，脉小弦。测血压：160/95mmHg。

处方：初诊方，去制南星；加砂仁 4g（后下），炙蜈蚣一条，14 剂，日 1剂，水煎，分两次温服。

2005 年 3 月 27 日四诊：痛平，刷牙遇扳机点仍感短时痛剧，咳嗽，咯痰不多，纳谷量少，余无特殊。苔薄黄腻，舌质稍红，脉濡。

处方：初诊方，加炙蜈蚣一条，砂仁 4g（后下），夏枯草 10g，炙麻黄4g，南北沙参各 10g，14 剂，日 1 剂，水煎，分两次温服。

2005 年 4 月 10 日五诊：面颊疼痛未见发作，唯偶有短时抽掣感，纳谷偏少。苔薄黄腻，舌质稍红，脉濡。测血压：150/90mmHg。

处方：初诊方，加砂仁（后下）3g，14 剂，日 1 剂，水煎，分两次温服。

2005 年 4 月 24 日六诊：头面疼痛未作，左侧面颊有时不适感，部位不定，近日口腔溃疡明显。苔薄黄，舌质稍红，脉濡。测血压：140/85mmHg。

处方：初诊方，加煅人中白 5g，白芍 10g，夏枯草 10g，炙蜈蚣一条，7剂，日 1 剂，水煎，分两次温服。

注：本案左侧面部疼痛，呈突发性抽掣样疼痛，程度剧烈，辨证属风火头痛。因病程较长，且血压较高，故辨治尚应考虑血瘀与肝旺。初诊方仿芎芷石膏汤意，用生石膏辛寒清热，防风疏风散邪；牵正散（制白附子、炙僵蚕、炙全蝎）祛风通络止痛，并伍用多味治疗头痛要药，如制白附子、白芷、川芎、细辛、蔓荆子、制南星，意在辨证基础上，加强"对症处理"。

案七 周某，男，42 岁，江苏省南京市某厂工人，2010 年 2 月 9 日初诊。

上脘疼痛伴胀感，曾查胃镜提示慢性萎缩性胃炎、腺体息肉样增生伴肠上皮化生，纳可，面色少华，大便偏稀。苔薄，舌质黯红，脉细。

诊病：胃痛（中医）。

辨证：脾胃气虚，痰瘀中阻。

治则：健脾益气，化瘀散结。

处方：炒白术 12g，陈皮 10g，茯苓 12g，制丹参 15g，九香虫 6g，天花粉 15g，八月札 12g，石打穿 12g，漏芦 12g，蛇舌草 15g，生苡仁 15g，青皮 10g，莪术 10g，蒲公英 15g，山慈菇 12g，14 剂，日 1 剂，水煎，分两次温服。

2010 年 3 月 9 日二诊：服药后症情曾明显缓解，但因停药复加饮食不当，宿恙又作。刻感食后脘部胀痛，有时泛酸、嗳气、便稀。苔薄，舌质黯红，脉细。

处方：初诊方，加炒怀山药 12g，炙乌贼骨（先煎）15g，14 剂，日 1 剂，水煎，分两次温服。

2010 年 3 月 23 日三诊：泛酸、便稀已除，食后脘胀虽减仍存。苔薄，舌质黯，脉细弦。

处方：初诊方，加炙鸡金 10g，炒楂曲各 12g，炒苡仁 12g，14 剂，日 1 剂，水煎，分两次温服。

2010 年 4 月 6 日四诊：药后症情好转，脘胀不显，纳少。苔薄，舌质黯，脉细弦。

处方：初诊方，加炙鸡金 10g，炒楂曲各 12g，花椒壳 1.5g，14 剂，日 1 剂，水煎，分两次温服。

2010 年 5 月 27 日五诊：诉无明显不适，上脘偶有饱胀感与饥饿痛，纳谷、二便尚可。近日胃镜：1. 慢性胃炎伴糜烂；2. 轻度慢性萎缩性胃炎伴肠化。苔薄黄，舌质黯红，脉小弦。

处方：初诊方，加炙乌贼骨（先煎）15g，炒楂曲各 12g，赤芍 10g，14 剂，日 1 剂，水煎，分两次温服。

2010 年 6 月 17 日六诊：诉一切尚可，自觉已无任何不适。苔薄黄，舌质黯红，脉小弦。

处方：初诊方，加炙乌贼骨（先煎）15g，赤芍 10g，14 剂，日 1 剂，水煎，分两次温服。

注：本案上脘疼痛伴胀感，因见面色少华，大便偏稀，故可辨脾虚；结合胃镜，腺体息肉样增生伴肠上皮化生，痰瘀搏结之象也存，系气虚血瘀而致胃脘疼痛之变。南阳先生有言："久有胃痛，更加劳力，致络中血瘀，经气逆，其患总在络脉中痹窒耳"。治疗目的一则改善症状，二则消除胃镜病理所见。故健脾益气以复其虚，化瘀散结以攻其邪。初诊方用炒白术、陈皮、茯苓益气健脾助运；制丹参、九香虫活血止痛，善治脘痛；天花粉、八月札、山慈菇、石打穿、漏芦、蛇舌草、生苡仁、青皮、莪术等大剂化痰祛瘀、散结消肿解毒；蒲公英清热解毒，加强散结消肿之力。

患者临床表现并不很重，却苦于胃镜所见之"腺体息肉样增生伴肠上皮化生"。根据现代中药药理，初诊方集多味化痰散结、祛瘀消肿之品，以抗组织异常增生为主要治疗目的，消除胃镜病理所见，此配伍有"对症治疗"之意。连续治疗三月半，至五诊时诉已无明显不适，且复查胃镜，腺体息肉样增生已除。

案八 周某，女，42岁，江苏省南京市某职业教育中心学校教师，2012年6月16日初诊。

胸中气沉明显，晨起尤著，经多方诊治而少效。伴胸闷，喜太息，气急，咽中不适，但情绪尚可，体虚易感，查总胆固醇5.73mmol/L。苔薄微黄，舌质稍黯，脉濡小数。

辨证：气虚下陷，胸阳不展，肝郁气滞，肺虚不固。

治法：益气升清，宽胸通阳，疏肝理气，固表御邪。

处方：炙黄芪20g，太子参12g，大麦冬10g，五味子6g，薤白10g，瓜蒌皮15g，生麦芽15g，挂金灯6g，郁金10g，大白芍10g，川桂枝5g，制黄精12g，陈皮12g，砂仁（后下）6g，柴胡5g，升麻6g，7剂，每日1剂，水煎，分两次温服。

2012年6月23日二诊：药后胸闷、气沉感有所缓解，胸骨后"气管"部位不适，苔薄微黄，舌质稍黯，脉濡小数。

处方：初诊方，加川连4g，制丹参15g，7剂，每日1剂，水煎，分两次温服。

2012年6月30日三诊：胸闷、气沉明显缓解，苔薄微黄，舌质稍黯，脉濡小数。

处方：初诊方，加菟丝子12g，14剂，每日1剂，水煎，分两次温服。

2012年7月14日四诊：胸闷、气沉缓解，但站立时气沉感易作，苔薄，舌质黯，脉濡数。

处方：初诊方，改炙黄芪30g，14剂，每日1剂，水煎，分两次温服。

2012年7月28日五诊：气沉基本告止，但负重后仍有轻度气沉感。苔薄微黄，舌质黯，脉小弦。

处方：初诊方，改炙黄芪40g，14剂，每日1剂，水煎，分两次温服。

2012年8月11日六诊：气沉感已除。苔薄微黄，舌质黯，脉小弦。继续原方巩固治疗。

处方：初诊方，改炙黄芪50g，14剂，每日1剂，水煎，分两次温服。

注：本案主诉胸中气沉明显，结合气急、体虚易感等，可从心肺脾不足、

气虚下陷、清阳不升立论；因伴胸闷、喜太息、咽中不适等，肝郁气滞所致胸阳失旷等也应考虑。治疗重点是"胸中气沉"，初诊方将益气升清暂拟为主法，并结合宽胸通阳、疏肝理气等以加强疗效。此外，尚应结合固表御邪以治体虚易感。初诊方用炙黄芪、太子参、制黄精补气，柴胡、升麻升清；因病位在胸，而胸为心之府，故心气不足也应考虑，方中大麦冬、五味子与太子参相伍，即寓补益心气与心阴之意；川桂枝、薤白、瓜蒌皮通阳宽胸；郁金、生麦芽与柴胡相伍，意在疏肝理气；大白芍缓肝；挂金灯利咽以兼治咽中不适；为防诸补益之品碍胃，佐以陈皮、砂仁健脾理气助运。二诊时诉药后胸闷、气沉感有所缓解，胸骨后"气管"部位不适，故加川连泄心胃之热，制丹参活心胃之血，纯属症情难明之姑且而治。

自初诊方将益气升清拟为主法后，至四诊时，胸闷、气沉持续缓解，既表明气虚下陷是主要病机，亦表明补气升清法治疗本病症有效，故复诊方中不断加重补气升提之炙黄芪用量，以巩固疗效。

案九 孙某，女，39 岁，南京高淳区某中学教师，2006 年 7 月 30 日初诊。

喷嚏时作，流清涕，鼻痒，值嗅异味更甚。曾经西医院检查，拟诊为："过敏性鼻炎"。平素月事量少，先期色黯，带下色黄，苔薄，舌质稍红，脉细弦。

诊病：鼻渊、带下病（中医）。

辨证：肺卫不足，风邪扰动，鼻咽不利，肝经热蕴。

治法：固表祛邪，通利鼻咽，佐以泄肝调经。

处方：生黄芪 20g，炒白术 10g，防风 10g，炙僵蚕 10g，苍耳草 12g，辛夷 10g，白芷 10g，丹皮 10g，炙女贞 10g，益母草 10g，炒当归 10g，车前子（包）10g，丝瓜络 12g，香附 10g，7 剂，日 1 剂，水煎，分两次温服。

2006 年 8 月 6 日二诊：药后诸症均缓，流涕已止，喷嚏亦少，寐差，梦多，双侧乳房肿块（曾有乳腺小叶增生病史），苔薄，舌质淡红，脉小弦。

处方：原方，去丝瓜络；加夜交藤 25g，青皮 10g，炙鳖甲（先煎）15g，7 剂，日 1 剂，水煎，分两次温服。

2006 年 8 月 13 日三诊：药后症情平稳，鼻咽部过敏症状告止。但乳腺小叶增生肿块较显，疼痛，苔脉同前。

处方：初诊方，去丝瓜络、益母草；加左牡蛎（先煎）20g，青皮 10g，炙鳖甲（先煎）15g，7 剂，日 1 剂，水煎，分两次温服。

2006 年 8 月 20 日四诊：双乳肿块略小，带下亦减，但近日喷嚏、流涕稍多，梦多，苔薄，舌质淡红，脉细弦。

处方：初诊方，去益母草、炒当归；加左牡蛎（先煎）20g，青皮 10g，炙鳖甲（先煎）15g，夜交藤 25g，14 剂，日 1 剂，水煎，分两次温服。

2006 年 9 月 03 日五诊：近日流少量黄涕，偶咳，早醒。但原有喷嚏、鼻痒等症状均已消失，苔薄，舌质稍红，脉细弦。

处方：初诊方，去益母草；加炒芩 10g，青皮 10g，八月札 12g，14 剂，日 1 剂，水煎，分两次温服。

2006 年 9 月 17 日六诊：诉手足欠温，双乳肿块消失，夜寐做梦亦缓，苔薄，舌质淡红，脉小弦。

处方：初诊方，去益母草；加川桂枝 6g，炙鳖甲（先煎）15g，7 剂，日 1 剂，水煎，分两次温服。

注：本案病涉两端，一则"过敏性鼻炎"，患者喷嚏时作，流清涕，鼻痒，值嗅异味更甚，系肺虚鼻窍不利所致，故用生黄芪、炒白术、防风、炙僵蚕、苍耳草、辛夷、白芷、丝瓜络等益气固表、宣通鼻窍；二则肝经热蕴，见平素月事量少，先期色黯，带下色黄，故用丹皮、香附、炙女贞、益母草、炒当归、车前子等清肝凉血、调经止带。二诊后患者补诉寐差、梦多、双侧乳房肿块（曾有乳腺小叶增生病史），故方中加入夜交藤、左牡蛎、青皮、炙鳖甲、八月札等安神消痰、软坚散结之品。

至二诊、三诊时，鼻咽部过敏症状已除，但祛风固表、脱敏通窍之品未减，药如生黄芪、防风、炙僵蚕、苍耳草、辛夷、白芷等，在后续复方配伍中继续运用，意在巩固前阶段疗效。

案十 汪某，女，11 岁，中学生，2007 年 5 月 6 日初诊。

羌起外感后，咳嗽月余，经西医治疗一度缓解，干咳咽痒，苔薄，舌质淡红，脉小弦。

诊病：咳嗽（中医）。

辨证：余邪滞咽，肺失清肃。

治法：宣肺止咳，祛邪利咽。

处方：炙麻黄 3g，南北沙参（各）6g，杏仁 6g，炙僵蚕 6g，炙地龙 6g，挂金灯 4g，平地木 6g，五味子 4g，细辛 2g，桔梗 4g，蒸百部 8g，7 剂，日 1 剂，水煎，分两次温服。

2007 年 5 月 13 日二诊：仍咳嗽，较剧，喉中痰滞，咽痛且痒，苔薄，舌质淡红，脉濡。

处方：炙麻黄 3g，杏仁 6g，连翘 8g，桔梗 4g，桑白皮 8g，平地木 6g，金荞麦根 10g，炙僵蚕 6g，挂金灯 4g，炙款冬 6g，荆芥 6g，7 剂，日 1 剂，水煎，分两次温服。

2007 年 5 月 20 日三诊：咳嗽大缓，偶有轻咳，近日有时流涕，色黄，量不多，苔脉同前。处方：原方，加白芷 6g，7 剂，日 1 剂，水煎，分两次温服。

2007 年 5 月 27 日四诊：咳嗽告止，诉已无明显不适，苔薄，舌质淡红，脉濡，继续原方巩固治疗。处方：原方，7 剂，日 1 剂，水煎，分两次温服。

注： 本病起于外感，后遗咽痒干咳，中医辨证仍系伏邪留恋咽部气道与肺管，肺失宣肃所致。在治疗上首先立法宣肺，以祛除伏邪，并结合利咽，以使肺系免受邪扰，气机畅通，不致上逆作咳。因遇风冷油烟等咳嗽易作，故组方中应注重兼有利咽与脱敏之效药品的伍用，药如挂金灯、炙僵蚕、桔梗等。

至四诊，咳嗽已止，诉无其他明显不适，但仍继续原方七剂巩固治疗，以防瘥后复发。

案十一 芮某，女，37 岁，南京市下岗工人，2005 年 6 月 12 日初诊。

"风湿性关节炎"病史十余年，平素关节疼痛，呈游走性，值阴雨天为甚。近年来，周身关节疼痛、肿胀，尤以腕关节为剧，身重而活动欠利，指关节晨僵，面色少华，苔薄，舌质淡，稍胖，边尖齿印，脉濡。查体四肢关节均显不同程度肿胀，尤以双腕关节为显，局部皮温正常。查血沉：112mm/h，类风湿因子：阳性。

诊病： 痹证（中医）。

辨证： 风湿痰毒痹阻骨节，经脉不畅，气血亏虚。

治法： 祛风化痰，除湿和络，培正解毒。

处方： 羌独活（各）15g，防风己（各）10g，炙僵蚕 10g，菝葜 12g，制川草乌（各）4g，炒当归 10g，生黄芪 15g，威灵仙 12g，炙桑枝 12g，片姜黄 10g，雷公藤 5g，露蜂房 10g，秦艽 10g，油松节 15g，生薏苡仁 15g，伸筋草 12g，7 剂，日 1 剂，水煎，分两次温服。

2005 年 6 月 19 日二诊：药后肿痛、晨僵稍缓，活动仍觉欠利，有时痛如针刺，苔薄，舌质淡，稍胖，边尖齿印，脉濡。

处方： 原方，加炙全蝎 4g，14 剂，日 1 剂，水煎，分两次温服。

2005 年 7 月 3 日三诊：肿胀与疼痛均缓，肢体活动度增加，骨节局部恶风，苔脉同前。

处方： 原方，28 剂，日 1 剂，水煎，分两次温服。

2005 年 7 月 31 日四诊：诉病情明显好转，唯偶有肩踝关节隐痛，腕关节肿痛与手指晨僵已除，身轻而活动基本自如，苔薄，舌质较前红润，稍胖，边尖齿印不显，脉濡小滑。复查血沉：26mm/h，类风湿因子：阴性。继续原方巩固治疗。

处方：原方，14剂，日1剂，水煎，分两次温服。

注：本病风湿侵袭，日久损伤正气，导致气血亏虚，正虚邪盛，风湿仄阻，经脉气血不利，津液不能正常输布，酿成痰瘀。在治疗上，当分两途，一则祛邪，针对风、湿、痰、瘀，药如羌活、独活、防风、防己、炙僵蚕、菝葜、制川乌、制草乌、威灵仙、炙桑枝、片姜黄、雷公藤、露蜂房、秦艽、油松节、伸筋草等；二则补其不足，培益气血，药如生黄芪、炒当归、生薏苡仁。

在治疗药物配伍上，祛风湿、止痹痛仍为处方主流，故治疗以祛风湿、止痹痛为主法，辅以培益气血，复法为主次关系。

案十二 张某，男，41岁，南京私营公司经理，2006年3月28日初诊。

曾有高血压病与脂肪肝病史5年。近查空腹血糖：16.9mmol/L，血压：210/120mmHg。刻感：头昏目眩，视物模糊，急躁不安，形体肥胖，体力欠佳，纳谷一般，尿沫不显，余无特殊，舌质淡红稍黯，苔薄白，脉弦。

诊病：眩晕、肥胖（中医）。

辨证：肺胃燥热，肝阳上亢，津伤血滞。

治法：清热润燥，平肝潜阳，少佐活血通脉。

处方：生石膏（先煎）25g，知母10g，天花粉15g，石斛12g，决明子10g，桑白皮12g，山萸肉10g，炒白术10g，制大黄10g，泽泻20g，天麻10g，钩藤（后下）15g，炙僵蚕10g，海藻15g，潼白蒺藜（各）12g，制黄精10g，佩泽兰（各）10g，炒白芥子10g，制丹参20g，炙水蛭4g，14剂，日1剂，水煎，分两次温服。

另：北京降压零号，1粒，每日一次。

2006年4月13日二诊：今查空腹血糖：12.94mmol/L，血压160/100mmHg，体力稍增，头晕及视力好转，舌质淡红，苔薄白，脉小弦。

处方：原方，去炒白芥子；加生楂肉15g，制大黄10g，14剂，日1剂，水煎，分两次温服。

2006年4月27日三诊：近日患者查血糖：10.8mmol/L，血压：157/102mmHg，自觉视力与体力恢复显著，头昏不显，余症均缓，苔脉同前。

处方：原方，14剂，日1剂，水煎，分两次温服。

2006年5月11日四诊：近日一切尚可，唯性功尚差，阳事难举，查血糖

7.2mmol/L，血压：145/90mmHg，舌质淡红，苔薄白，脉小弦。

处方：初诊方，去佩兰；加仙灵脾 10g，生楂肉 15g，14 剂，日 1 剂，水煎，分两次温服。

注：本例病情较为复杂，疾病涉及糖尿病与高血压病，中医辨证多证相兼。糖尿病早期，其基本病机多属阴虚燥热；而青年与中年高血压，其中医病机多属肝阳上亢。故方中石斛、山萸肉、潼蒺藜、制黄精等培益肝肾之阴，用生石膏、知母、天花粉清润燥热以治其消渴；天麻、钩藤、炙僵蚕、白蒺藜、决明子、泽泻等平肝降逆息风以疗其肝旺阳亢。观患者形体肥胖，原本痰湿之体，加之阴虚内热，耗津灼液，易使血脉不畅，痰瘀相兼，故方中伍用多味消痰降脂与通利血脉之品，药如海藻、炒白芥子、制丹参、炙水蛭、制大黄、泽兰等。

本案主法之中，清热润燥与平肝潜阳，分别有着各自的治疗目标，且分量相当，呈并立关系。

案十三 缪某，女，53 岁，南京郊县农民，2006 年 4 月 9 日初诊。

近日因视力下降而查体发现糖尿病，今晨查空腹血糖为 9.80mmol/L。刻感视物模糊，体乏，脘腹不适，面色少华，但"三多"表现不显，苔薄，舌质淡红，脉细弦。

诊病：消渴（中医）。

辨证：肺胃燥热，气津不足。

治法：清泄肺胃，益气生津。

处方：生石膏（先煎）20g，知母 10g，桑白皮 10g，炒苍术 10g，天花粉 15g，制黄精 10g，炙女贞 10g，鬼箭羽 12g，石斛 15g，决明子 10g，杞子 10g，泽泻 15g，7 剂，日 1 剂，水煎，分两次温服。

2006 年 4 月 16 日二诊：视力稍复，体力仍差，脘胀不适，苔薄，舌质淡红，脉细弦。

处方：原方，加陈皮 10g，14 剂，日 1 剂，水煎，分两次温服。

2006 年 4 月 30 日三诊：服药三周，今查空腹血糖：6.21mmol/L，自觉口苦，脘胀，轻咳，苔薄，舌质淡红，脉细弦。

处方：初诊方，加川黄连 4g，南北沙参（各）10g，炙鸡金 10g，14 剂，日 1 剂，水煎，分两次温服。

2006 年 5 月 14 日四诊：今查空腹血糖：5.25mmol/L，自觉下肢乏力，左拇指疼痛，活动受限，轻咳，苔薄，舌质淡红，脉小弦。

处方：初诊方，加炙全蝎 5g，炒怀山药 15g，怀牛膝 15g，南北沙参（各）

10g，14 剂，日 1 剂，水煎，分两次温服。

2006 年 6 月 4 日五诊：今查空腹血糖：5.34mmol/L，自觉一切均可，体力稍差，苔脉同前。

处方：初诊方，加炒怀山药 15g，怀牛膝 15g，14 剂，日 1 剂，水煎，分两次温服。

2006 年 6 月 18 日六诊：前日查空腹血糖：4.83mmol/L，双侧背胁胀痛感，苔薄，舌质淡红，脉濡细。

处方：初诊方，加片姜黄 10g，延胡索 10g，21 剂，日 1 剂，水煎，分两次温服。

2006 年 7 月 9 日七诊：昨日查空腹血糖：5.55mmol/L，余无特殊，有时脘中不适，苔脉同前。

处方：初诊方，加砂仁（后下）3g，炙乌贼骨（先煎）12g，14 剂，日 1 剂，水煎，分两次温服。

2006 年 7 月 23 日八诊：今查血糖正常范围，诉无明显不适，苔薄，舌质淡红，脉小弦。

处方：初诊方，加砂仁（后下）4g，14 剂，日 1 剂，水煎，分两次温服。

注：糖尿病的基本病机为"阴虚为本、燥热为标"。本案相关症状不多，但可见视糊、体乏、面色少华等精亏不荣、气虚而不用的表现。治疗上仍拟清热、生津为大法，初诊方用生石膏、知母、桑白皮、栀子清泄燥热；天花粉、炙女贞、石斛、决明子、枸杞子、制黄精养阴生津；其中枸杞子与石斛、炒苍术等相配，意在清肝养阴明目；加用制黄精，一则养阴，二则补气；泽泻泄浊降糖；由于本病晚期多兼夹瘀邪为患，故合用鬼箭羽活血通络，以防内热搏血为瘀。

本案大剂清热与生津法合用，冀热清则利于津生，而津生则燥热易除，系互济关系。

案十四 严某，女，44 岁，南京某公司职员，2006 年 6 月 11 日初诊。

双颧部色素斑沉着数载，月事尚调，但经前乳痛，并伴乳房小叶增生，苔薄，舌质黯红，脉细弦。

诊病：黄褐斑（中医）。

辨证：肝经气血郁滞，痰瘀留结，肾阴耗伤。

治法：疏肝益肾，化痰祛瘀，软坚散结。

处方：柴胡 5g，香附 10g，白芷 10g，凌霄花 10g，紫草 10g，制黄精 10g，制首乌 15g，青皮 10g，八月札 12g，山慈菇 12g，炙鳖甲（先煎）12g，炙僵蚕 10g，仙灵脾 8g，7 剂，日 1 剂，水煎，分两次温服。

2006 年 6 月 18 日二诊：药后色素已淡，苔薄，舌质淡红，脉细弦。

处方：初诊方，加红花 6g，夏枯草 15g，14 剂，日 1 剂，水煎，分两次温服。

2006 年 7 月 9 日三诊：面部色素持续淡化，乳房小叶增生不显，苔薄，舌质淡红，脉濡细。

处方：初诊方，去山慈菇；加红花 6g，夏枯草 10g，14 剂，日 1 剂，水煎，分两次温服。

2006 年 7 月 23 日四诊：面部色素持续淡化，乳房肿块已消，苔薄，舌质淡红，脉濡细。

处方：初诊方，去山慈菇、炙鳖甲；加制大黄 10g，红花 6g，夏枯草 10g，14 剂，日 1 剂，水煎，分两次温服。

注：本案以双颧部色素斑沉着为主诉，女性面部色素沉着，多与肝气郁滞、血脉瘀滞及肾精亏虚，不能荣肤等有关，本案肝郁肾虚，经脉瘀滞是其主要病机。因兼夹乳房小叶增生，与肝经气血壅滞，搏击痰瘀而致有形之结有关。治疗以疏肝、益肾、活血消斑为基本大法，并结合化痰散结，疏肝、益肾针对肝郁肾虚的主病机而设，活血消斑、化痰散结则针对面部色斑、乳房小叶增生两大主症而行。初诊方用柴胡、香附、青皮、八月札等行气疏肝，其中青皮、八月札与山慈菇、炙鳖甲、炙僵蚕等相伍，可行气消痰、软坚散结；凌霄花、紫草活血消斑；制黄精、制首乌益肾润肤美容；仙灵脾温肾，益火之源以消阴翳；诸药以白芷引经，直达颜面患处，以加强色素的消除。

本案围绕消除面部色斑，集数法而攻治，包括疏肝理气、益肾润肤、暖肾消翳、活血消斑等，系复法协同关系。

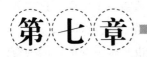

第七章

遣药组方思维方法

一、遣药组方原则

临床过程中，当治法确定后，便开始择药组方了。其基本原则与过程可概括为"依法选药，主从有序，辅反成制，方证相合"，其中包含了治疗药物的选用、组方配伍结构与处方达到的目标。一首理想的方剂，应是证、法、方、药环环紧扣，并始终以中医药理论为指导，治法严谨而思辨恰当，选药准确而能扬长，配伍严密而紧凑，功效突出而全面，临症用之，具有良好的疗效，却无任何毒副作用，这才是佳作，是"上工"之作，是中医辨证论治的结晶，是精通中医理论与临床实践有机结合的杰作，更是每一位中医临床医师努力达到的目标，希冀的境界。

1. **依法择药，遣药组方** 中医复方汤剂治病，能否取得良效，有两个基本方面，一是辨证，即对患者的病机证型认识是否准确、全面，包括诸病理因素的主次、轻重、缓急、复合等；二是论治，即能否据证定法，依法准确择药以组方，并设定恰当的药物剂量，从而建立一个多元的、系统的复方药物调节体系，这个体系能否准确地达到医者的治疗意图？能否与患者综合、复杂、多变的病态相适应？然而，要真正做好这些，都是很难的。首先，疾病的病机是复杂的，有主干，有支线；有复合，有独行；病机发展的变化有线性，有辐射，有并行，或兼而有之；其次，治疗方法是基于对病机的综合认识，复加医者的经验与技巧等而设定，在病历上治法的书面表达往往是直观的、简单的、容易的，是针对主流病机及主要临床表现而进行的，而在实际处方中，治疗意图的表达却要复杂得多，复方的集成功效表达不是一般医者按意图所能驾驭的。因为药物的功效是多元的，就像用不规则的碎片去覆盖一个平面，这需要拼接，使之不留缝隙，且要厚薄不均，厚处，自然是病情的重点部位，薄处，应是疾病的枝节部位。此外，选择什么样的材质来覆盖也是很重要的，因为有些材质是不适宜的，甚至有伤害作用，可要小心！由于病况的主次缓急等客观上对处方中各药物组成的效能要求不一，故所需药物配伍后的功效量也是不一的，过多则浪费，过少则无用。而且病情是在不断变化着的，要不断选择不同功效的药物去组方，若择用与搭配不当，多余部分功效的过度重叠还可能产生毒副作用。

2. 遣药原则 择药组方而治病，除单用一味药来治疗某种病情单一的疾病（单行用药）外，大多便是配伍运用了。因此，选择药物而组成复方，受多方面因素的影响。

（1）适应病情：这是最基本的考虑因素。医者择药，是用药物的功效来祛除病邪，或扶助正气、或调节脏腑功能的失调。因此，择药而用之，首先是从药物的效能出发，以药物的功效为依据，药物的功效适应病情，能够疗疾是选药以组方的前提。但药物的功效是多方面的，利用药物的何种功效来针对性地治疗疾病，是一件值得临床医师深思的事情。其中，有医者对药物效能的独特理解，也有经验积累因素的影响，但主要还是药物的功效符合病情的需要。如外感风寒夹湿，病见恶寒发热、肌表无汗、头痛项强、肢体酸痛较重者，择用羌活为主药，应是最合适不过的了，因其有解表散寒、祛风胜湿、止痛之功效。若本病择用麻黄，虽然也有发汗解表之效，但多用治疗风寒外束、腠理闭塞而恶寒无汗，肺失宣降而喘者，因麻黄尚有宣肺平喘之效，故针对外感风寒夹湿，经脉不利者，与羌活相较，麻黄不应是首选药；那么，同是解表药的葛根如何呢？葛根虽能解肌退热，舒缓筋脉，但因其性凉，却不适宜风寒夹湿外袭肌表之证。因此，药物的功效如何，应是择药组方首先考虑的因素。

（2）效能穷竭：疾病的病机是复杂的，由此导致的临床表现也是多绪的，择药而组方治病，还应考虑利用药物功效的多样性来纠正疾病表现的多面性，即纠治复杂的病机与多绪的症状，这样既可提高效率，增加治疗适用的宽度，又可减少他药的配伍运用，从而减少处方药味，节省药材。而处方药味的减少，更利于医师复诊时对疗效机制的分析与加减施治。此外，药物功效的充分利用，还从某种意义上限制了因效能空置对机体的另类伤害，从而减少了毒副反应的产生。因此，效能穷竭的遣药原则要求中医大夫们临诊选择药物治疗时，应尽量利用药效的多样性来治疗疾病的多样性。如治疗某一咳嗽患者，若咳嗽同时伴有便秘，自然择用杏仁、苏子，因为这两味药均有止咳平喘、润肠通便之效；若咳而身热，兼喘，并伴有水肿者，则选用桑白皮为佳，因其味甘性寒，功效清肺平喘、利水消肿。

（3）角色明确：这一择药原则是指某一被选药物在处方中的职能与地位。职能，应是药物本身就具备的，只是其中功效的一部分被医师们所利用疗疾而已。但复方中的位置安排与地位显示，便是医者的意志体现了。同一味药，被择用于处方之中，由于处方所治不同，其药物在处方中的地位便有着明显的差别。如对甘草的临床应用，若处方是治疗气虚血弱之心动悸、脉结代，则是炙制重用为君药，取其甘温益气补中，化生气血，以复脉之本，方如炙甘草汤；若处方是治妇人脏躁，症见精神恍惚，悲伤欲哭，心中烦乱，夜寐不安等，也用其为君药，取其养心脾、缓肝急，方如甘麦大枣汤；若处方是治脾胃虚弱诸症，如体乏无力，食少便溏，面色少华等，则用炙甘草为使药，取其益气和中，调和诸药，代表方如四君子汤；若处方是治疗外感风寒，内伤湿滞之霍乱，症见吐泻，发热恶寒，胸脘满闷，腹痛不适等，用炙甘草者，是取其调和脾胃与药性，处方中甘草的地位已降至佐、使了，代表方如藿香正气散。

（4）远弊免害：这也是重要的择药原则之一。药物的弊与害，是客观存在的，历代本草书籍中，常在每一味药物的性味之下，标明其"有毒"与"无毒"。古代药物毒性的含义较广，既认为毒药是药物的总称，毒性是药物的偏性，又认为毒性是药物毒副作用大小的标志。目前中药品种已多达12800多种，而见中毒报告的才100余种，其中相当一部分毒药是临床很少使用的剧毒药。现用的大多数中药品种是安全的，这是中医的一大优势，与用化学方法合成的、造成众多药源性疾病的危害程度相比，中药安全低毒的优势更显突出。

但是，在少部分常用中药中，因含有生物碱类、毒苷类、毒性蛋白类、萜与内酯类等的不同，作用于人体不同的系统或器官组织后，如神经系统、心血管系统、呼吸系统、消化系统等，引起不同的中毒症状。常见药如曼陀罗、天仙子、乌头、附子、马钱子、钩吻、夹竹桃、万年青、罗布麻、五加皮、铃兰、苦杏仁、枇杷叶、桃仁、天南星、商陆、白头翁、黄药子、川楝、巴豆、樟树油、苦楝、细辛、瓜蒂、甘遂、白果、鸦胆子、蟾蜍、全蝎、朱砂、雄黄等。

以上药物，临床择用，应加谨慎，若非不得已，则尽量少用或在安全剂量范围内使用，这便是择药远弊免害原则的基本要求。

然而，即便是无毒药物，临床若用之不当，也会产生弊害，这才是常被诸多中医临床医师忽视而常犯的错误，导致一些医源性伤害的发生。这主要是在不同的临床疾病环境中，不能针对病情而妥善择药，对药物的功效理解不深，忽视药物的四气五味、升降沉浮及归经等药性理论所导致的。如黄芪，味甘，性微温，主升，属无毒之品，有健脾补中、升阳举陷、益卫固表、利尿、托毒生肌之效。若患者虽有气虚体弱之症，但呕吐较剧，贸然用之，反使胃气更逆，呕吐更剧，此黄芪升举之性使然；若是气虚而外感较重之人，欲用黄芪补气御邪，反有闭门留寇之虑，是因黄芪走表固卫之性，闭塞腠理，邪无从出。又如，栀子苦寒，虽能泻火除烦、清热利湿、凉血解毒，但若遇脾虚易泻者而用之，定能加重泄泻之患，因栀子苦寒，易伤脾胃，这早在《伤寒论》中已有明训。

因此，药物的弊害有其绝对性，也更有其相对性，相对性损害是易被忽视的，它与医师的知识、经验、思维、职业态度等有关，中医临床医师应加倍注意才是。

二、思维方法应用

1. **遣药** 为组方而选择药物时，运用到多种思维方式，主要是概念、比较、分析、推理与经验等。首先，若从中药功效的角度选药，首先涉及中药功效的知识概念，并将这类功效相关的不同药物加以分析比较，从中找出最适合的加以运用；若择药涉及现代药理药效学，则需用间接类比推理的方法，将相关成果引用到中医复方配伍中来；若择药系医者的经验积累，那么，择药尚离不开经验思维的引导。

2. **组方** 组方时较多运用的是归纳、综合、系统的思维方式。根据治法要求，运用分类与归纳等思维方法，将所选药物进行归类，或为君臣、或为佐使，这又离不开中医学的"象"思维，为使药物组合后的复方集成功效达到理想，尚需运用归纳、综合的思维方法，甚至系统的思维方法。

三、药物作用认识

医者借用药物的功效，实现的治疗意图是多方面的，或消除病因，或扭转病机，或截断病势，或缓解症状、或直接疗病等。

1. **对病因** 相当一部分的中药对消除病因有直接的作用，有的是直接针对原发病因的，如发散风寒的麻黄、桂枝，清热泻火的石膏、知母，祛风湿的独活、秦艽，化湿的藿香、佩兰；也有直接针对继发病理因素的，如活血化瘀的丹参、红花，化痰的半夏、瓜蒌，利水渗湿的猪苓、泽泻等，医者可视病况而择用。

2. **对病机**　部分药物对病机有扭转作用，如解表散寒、行气宽中的紫苏，便可针对风寒外束、脾胃气滞之病机而择用；再如活血化瘀、行气止痛的川芎，医者可用此药治疗瘀血阻滞，气机不通之痛证疾患。

3. **对病势**　药物的功效，因使用病情环境与医者意图不同，有时可用于截断病势。如肾体虚衰，气化不利，浊毒潴留之病，运用少量大黄泄下通腑，泽泻利尿泄浊，使体内浊毒借二便之通利以前后分消，不致上逆犯胃、蒙神凌心为患；再如胸痹心痛，症见心胸痛剧，手足不温，冷汗淋漓等，因心阳有欲脱之势，故急用人参大补心元之气，用附子温振心阳，截断病势，防止心阳暴脱。

4. **对症**　在药物的功效描述中，部分即含有对症处理的理念，如厚朴的功效为燥湿消痰，下气除满，其中"除满"便是对症治疗，医者可用之消除因痰湿阻滞引起的腹部胀满；再如菊花的功效有疏散风热、清肝明目、清热解毒等，其中"明目"便是对症治疗，用之可治肝阳上亢、或风热外侵之目赤视糊。此外，随着对中药药效与药理研究的深入，单味中药的现代药理机制被逐步阐明。因此，可结合现代药理研究成果来指导"对症治疗"，使实验室指标恢复正常，以弥补传统中医的不足。如血脂增高，选用生山楂、泽泻、玉米须以降血脂；S-T 段下移，选用炙水蛭、制丹参以改善心脏冠状动脉血液循环；尿素氮、肌酐升高，选用六月雪、荠菜花、泽泻以改善肾功能等。

5. **对病**　由于中医病名中绝大部分是以症状、体征、病因、病机等命名的，因此，以上所述对病因、对病机、对症状之治疗等，便意味着对疾病的治疗。况且部分药物就有直接的疗疾作用，如雄黄治疥癣、劳瘵；南沙参治肺痿；钩藤治惊痫等。

四、药物功能定位

治疗疾病的处方，是在主诊大夫精心设计下，根据病情，围绕治疗目标，择药而组成的一个有机整体。方剂中的某一味中药均有其功能定位，这也决定了该药在处方之中的地位，多味中药的组合，不同角色的互补与协调，便自然形成了处方的组成结构。古人从药物在处方中的作用与地位出发，借"象"寓意，表明处方中不同组成药物的职能地位，分为君、臣、佐、使，相互为用。但何药为君，何药为臣，何药为佐使，是以辨证与立法为前提，根据药物的性味、归经、功用而确定的，大致如下：

君药：是针对主病或主证起主要治疗作用的药物。由于用量相对较大，其药力居方中之首。在一个方剂的组成中，君药是最重要的，是不可缺少的药物。

臣药：有两种含义，一是指辅助君药，加强治疗主病或主证的药物；二是针对兼病或兼证起治疗作用的药物。一般而言，它的药力小于君药。

佐药：有三种含义，一是指佐助药，即协助君、臣药以加强治疗作用，或直接治疗次要的兼证；二是作为佐制药，即用以消除或减缓君、臣药的毒性与烈性；三是作为反佐药，即根据病情需要，用与君药性味相反而又能在治疗中起相成作用的药物。佐药的药力小于臣药，一般用量较轻。

使药：有两种含义，一是指引经药，即能引方中诸药以达病所的药物；二是调和药，即具有调和诸药作用的药物。使药的用量较轻，药力较小。

以上是组方结构的内容，也是中医临床大夫处方时必须遵循的组方原则。

五、药物配伍思维

处方中的药物配伍方式有多种，大致而言，增效减毒配伍是最主要的，其次，根据病情需要与药性理论，尚有寒热温凉、五味化合、升降浮沉及归经等的配伍。

1. 增效减毒配伍 除用单味药治病外，药物在处方中的应用，均是以配伍的方式应用的，而配伍以后的药物相互之间就会产生一定的作用，具体表现在：有的可以增加原有的疗效，有的可以相互抵消或削弱原有的功效，有的可以降低或消除毒副作用，也有的合用后可产生毒副作用。李时珍在《本草纲目·序列上》中对这些配伍后产生的现象进行了归纳总结："药有七情，独行者，单方不用辅也；相须者，同类不可离也……相使者，我之佐使也；相恶者，夺我之能也；相畏者，受彼之制也；相反者，两不相合也；相杀者，制彼之毒也"。

（1）独用药效：就是单用一味药来治疗某种病情单一的疾病，即古人所谓"单行"。对于病情比较单纯的病证，往往选择一种针对性较强的药物即可达到治疗目的。如古方中的独参汤，即独用人参一味，治疗大失血引起的元气虚脱危重病证；清金散，即单用一味黄芩，治疗肺热出血的咯血病证；再如马齿苋治疗痢疾，夏枯草膏治疗瘰瘤瘰疬等，均是单味药治病的实例。

（2）协同增效：有两种配伍方式，一是功效类似的药物配合应用，可以增强原有药物的功效。如麻黄配桂枝，能增强发汗解表、祛风散寒的作用；知母配贝母，可以增强养阴润肺、化痰止咳的功效；附子、干姜配合应用，可以增强温阳守中、回阳救逆的功效；全蝎、蜈蚣同用，能增强平肝息风、止痉定搐的作用。同类药的"相须"配伍运用构成了复方用药的配伍核心，是中药在方剂配伍应用中的主要形式之一。二是以一种药物为主，另一种药物为辅，两药合用，辅药可以提高主药的功效。其配伍运用方式又分两种，一是功效相近药物的相使配伍，如黄芪配茯苓治脾虚水肿，黄芪为健脾益气、利尿消肿的主药，茯苓淡渗利湿，可增强黄芪益气利尿的作用；又如大黄配芒硝，治热结便秘，大黄为泻热通肠的主药，芒硝长于润燥通便，可增强大黄峻下热结、排出燥屎的作用；二是药物功效不同的相使配伍，如石膏配牛膝治胃火牙痛，石膏为清胃降火、消肿止痛的主药，牛膝引火下行，可增强石膏清火止痛的作用；白芍配甘草，治血虚而经脉失养，挛急作痛，白芍为滋阴养血、柔筋止痛的主药，甘草缓急止痛，可增强白芍荣筋缓急止痛的作用。

（3）减轻或消除毒副作用：就是一种药物的毒副作用能被另一种药物抑制或消除，即古人所谓"相畏、相杀"。在毒副作用的抑制方面，如半夏畏生姜，即生姜可以抑制半夏的毒副作用，因生半夏可"戟人咽喉"，令人咽痛喑哑，用生姜炮制成姜半夏，其毒副作用大为缓和；甘遂畏大枣，大枣可抑制甘遂峻下逐水、损伤正气的毒副作用；熟地畏砂仁，砂仁可以减轻熟地滋腻碍胃、影响消化的副作用。在毒副作用的消除方面，如金钱草杀雷公藤毒；麝香杀杏仁毒；绿豆杀巴豆毒；生白蜜杀乌头毒；防风杀砒霜毒等。

（4）拮抗作用：就是一种药物能破坏另一种药物的功效，即古人所谓"相恶"。如人参恶莱菔子，莱菔子能削弱人参的补气作用；生姜恶黄芩，黄芩能削弱生姜的温胃止呕作用。近代研究吴茱萸有降压作用，但与甘草同用时，这种作用消失，也可以说吴茱萸恶甘草。

（5）毒副作用：就是两种药物同用能产生剧烈的毒副作用，即古人所谓"相反"。如甘草反甘遂，贝母反乌头等，这些药物被祖辈们整理成用药禁忌"十八反""十九畏"。

2. 寒热并用、刚柔相济配伍

（1）寒热并用：是指将寒凉药与温热药相伍以温清结合，主要用于治疗各种寒热错杂病证的一种配伍方法。如治疗表寒里热证的大青龙汤，将辛温之麻黄、桂枝与石膏配伍以解表散寒、清泻里热，后世创立的定喘汤、九味羌活汤等均属于此类配伍思维。又如治疗寒热错杂于中焦的泻心汤类方，方中取黄芩、黄连苦寒清热，干姜、半夏辛温开痞，后世治疗脾胃虚寒，湿热内蕴的连理汤，以黄连清热燥湿，理中丸温中散寒，也属此类配伍思维。又如治疗胆热脾寒，气化不利的柴胡桂枝干姜汤，以寒凉之柴胡、黄芩清解胆热，辛温之干姜温脾散寒、桂枝温阳化气。在痹证治疗中，寒热并用更为常用，如治疗阳虚热郁的桂枝芍药知母汤，就是用辛温之麻黄、附子、桂枝温经散寒止痛，配伍寒凉濡润之知母、白芍清热除烦、滋阴润燥。现代医家临床常仿此寒热并用，相反相成之配伍思维，或用附子、桂枝配石膏，或以附子、桂枝配羚羊角，或川乌、草乌配生地、知母，或桂枝配桑枝等治疗各种寒热兼杂之痹证，取得良好效果。

此外，针对某一病机中寒或热过度偏盛，可能发生阴阳格拒，在不改变全方或清或温主治的基础上，选择少量与主药药性相反，而与病性一致的药物，寒热并用，形成反佐，消除格拒，引领温热或寒凉药物发挥应有的作用。如治疗阳虚阴盛证的通脉四逆加猪胆汁汤及白通汤，方中以温热药附子、干姜为主，为防阴盛格阳于外，又配伍少量苦寒猪胆汁、或咸寒之人尿以"甚者从之"，即顺应病机中寒极之趋向，消除格拒，引领附子、干姜温热药物发挥温理散寒、回阳救急的作用。

（2）刚柔相济：亦称润燥结合，是指将辛温刚燥与阴柔濡润之品合用的一种配伍方法。刚柔相济主要用于既存在阳虚有寒，或湿痰不化，同时又兼有阴血受损的病机状况。如炙甘草汤治疗阳气虚弱、阴血亏虚之心动悸、脉结代证，方用人参、桂枝、生姜、清酒刚燥之品，益气温阳，以宣通脉道，又配伍生地黄、阿胶、麦冬、麻子仁等阴柔濡润之品，滋阴养血以充盈脉道，刚柔相济，相反相成；又如治疗阳虚失血的黄土汤，方中灶心黄土、白术、附子等刚燥之品，温阳健脾，配伍阴柔濡润之阿胶、生地，滋阴养血，刚柔相济，标本兼治，既能温阳摄血，又可恢复阴血损伤；再如治疗湿痰内盛，肺肾阴虚的金水六君煎，方中以阴柔濡润之熟地、当归滋阴养血，配伍半夏、陈皮刚燥之品燥湿化痰，润燥结合。此外，在温病后期，湿阻气机，阴津损伤，常以藿香、半夏、厚朴等苦温燥湿药，配伍石斛、麦冬等甘润生津之品，润燥结合，理气化湿，生津护阴。

临床部分内科杂病，常存在阴血受损与痰湿或阳虚并存的病机，治宜润燥结合。如糖尿病的病机演变中，阴虚与湿浊时而并存，互为因果，治可养阴润燥与燥湿运脾结合。施今墨治疗糖尿病的著名药对苍术配玄参，苍术突出燥，玄参突出润，二者相伍，燥不伤阴，润不留浊，相互促进。临床辨治房室传导阻滞，既有心体受损之阴虚之候，又有脉来缓迟之心阳不足之候，即证属阳微阴弱者，常以附子与生地配伍，刚柔相济，阴阳并补，生地可制附子刚烈毒性，附子则可防生地寒凉阴腻之弊。

3. **五味化合配伍** 五味是指酸、苦、甘、辛、咸五味，是药物的基本属性之一，药物的功用因气味而有异，《素问·至真要大论》曰："辛甘发散为阳，酸苦涌泄为阴，咸味涌泄为阴，淡味渗泄为阳。六者或收、或散、或缓、或急、或燥、或润、或软、或坚，以所利而行之，调其气，使其平也。"五味理论对临床组方用药有重要指导意义，将药物的五味相合配伍，可以充分发挥药味的协同作用，或化生新的功效，提高临床疗效。五味化合配伍主要有以下几种形式：

（1）辛甘发散：辛甘发散法是将辛味药物与甘味药物复合应用的一种配伍方法。辛能发散邪气，甘能补虚缓急，辛甘相合，常用于治疗风寒表证及寒凝经脉之证。辛甘化阳能治疗脏寒气弱证，辛甘相合，散不伤正，能延长辛散药效。

针对风寒表证，用辛甘温散之法，如麻黄汤、桂枝汤，以辛温之麻黄、桂枝配伍甘缓之甘草，组成辛甘发散之剂，既可发汗散邪，又可顾护正气，祛邪不伤正。针对寒凝经脉证，常用辛热温经散寒与甘温益气养血之品配伍，如当归四逆汤中桂枝与当归的配伍、乌头汤中川乌与黄芪、甘草的配伍、阳和汤中麻黄、炮姜与熟地的配伍，都属辛甘相合，温经散寒之法。此外，对于外感风（燥）热之证，亦可用辛甘化合之法，如银翘散、桑菊饮、麻杏石甘汤、竹叶石膏汤、清燥救肺汤等方剂，以银花、连翘、薄荷等辛凉之品与甘寒之芦根、竹叶、麦冬、甘草配伍，以辛凉宣泄、清热生津。

辛甘合用，又可化生阳气，治疗脏寒气弱证。如桂枝甘草汤、甘草干姜汤、苓桂术甘汤、小建中汤等，以桂枝、干姜与甘草、饴糖配伍，辛甘化阳，温运脾土，治疗中上二焦阳气虚弱之证。针对脏寒较甚或亡阳之证，亦可用辛甘化阳之法，如理中丸、附子理中丸、大建中汤、吴茱萸汤、四逆汤、参附汤等，用辛热温里之干姜、附子、蜀椒、吴茱萸与甘温益气健脾之人参、白术、甘草等配伍，以温脏祛寒、回阳救逆。

（2）辛开苦降：是以辛味药与苦味药为主组方，常用于治疗脏腑功能失调，气机升降失常而见脘痞腹痛、恶心呕吐、肠鸣泄泻或口咽溃烂等病证。辛味药如厚朴、枳壳、姜半夏、橘皮等，能行散开通，升清健脾；苦味药如黄连、黄芩等，能泄热燥湿，降逆和胃。"辛开苦降"法是基于对脾胃升降特点及药物升降浮沉特性认识基础上提出的。

张仲景对脏腑气机升降失调、寒热互结与痰湿内生、蕴结中焦的病机认识深刻，强调以恢复脏腑气机升降为目的，辛苦合用，既解寒热之邪，又可寓开于泄，通而有降。张仲景泻心汤系列方剂堪称辛开苦降运用的典范。此外，《伤寒论》中栀子干姜汤、附子泻心汤、干姜黄芩黄连人参汤、黄连汤、乌梅丸等方剂中以半夏、干姜、生姜等辛味药与黄芩、黄连、栀子等苦味药合用，构成调和胃肠气机阴阳的药对，一直沿用至今，疗效确切。

仲景辛开苦降法的临床实践对后世影响深远。以李东垣为代表的金元医家充实了辛开苦降法，创立了诸如升阳益胃汤等方剂，创造性地运用防风、羌活等风药作为辛开的配伍结构，以升发阳气，苦降配伍则多受仲景影响，用黄连、黄芩、黄柏等药物。而温病学派认为湿为阴邪，非辛热不能宣通，热为阳邪，非苦寒不能清解，故临诊每用黄芩、黄连清降邪热，用生姜、半夏温通化湿，形成辛开苦降法，灵活变通，随证加减，广泛用于湿热阻结中焦的多种病证，代表方剂如连朴饮、苏叶黄连汤、加味人参汤等。

（3）辛散酸收：是将辛味药和酸味药复合应用的一种配伍治法。辛能散能行，可解表散邪，又能疏理气机；酸能收敛，又可益阴，二者合用，一散一收，相辅相成。辛散酸收法主要用于邪气（如风寒、痰饮、气滞）郁而不散，单用辛味药以疏散邪气，或疏理气机，又恐辛散之品伤及正气，故配伍酸敛益阴之品，使祛邪不伤正，酸敛不留邪。

如针对外感风寒表虚而营卫不和，因卫阳不得外固，肌表疏松，单以辛散之品，解肌发表，则汗出营阴更伤，专以酸敛益阴，则恐表邪留滞难去，故组方遣药可将辛散与酸敛二者合用，解表不伤阴，敛阴不恋邪，桂枝汤中辛温之桂枝与酸寒之芍药的配伍即是如此。

辛散酸收法也是调和肝脾常用的配伍治法。这种配伍方法是基于肝"体阴而用阳"的生理特点及肝气疏泄易太过、不及的病理特点，如四逆散、逍遥散、柴胡疏肝散，以辛散疏肝解郁之柴胡、薄荷、香附、川芎与酸敛益阴之白芍配伍，既补肝体又助肝用，白芍之酸收能制约疏散解郁之品太过。又如治疗肝旺脾弱的痛泻要方，其中用酸收敛肝之白芍与辛散升浮之防风配伍，寓散肝于抑肝之中，可防白芍抑肝太过，又复肝气疏泄之常。

（4）酸甘化阴：是将酸味药与甘味药复合应用，借以养阴生津，常用于治疗阴津亏虚，或气阴两虚病证的一种配伍方法。酸味药如白芍、乌梅、山萸肉、五味子、木瓜、酸枣仁等多入肝经，功能敛阴生津；甘味药如甘草、人参、熟地、石斛、麦冬、白扁豆、山药等多入脾胃经，功能滋阴养胃，二者益滋协同，养阴生津之力充沛。

酸甘化阴法最宜于肝阴不足与胃阴亏虚，尤其是肝胃同病的病证。如肝阴不足，筋脉失养所致手足挛急，或腹中拘急疼痛，苔少脉弦者，常用芍药之酸，合甘草之甘以养阴柔肝，缓急止痛。代表方如芍药甘草汤。成无己释云："酸以收之，甘以缓之，故酸甘相合，用补阴"。在温病后期，或其他慢性消耗性疾病后期，常致胃阴不足，胃体失养，临床常用酸甘化阴配伍方法施治。酸味药常用白芍、乌梅、木瓜、山楂等，甘味药则可根据病情选用，如见胃脘灼热嘈杂、口干咽燥、大便干燥、舌红少苔者，可选生地、石斛、麦冬、天花粉、知母等甘寒之品；如胃阴不足，又见神疲气短、乏力、大便溏薄等气虚之候者，则配伍党参、黄芪、白术、山药等甘温益气之品，对气随津脱者尤为适宜。对单纯表现胃阴亏虚者，用酸甘柔润法而阴不复者，亦可根据"阳生阴长"之意，配伍甘温之品（只要没有虚火现象）。此外，酸甘化阴亦常用于治疗心阴不足及肾阴亏虚的病证。如治疗心阴不足之心悸虚烦的天王补心丹，方用五味子、酸枣仁之酸与人参、甘草、柏子仁之甘合用，以滋养心阴；又如六味地黄丸及其类方每用熟地、山药之甘与山茱萸、五味子之酸合用，酸甘化阴，滋阴补肾。

（5）甘补苦泻：是将甘味药与苦味药复合应用，以治疗实邪（痰饮、寒热等）内阻、脾胃虚弱病证的一种配伍方法。《素问·五脏生成》篇谓："脾苦湿，急食苦以燥之""脾欲缓，急食甘以缓之，用苦泻之，甘补之"。甘苦合用，补泻兼施，祛邪不伤正，扶正不恋邪。

金元医家李东垣善用甘补苦泻法，对脾胃虚弱，湿浊下流，阴火上冲的病证，常用黄芪、人参、甘草等甘味药物益气健脾，又配伍黄芩、黄连、黄柏等苦寒之品清热燥湿，甘苦合用，以补脾胃、泻阴火，代表方如升阳益胃汤、补脾胃泻阴火升阳汤等。

对于里实积滞而正气亏虚者，常用大黄、芒硝、大戟、甘遂、芫花等苦味药荡积祛邪，同时伍用人参、大枣、当归、麦冬、生地等甘味补益之品，寓攻于补。代表方如黄龙汤、新加黄龙汤、增液承气汤、桂枝加大黄汤、调胃承气汤等。此外，对于一些有峻烈，或有毒性的苦味荡积祛邪药，同时配伍甘味补益之品，可缓和其峻烈之性，或佐制其毒性，顾护脾胃，如十枣汤为逐水之峻剂，方中大戟、甘遂、芫花是逐水峻药，且都有毒性，易伤脾胃，故用味甘之大枣，共奏甘补苦泻，泄不伤正之功。

五味化合中诸如辛润、辛敛、酸通、苦发等在临床组方遣药中的运用，是对五味作用认识的深化，对中医治法和临证组方思维有着重要启示。如"辛润"之说，《素问·脏气法时论》指出："肾苦燥，急食辛以润之，开腠理，致津液，通气也。"后世逐渐发展演变成一种由"辛"而"润"的药物功效。

辛能散、能行，而辛润，则是通过辛味药的行散作用，间接产生润养效果。如治疗外感凉燥证之杏苏散，未用润燥养阴之品，仅以辛散之品轻宣凉燥，理肺化痰，使外邪去，津液敷布正常，燥证自愈。

4. 升降浮沉配伍 升降运动是自然界的基本规律，《素问·六微旨大论》云："升已而降，降者为天；降已而升，升者为地。天气下降，气流于地，地气上升，气腾于天，故高下相召，升降相因，而变作矣"。升降运动也是机体脏腑生理功能的基本过程之一。升降相因即是基于对机体脏腑升降互为因果的生理特点和药物升降沉浮认识基础上提出的一种配伍方法。这种配伍方法主要针对肺、脾胃、肝胆等脏腑病变，利用升浮药物向上向外，具有升阳举陷、宣肺解表、透疹排脓、升发肝气等作用特点及沉降药物向里向下，能和胃降逆、肃降肺气、泻火通便、利水消肿等作用特点，将二者配伍，达到恢复肺、脾胃、肝胆等脏腑生理功能的作用。

对肺失宣降所致咳嗽、咳喘、水肿、小便不利等病证，可用开宣肺气的药物与肃降肺气之品相伍，达到宣降肺气、止咳平喘、通调水道的作用。如麻黄汤、麻杏石甘汤、大青龙汤均以辛温宣发的麻黄配伍苦降肺气的杏仁，桑菊饮中桔梗配杏仁，杏苏散中苏叶配杏仁等，均能使肺气宣降复常，咳止喘平。此外，对于风邪乘袭，肺失宣通，水道郁滞导致水肿、癃闭等水湿内停病证，常在辨证基础上，选用麻黄、桔梗、苏叶或浮萍等宣肺之品，以宣通肺气，使水道通而浮肿消，是升降相因的特殊配伍方法，代表方剂如越婢汤等。

对脾胃升降失常所引起的恶心呕吐、泻利、脘腹胀满、噫气呃逆等病证，健脾升清、和胃降逆是临床常用的配伍方法。正如叶天士所言："脾胃之病……其于升降二字，尤为紧要。盖脾气下陷固病，即使不陷，而但不健运，已病矣。胃气上逆固病，即不上逆，但不通降，亦病矣"，并强调"脾宜升则健，胃宜降则和"的观点。临床常用辛散升发，健脾升阳的药物如柴胡、升麻、羌活、独活、防风、干姜、黄芪、白术、人参等与苦降下气、和胃降浊之品如黄连、黄芩、枳实、厚朴等配伍，代表方剂如枳术丸、升阳益胃汤、补脾胃泻阴火升阳汤、半夏泻心汤、中满分消丸等。而对肠腑闭阻便秘病证，常用升清药与降浊之品相伍，通降腑气，如济川煎中升麻配伍枳壳，具有"寓降于升"的配伍特点。现代临床研究表明，升麻配伍枳壳，治疗胃下垂、直肠脱垂、子宫脱垂等脏器下垂病证，疗效显著。

此外，在临床应用升浮或沉降药物组方配伍时，常用到与之相反的药物，此种配伍思维并不是基于机体脏腑升降互为因果生理病理特点，而是寓降于升，防止升浮太过，如川芎茶调散中配伍清茶调服，以清茶苦降之性，制约川芎、荆芥、防风等药物升散太过之弊；或寓升于降，防止沉降太过，如镇肝息风汤中疏散条达肝气之麦芽、川楝子、茵陈，与方中牛膝、代赭石、龙骨、牡蛎等镇潜之品配伍，以应肝木疏泄调达之性。此类配伍均属升降相因的相反相成法。

5. **引经配伍** 有些药物对脏腑经络的作用有明显的定位倾向，被配伍运用后，也能引导其他药物，甚至整个复方对某一脏腑经络部位产生较强的作用，从而更有效地实现施治者的意图。如对面部疾患伍用白芷、下肢疾患加用川牛膝等，均含有引诸药效以达病所，提高临床疗效的意义。

上述药物配伍情景中，除单行外，相须、相使可以起到协同作用，能提高药效，是临床常用配伍方法；相畏、相杀可以减轻或消除毒副作用，以保证用药的安全，是运用毒副作用较强时的药物配伍方法，也可用于有毒中药的炮制及中毒后的解救；相恶则是因为药物的拮抗作用，抵消或削弱其中一种药物的功效；相反则是药物相互作用，能产生毒性反应或强烈的副作用，故相恶、相反是配伍的禁忌；引经是一种比较特别的配伍方法，其目的是加强治疗作用的方向与部位。

六、药物用量思维

中药剂量是中医处方的一个重要组成部分，中药剂量的设定，关系到处方的功用与主治。中药剂量的准确把握对提高临床疗效具有十分重要的作用。古人曾有"中医不传之秘在用量"之说，说明中药剂量大小决定治疗效果。北宋医学家唐慎微提出："凡服药多少……缘人气有虚实，年有老少，病有新久，药有多毒少毒，更在逐事斟量"（《重修政和经史证类备用本草》），明确指出用药剂量需要综合考虑诸多因素。影响中药用量的因素有很多，主要包括患者体质、病势、病证、治法、方剂组成、配伍关系、药物性味、质地、产地、用药季节、患者所处地域等。

1. **因人施量** 一般体质壮者用药量可大些，体质弱者用药量宜小些。青壮年患者，邪盛正亦实，剂量可重，以图速愈。《圣济总录》云："几服药多少，要与病人气血相依。盖人之禀受有强弱，又贵贱苦乐，所养不同，岂可一概论"。《伤寒论》载四逆汤："甘草二两，附子一枚，干姜一两半"，方后则注："强人可用大附子一枚，干姜三两"。老年人由于脏腑功能衰退，婴幼儿脏腑娇嫩，形气未充，药物剂量均应偏小。特别是攻伐及有毒之品，用量必须依据患者体质而随证加减。如大黄，大苦大寒，能荡涤肠胃，下燥结而除瘀热。若体质弱者、或老年人，患肠胃燥结、大便不通之实热证，大黄用量则不宜过大，一般用量以 3~8g 为宜，婴幼儿则慎用。此外，还应注意体质的差异，如《金匮要略》非常重视体质与治法方药的关系，在体质类型方面不仅强调"男子"与"妇人"体质有别，且把不同人群体质分类与病证联系起来。书中常用"某某家"表述，如疮家，因津血耗伤复感风邪，易患痉病；衄家、亡血家，因营血亏虚，若误汗，易致阴虚阳浮之证；失精家，多致虚劳病之阴阳两虚证。以上无论疮家还是衄家、亡血家、失精家，均可归为阴虚体质，多由疮毒伤津、亡血竭阴、房事失精所致，这种体质每易化热伤阴，而常见阴虚或阴虚火旺证候。因此，在应用温热的药物，如附子、肉桂治疗时，用量宜小。与之相反，书中还载有"中寒家"，即素有中焦脾胃阳虚而内寒重的人，每易感寒，应用附子、肉桂治疗，用量宜大。

因特殊生理而形成的体质差异，用药剂量亦应不同。如妇人正处于月经、妊娠、产褥、哺乳等阶段，其体质可有某些暂时性变化。《金匮要略》分妊娠病、产后病、妇人杂病（主要是月经病）三篇论之。妇人妊娠，因气血养胎，一般肝脾常有不调，且因逐月分经养胎，在妊娠的不同月份体质可能出现某些差异，故有"怀身七月，太阴当养不养"之说，此时应用健脾药物宜大剂，攻伐药物剂量要小。正当产后，则亡血汗出而体虚多寒，或哺乳期中，乳汁去多，阴血每患不足，中气亦虚，此时补益气血，药物剂量宜大，攻伐药物剂量宜小。月经期内，血室空虚，感邪即易深入，可较大剂量应用补血药物，攻伐药物剂量宜小。

2. **因病施量**　清代名医吴鞠通在《温病条辨》提出："盖药必中病而后可，病重药轻，见病不愈，反生疑惑；若病轻药重，伤及无辜，又系医者之大戒"。一般大虚大实之证，宜药专量大。量小，则杯水车薪，难以起效。病久正虚之证，要重视脾胃的调护，药量宜小，缓缓图功。若大剂蛮补，必致气机壅滞，欲速不达。清代温病大家吴鞠通认为半夏 1 两降逆止呕，2 两安神催眠，如《吴鞠通医案·卷一》所载李氏医案："六脉阳微之极，弦细而紧，内有饮聚，外有瘛痛，兼之内疝，饮食减少，得食亦呕，乃内伤生冷，外感燥金之气而然，以急救三焦之阳与阳明之阳为要"。处方中以姜半夏 6 钱至 1 两，取其降逆止呕之效，后在治疗过程中出现昼夜不寐，给予《灵枢》所载半夏秫米汤，其中半夏用 2 两以取其安神催眠之效，从而达到治疗不寐之目的。又如张仲景治疗疟疾所用蜀漆散，"温疟加蜀漆半分，临发时服一钱匕。（寒虐）未发前，以浆水服半钱匕"。同样，仲景治疗奔豚所用桂枝加桂汤，"今加桂满五两，所以加桂者，以能泄奔豚气也"。仲景用黄连治心下痞，仅用一两

（汉制），如半夏泻心汤、生姜泻心汤、甘草泻心汤等；治下利则用至三两，黄连用量为前者的三倍，如葛根芩连汤，白头翁汤等。《医宗必读》谓干姜："血寒者可多用，血热者不过三四分，为向导而已"。药物在不同剂量下发挥的功用有所不同，取其何种功效主要决定于疾病种类。《伤寒论》第12条："太阳中风，阳浮而阴弱，阳浮者，热自发，阴弱者，汗自出。啬啬恶寒，淅淅恶风，翕翕发热，鼻鸣干呕者，桂枝汤主之"。此时桂枝汤中，白芍3两酸苦微寒，具有敛阴和营之效；《伤寒论》第21条："太阳病，下之后，脉促胸满者，桂枝去芍药汤主之"。本条中桂枝汤去芍药，即芍药零量，是因为太阳病误下后胸阳不振，去芍药是为了防止白芍酸敛之性不利于胸阳的伸展；《金匮要略·血痹虚劳病脉证并治》第13条："虚劳里急，悸，衄，腹中痛，梦失精，四肢酸痛，手足烦热，咽干口燥，小建中汤主之"。小建中汤为桂枝汤倍白芍，即芍药6两，加饴糖组成，专治阴阳两虚，虚劳里急之证，此时白芍6两和营止痛。因此，用药应以病邪轻、重、缓、急，随病施量。正如《医学衷中参西录》所谓："用药当以胜病为主，不拘分量之多少"。

3. **因证施量** 辨证施治，因证而定量，是中医治疗疾病的一大特色。《伤寒论》中大青龙汤证、小青龙汤证均有表寒症状，然大青龙汤证"脉浮紧""身疼痛""不汗出"等表寒症状较小青龙汤证更重，故大青龙汤麻黄用六两，而小青龙汤中麻黄用三两。药物组成相同的处方，由于所治之证不同，同一药物剂量也会不同。如厚朴三物汤、厚朴大黄汤和小承气汤，三者药物组成相同，均为厚朴、大黄、枳实，但厚朴三物汤证以痛而闭症状突出，故以厚朴、枳实为君，行气除满为主，方用厚朴八两，枳实五枚，大黄四两；小承气汤证以便秘为主症，故以大黄为君，荡涤积滞，方用大黄四两，厚朴二两，枳实三枚；而厚朴大黄汤证以胸满症状为主，治疗更偏重理气，故以厚朴一两为君，大黄六两、枳实四枚为臣。处方药物组成相同，由于主治证不同，主药改变，用量随之增减。如《医宗金鉴》颠倒木金散，是由木香与郁金两药组成，适用于气滞血瘀之胸腹胁肋疼痛病证，应用时可据气滞、血瘀两者的轻重程度增减其量。"属气郁痛者，以倍木香君之；属血郁痛者，以倍郁金君之。为末，每服二钱，老酒调下"。

4. **因法施量** 据法遣药组方，治疗方法不同，药物的用量也不同。如黄芪一般用量10~15g，而当归补血汤中黄芪重用30g以补气生血。小承气汤与厚朴三物汤均由大黄、厚朴、枳实组成，但药物用量不同，故名称和用途亦不同。小承气汤重用大黄以攻下，故厚朴用量小；厚朴三物汤主利气，重用厚朴。归脾汤、八珍汤中当归补血活血，用量仅3g，而治疗脱疽的四妙勇安汤，当归的用量竟达60g，意在活血止痛。

5. **因方施量** 一般而言，使用单味药或药味较少的方剂，用量应大；药味较多的复方，用量应相对减少。如独参汤仅一味药物组成，人参用量30g，以补气固脱，主治诸般失血与疮疡溃后，气血俱虚，面色苍白，恶寒发热，手足清冷，自汗或出冷汗，脉微细欲绝者；补中益气汤有八位味药物组成，方中人参用量仅为6g，用来治疗气虚发热、清阳下陷、中气不足之证。此外，在选用多味同一类药物组方时，药物用量宜小；在与不同功能的药物配伍时，用量相对偏大。如举元煎中人参、黄芪、白术同用，黄芪用量小，而升陷汤中黄芪用量较大。

6. **因配伍施量** 处方中君药剂量改变，或君臣药剂量改变，均会对原方的功效产生影响，或完全改变。一般说主药较辅药的用量要大。如小承气汤与厚朴三物汤药味组成相同，小承气汤偏重于泻热通便，故大黄之量重于厚朴；厚朴三物汤偏重于行气除胀，故厚朴之量重于大黄。再如治疗下焦湿热癃闭之通关丸（滋肾丸），是由知母、黄柏、肉桂三味药组成，其中知母、黄柏清下焦湿热，是主药，肉桂助膀胱气化，为辅药，所以肉桂的用量只有知、柏总量的四十分之一，如果用量偏大，或有助火伤阴之弊。

7. **因药施量** 不同的药物，临证用量有较大差异。《神农本草经》上所载莲子、怀山药、茯苓、枸杞等，无害，用量可大些；有毒或峻猛之品，如马钱子、巴豆、甘遂、大戟等用量大小应慎重，用之不当可伤正气。不少毒性或偏性药物经过适当配伍，毒性降低，偏性纠正，去其性而存其用，此时用药剂量可增大。临床中，常常需要根据患者服药后反应调整用量。如不效增量、中病即止或中病即减量等。如麻子仁丸方后注："饮服十丸，日三服，渐加，以知为度。"一些毒性药物根据服药反应调整用量，能够保证用药安全。此外，服药方法不同，用量也有差别。分多次服用的药物，用量可以大些。道地药材大多气味浓厚纯正，力大效宏，用量宜小，如云南的三七、西藏的红花、山西的党参、吉林的人参、宁夏的枸杞等。花叶类质地较轻的药物，如菊花、桑叶、玫瑰花等用量宜小；质重的药物，如代赭石、磁石、石决明、龙骨、牡蛎等用量宜大；芳香类药物，如麝香、冰片等用量宜小；同种药物鲜品用量宜大，饮片用量小。

8. **因所用功效施量** 同一味药物，欲使其发挥不同功用，用量也有不同。如《本草纲目》云："地骨皮益肾生髓，断不可少用而图功，欲退阴虚火动、骨蒸劳热之症，用补阴之药，加地骨皮或五钱或一两，始能凉骨中之髓而去骨中之热"；麦芽健脾开胃，一般用5~10g，回乳则用120g；附子在四逆汤证用

一枚，在通脉四逆汤证用大者一枚，用以回阳通脉；山茱萸用于收敛固涩时用
5~10g，补益肝肾时用30g，如果用于收敛欲脱阳气时，可用120g；山楂用于
活血祛瘀，用6g即可见效，而治疗慢性胆囊炎用量须15~30g方可取效；桑白
皮泻肺平喘，6~9g即可，但利水消肿则需15~20g；柴胡6~10g可疏肝解郁，
升阳举陷则10~15g，和解退热需用3g；白术健脾止泻用6~10g，益气通便用
6g；槟榔行气除胀消积用6~15g，驱杀绦虫则用60~120g；枳实行气开胸化痰
用6~10g，而升阳举陷则用60~100g；益母草调经用10~15g，利水消肿则需
30~60g等。再如桂枝汤中桂枝与白芍等量，有调和营卫、解肌发表作用，桂
枝量加倍则成温阳降逆之桂枝加桂汤，治阴虚心悸或气从少腹上冲心胸，白芍
加倍则成了既解表又和里之桂枝加芍药汤，治表寒虚证兼腹满胀痛。

9. 因地域施量　我国地域辽阔，南北东西温差、光照、湿度等差异巨大。
因此，药物所用剂量也不同。如寒冷潮湿地区，多用温热、化湿、燥湿等药，
且剂量偏大；干燥少雨地区，则养阴润燥药用量较大。以附子为例，《中药
学》规定剂量为3~10g，但是云南医师，治疗阳虚里寒证、风寒湿痹证，常用
30~60g，或更大剂量，配伍干姜、甘草等药，附子先煎2小时以上，以不麻
口为度，再入他药同煎。如此大用量，不仅未出现毒性反应，且良效颇多。

10. 因季节施量　天人相应，春、夏、秋、冬四时气候变化，处方用药剂
量亦应有所增减。《徐大椿医书全集》载四时加减柴胡饮子，由柴胡、白术、
槟榔、陈皮、生姜、桔梗组成。冬三月柴胡量稍大，春三月减白术增枳实，夏
三月又增甘草，秋三月同冬三月，唯陈皮稍多。四时气候的变化，会对人体产
生一定的影响，所以治疗疾病时必须考虑时令气候的特点，春夏季节，气候由
温转热，阳气生发，人体腠理疏松开泄，即使外感风寒致病，也不宜过用辛温
发散之品，以免开泄太过，耗伤气阴，因而用量宜小；暑天化湿解暑药量宜
大，秋天生津润燥药亦宜大；秋冬季节，气候由凉转寒，阴盛阳衰，人体腠理
致密，此时若非大热之证，寒凉药物用量宜小，以免寒凉太过损伤阳气。《素
问·六元正纪大论》指出："用寒远寒，用凉远凉，用温远温，用热远热"，
指出临证用药必须根据四季气候变化加以调整。

七、处方结构布局

诊治过程中，当完成辨证、设计完治法，准备处方时，处方的规模、格
局、主治方向等，便成了主诊大夫们考虑的事情。其实，这是很难的，尤其是
对复杂病况。处方的结构布局，是依据病情的变化与治法的设计要求而进行

的，主要体现在两大方面，一是处方的整体规模，主要以药味的多少来体现；二是处方中的主次用药比例，即根据治疗目标所涉范围及轻重缓急来制定各类治疗药物在处方中所占的比例。

1. **药味总量** 这是处方整体规模的体现。治疗能否覆盖疾病当下的各种主要病情问题，如关键病因病机、对机体危害的主要因素、突出的苦痛、不良的预后趋势等，这需要在全面综合地了解病情的基础上，结合医者自己的经验与体会，作一处方规模的估算，以决定处方所用药味的多少。药味所用的多少，虽含有医者的治疗设计意图，但关键还是病机的复杂、病情的危害程度及治疗的客观要求。其中，病机的复杂性与治法的多样性是决定因素。一般而言，病机简单、病情较轻、涉及治法较少者，可用小方，药用 3~9 味即可，如儿科与内科轻度自觉不适的疾病；病机有兼夹、病情稍重，需治法复合者，可用中方，药用 10~15 味便可，多用于一般疾病的治疗；病机复杂、病情较重，治法涉及较多者，需用大方，药用 16~20 味方可，如内科慢性疑难病症的治疗；病机复杂、病情顽固且深重，治法涉及亦多者，则用超大方，用药量可达 20 味以上，如晚期恶性肿瘤等内科疑难重症的处方治疗。当然，处方规模的大小、用药量的多少，有时也主要与医者的治疗意图有关，如对慢性心力衰竭的患者，病至晚期，虽病情复杂，病机多端，但心阳将脱，生命垂危，此刻恢复心阳，挽救生命是第一位的，可置其他于不顾，急用人参、附子两味，以补心气，温心阳，冀心阳得以恢复，病情能够迅速稳定，以后再以复法大方缓图。

2. **用药定比** 针对病情的轻重缓急来选药配伍，组成复方，是医者实现治疗意图的关键。如何选药？如何配伍？重点是什么？药物的功效是多方面的，利用药物功效的多样性来纠正病机的复杂性是必需的，合理选药组方，既可适合复杂病情，解决病情的主要矛盾，又可节省药材，且能避免药物的毒副作用。然而，多种药物组合后所形成的集成功效表达，是很难为一般医者驾驭的。它涵盖以下诸方面因素：处方规模与病情是否相适应？处方的主体功效体现如何？重点是否突出？疾病的证症相关因素是否得以兼顾？攻、补、调三者的关系如何？复方的寒热整体属性如何？服用后有无毒副反应？病势发展的控制如何？起效时间如何？效价比如何？等等，对于高年资的中医大夫而言，在处方前或许已了然于胸，信心百倍，但遣药组方后的心态往往还是茫然的、心有余悸的，甚至是较为担忧的：处方作用于患者后，会有怎样的反应？处方的配伍是否有不当之处？等等，有时尚需对处方作较长时间的思索与修改，更期望复诊时临床实效的验证。

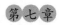

以上这一切，的确考验着医者的智慧，而实际处方中各种治疗药物的比例设定及其分配，即选药的味数与剂量的多少，应是治疗体现的关键。

现举小方、中方、大方与超大方初诊案例各一则，以考察其中用药定比。

案一 邵某，男，32岁，南京某公司职员，2016年8月16日初诊。

近两周来因公司加班频繁而饮食难以正点，食后自觉脘部少有胀感不适，但食欲与食量正常，余无特殊不适。苔薄，舌质淡红，脉濡。

诊病：痞满（中医）。

辨证：脾运不健。

治法：运脾消食。

处方：炒白术15g，茯苓15g，陈皮12g，炙鸡内金10g，炒楂曲（各）15g，炒枳壳12g，7剂，日1剂，水煎，分两次温服。

注：本案因饮食不节而伤及脾胃，以致脾运不健，饮食难运，积滞胃中，故治疗只需运脾与消食两法合用便可，初诊方用炒白术、茯苓、陈皮运脾理气，炙鸡内金、炒山楂、炒六曲消食和胃，炒枳壳理气除满。

本案病情较轻，病机单一，治法配伍运用较少，择药不多，仅用7味，故处方规模较小，属小方。用药定比，运脾与消食占比相当，少佐理气之品以消胀除满。

案二 郭某，男，40岁，南京市郊县农民，2006年9月12日初诊。

近日胃镜提示："胃多发性溃疡"，HP（+）；病理提示：炎症，肉芽组织增生。泛恶吐酸较剧，脘部怕冷，遇冷则不适尤著，纳谷量少，大便数日一次，量少形细，形体消瘦，面色少华，苔薄白，舌质黯，脉弱。

诊病：吐酸（中医）。

辨证：中虚不足，失于温煦，痰瘀留结。

治法：健脾温中，化痰行瘀。

处方：党参12g，炒白术10g，云茯苓12g，炮姜6g，炙乌贼骨（先煎）15g，陈皮10g，砂仁（后下）4g，山慈菇12g，八月札12g，白残花8g，漏芦10g，仙鹤草12g，7剂，日1剂，水煎，分两次温服。

注：本案系中阳不足所致，但在局部深化辨证时尚应注意另三个问题：一则溃疡，系中虚难以荣养胃体而致；二则肉芽组织增生，为有形之结，系痰瘀留结为患；三则HP阳性，系胃中毒邪滞留。治拟健脾温中为大法，药如党参、炒白术、云茯苓、炮姜；针对溃疡，伍入炙乌贼骨、仙鹤草以制酸生肌；针对肉芽组织增生，选用山慈菇、八月札、漏芦等化痰软坚消瘤；而针对HP阳性，本案暂未作针对性治疗。患者的自觉不适以泛恶吐酸较剧为主，故和胃

止吐药亦应适时运用，如方中的陈皮、砂仁、白残花等。

本案病情不太复杂，病机虽有兼夹，但涉及治法配伍运用相对简单，择药用量一般，达12味，故处方规模为中等，属中方。用药定比，健脾温中占比略高，药用四味，约占全方药味的1/3，化痰软坚消瘤与和胃止吐平分秋色，各用三味，各约占全方药味的1/4，而制酸生肌药相对占比较少，药仅2味，约占全方药味的1/6。

案三 吴某，女，39岁，南京市某公司职员，2007年3月27日初诊。

近半年来反复查小便隐血（++~+++），曾在江苏省军区医院治疗数月，疗效不显，疑为"慢性肾炎"，因拒肾穿刺活检而前来寻求中医治疗。诉近日操劳过度，腰部酸软，双肾区胀感，紧张易怒，面赤烘热，夜寐欠安，出汗量多，夜间为著，腹中气胀，矢气，大便欠成形，苔薄，舌质稍黯，脉细郁不扬。查体：BP：132/98mmHg，形体偏胖，乳腺小叶增生，双肾区压痛与叩击痛（-），尿常规隐血（++），RBC：5/μl，甘油三酯偏高，B超提示脂肪肝。

诊病：血证、不寐、乳癖（中医）。

辨证：心肝热蕴，灼伤阴络，心肾不交。

治法：清泻心肝，宁神止血，交通心肾。

处方：川连4g，肉桂1g，丹皮10g，炒山栀10g，夏枯草12g，硃茯神10g，姜竹茹12g，法夏10g，陈皮10g，夜交藤25g，左牡蛎（先煎）20g，炙女贞10g，旱莲草12g，大蓟10g，白茅根12g，功劳叶15g，六月雪12g，14剂，日1剂，水煎，分两次温服。

注：患者因反复小便隐血而求诊，但诊查过程中发现心肝郁热明显，心肾不交亦存，故辨证立法，治疗一并兼顾。关于本案小便隐血的中医辨证，仍属心肝火旺，心热下移，灼伤阴络而致，故治疗拟清泄心肝郁火、宁络止血为主，方中用川连、夏枯草、丹皮、炒山栀、功劳叶等清心泄肝，用炙女贞、旱莲草、大蓟、白茅根、六月雪等凉血止血。患者主诉中除小便隐血阳性外，尚苦于失眠，故治疗组方中还突出了"催眠"治法，方用交泰丸合黄连温胆汤加减。因此，本案"止血"与"催眠"是治疗重点。

本案多病丛集，病情复杂，病机多端，治法配伍选用较多，药物达17味之多，故处方规模较大，属大方。用药定比，以清泻心肝之火为基础之法，药用四味，约占全方药味总量的24%；"止血"与"催眠"合用，但初诊方以"催眠"用药占比稍高，达7味之多，约占全方药味的41%；"止血"定比略低，约有4味，约占全方药味的23%，余药为兼顾其他而施治，约占全方药味的12%。

案四 潘某，女，48岁，江苏省盱眙县工人，2004年4月27日初诊。

近日体检发现患有高血压病、高脂血症、糖尿病，并诉有家族史。平素自觉头痛，位在两侧或巅顶，出汗，烘热面赤，急躁心烦，口干欲饮，苔薄，舌质淡红，脉濡。查空腹血糖：6.76 mmol/L；甘油三酯：2.04 mmol/L；血压：180/120mmHg；脑血流多普勒：两侧大脑中动脉供血不足，两侧椎基底动脉血流缓慢。

诊病：头痛、消渴（中医）。

辨证：肝经风阳痰火上扰，肝肾不足，痰毒瘀热搏击。

治法：清肝降逆，泻火养阴，培益肝肾，化痰祛瘀。

处方：夏枯草15g，海藻15g，天麻12g，钩藤12g（后下），川芎15g，潼白蒺藜（各）12g，豨莶草15g，生山楂15g，制大黄10g，泽泻15g，制黄精12g，玉米须12g，决明子12g，炒苍术10g，葛根12g，功劳叶15g，天花粉15g，知母10g，地骨皮12g，鬼箭羽12g，14剂，日1剂，水煎，分两次温服。

注：本案高血压、高血脂、高血糖等并见，症情与病机复杂，然其病根归一，均与肝肾阴精亏虚相关。高血脂表现为血中脂浊增多，血流不畅，与阴精亏耗而血液黏稠、运行不畅等有关，中医病理因素涉及痰瘀。高血糖之病变，仍以肝肾阴虚为本，肺、胃燥热为标，燥热与阴虚常互为因果。高血压表现为面赤身热，急躁心烦，头痛出汗者，是肝经痰火偏旺所致，仍与肝肾阴亏相关。本案病机虽以肝肾阴虚为标，但标实较剧，尤以肝旺为显。

治疗思路暂拟治标为主，结合培益肝肾以固本。初诊方用夏枯草、海藻、潼蒺藜、白蒺藜、天麻、钩藤、川芎、豨莶草等清肝泻火、平肝降逆，为治疗肝经痰火型高血压的常用药物；生山楂、海藻、制大黄、泽泻、决明子、玉米须、鬼箭羽祛瘀化痰降脂，流通血脉，消除瘀结；天花粉、知母、地骨皮、葛根等伍入其中，重在清泄肺胃，专为清热润燥，治疗消渴而设；制黄精、潼蒺藜填补肝肾之阴以固本。

本案病情较重，病机多绪而复杂，治法配伍运用较多，择药竟达21味之多，故处方规模很大，属超大方。用药定比，以清肝泻火、平肝降逆占比最大，约占全方药味的40%，其次为化痰祛瘀降脂，约占全方药味的30%，再次为清热养阴、生津润燥，约占全方药味的20%，培益肝肾药味用量占比最少，约为10%，以上这些，便构成了本方的基本格局。

八、用方思维引导

医者据证拟方之际，每多联想记忆中的方剂积累，就方剂来源而言，不外乎四种途径，即经方、时方、验方与科研方。

经方、时方、验方与科研方是临床常用的四种方剂类型。这四类方剂各有特点，并相互联系。经方药简力宏，如单刀直入之将，往往可起沉疴痼疾，然亦有辨证不易之难点；时方面面俱到，用药如韩信点兵，但亦有重点不突出之嫌；验方虽可偶愈顽疾，然却过于局限，缺乏普适的规律和中医理论基础。但它却如草药一般，虽多用于民间，而少载于古籍，却是经方与时方的源泉，当其被规范化之后，则上升为经方与时方。而经方的构建又为时方的创立提供了模板与范本。时方的创新与纳新之能，则又补充了经方之不足。故经方、时方与验方，三者无法绝对的独立，更不可能对立存在。它们之间的关系应是相互包容，取长补短。

方剂学发展至今，从临床用方来源而言，又有科研方这一类型，它来源于现代科研活动，是经研究者精心设计并构建的、在一定临床范围内行之有效的、其药效与药理被实验研究证实阐明的一类方剂，对中医临床大夫而言，其组方药物的信息来源主要为专业杂志的相关研究报道与科研体验积累。

1. **经方** 经方是中医方剂发展史中占有重要地位的一类方剂，因其组方结构精巧，时代特点鲜明，临床疗效确实，以及理论体系独特，而深为后世医家所推崇。当今，随着中医药事业的蓬勃发展，以及人们对中医药事业的不断关注，经方因其立法严明，配伍严谨，制方合度，方无虚设，药无虚用，药简效宏之特点，在临床上屡起沉疴，愈来愈受到广大临床医生的重视，且有进入公众视野的趋势。

何为经方？历代医家对其含义有不同见解，概括如下。

（1）按其字面意义理解有三种：其一，经方者，乃经验之方也；其二，经方者，乃经典著作中之药方也；其三，经者，常也，经方者，乃医家常用之药方也。

（2）按经方产生朝代，其意也含三种：其一，曰经方者，汉以前之方剂也（也指《黄帝内经》《伤寒杂病论》所载之方剂）。持此观点者，如《中医词释》，它就认为经方是指汉代以前的方剂，包括：《汉书·艺文志》记载经方十一家，实际上是指汉以前的临床著作，即《黄帝内经》《伤寒论》《金匮要略》所载之方剂；其二，曰经方者，宋以前之方剂也（与时方相对而言）；其三，曰经方者，仲景之方也（即《伤寒杂病论》中所载的方剂）。持后两种观点者，如《辞海》："经方，中医学名词，古代方书的统称，后世称汉·张仲景的《伤寒论》《金匮要略》等书中的方剂为经方，与宋元以后的时方相对而言"。

以上学术见解，仁智各见。但学术界目前较为公认的是：以张仲景《伤寒杂病论》所载之方谓之经方（附经方运用案例两则，见案一、案二）。

案一 吴某，男，56岁，南京市下岗工人，2005年12月6日初诊。

近日因脘腹疼痛不适而行体检，B超检查发现脂肪肝、胆结石、胆囊息肉，胃镜：胃体、胃窦及幽门前区见散在多发性疣状胃炎糜烂，HP：（++++）。病理：表浅黏膜示活动性浅表性胃窦炎。刻感胃脘部隐痛，大便日行一次，质干欠畅，稍食油脂则大便欠成形，苔黄腻，舌质黯，脉细弱。

诊病：胃痛（中医）。

辨证：湿热壅滞，痰瘀搏结，脾气虚弱。

治法：辛开苦泄，清化湿热，化痰软坚，健脾助运。

处方：黄连4g，炒黄芩10g，法半夏10g，炮姜6g，蒲公英15g，百合15g，山慈菇15g，炙乌贼骨（先煎）15g，石打穿12g，炙鳖甲（先煎）12g，炒白术10g，炒薏苡仁15g，陈皮10g，7剂，日1剂，水煎，分两次温服。

2005年12月13日二诊：脘部少有隐痛，大便已调，苔薄，舌质稍黯，脉细弦。

处方：原方，加炒枳壳10g，14剂，日1剂，水煎，分两次温服。

2005年12月27日三诊：诸症均缓，唯食后稍觉脘胀，前胸与后背有疼痛仄阻感，有时急躁，苔薄，舌质淡红，脉细弦。

处方：初诊方，加香附10g，炒楂曲（各）12g，制大黄10g，14剂，日1剂，水煎，分两次温服。

2006年1月12日四诊：多食后右侧腹偶感不适，纳谷尚可，大便已成形，胸骨后稍有疼痛仄阻，苔薄，舌质淡红，稍黯，脉滑细。

处方：初诊方，加香附10g，苏梗10g，制大黄10g，14剂，日1剂，水煎，分两次温服。

2006年1月26日五诊：左上腹隐痛，头晕泛恶，多在午后而作，已持续2~3天，苔薄，舌质黯红，脉小弦。

处方：初诊方，加天麻10g，泽泻15g，21剂，日1剂，水煎，分两次温服。

2006年2月21日六诊：近日少有泛恶，饥饿时胃脘不适，苔脉同前。

处方：初诊方，加八月札12g，生薏苡仁15g，茯苓12g，14剂，日1剂，水煎，分两次温服。

2006年3月7日七诊：昨日查胃镜已无特殊异常发现，各部位未见肿物与溃疡，HP：（+），苔薄微腻，舌质稍黯，脉濡细。

处方：初诊方，加制大黄 10g，海藻 15g，党参 10g，14 剂，日 1 剂，水煎，分两次温服。

注：本案主诉不多，但实验室检查指标异常较多，辨证较复杂，系虚实夹杂之候。虚则脾气虚，如脘部隐痛、稍食油脂则大便欠成形、脉细弱等；实则湿热、痰瘀等，如苔黄腻、胆囊息肉、疣状胃炎与糜烂等。主症虽无脘腹胀满，但仍选用辛开苦泄法为主施治。方用《伤寒论》半夏泻心汤加减，方中黄连、黄芩、半夏、炮姜，寒温并用，辛开苦泄，以复脾胃运化之职；蒲公英、百合泄胃解毒以疗幽门螺杆菌阳性；山慈菇、石打穿、炙鳖甲解毒消瘤散结，以治疣状结节；炒白术、炒薏苡仁、陈皮健脾助运；炙乌贼骨和胃止痛，共奏清化湿热、化痰软坚、健脾助运之功。

凡湿热蕴阻而致脾胃纳运失健者，均可选用辛开苦泄之法，本案用《伤寒论》半夏泻心汤加减治疗，系经方运用案例。

案二 杨某，男，51 岁，江苏省南京市郊县渔民，2012 年 4 月 29 日初诊。

去年胃镜示：慢性浅表活动性胃炎伴表浅糜烂。自觉右上腹胀感，牵及腰背，情绪抑郁。体查胆囊区有轻压痛，苔薄微黄，舌质稍黯，脉弦滑小数。

诊病：胁痛（中医）。

辨证：肝胆失疏，肝脾不和。

治法：疏肝利胆，运脾理气。

处方：柴胡 5g，香附 10g，郁金 10g，海金沙（包）12g，陈皮 12g，炒白术 12g，蒲公英 15g，川芎 10g，姜黄 10g，炒枳壳 10g，云苓 12g，14 剂，每日 1 剂，水煎，分两次温服。

2012 年 5 月 12 日二诊：腹部及腰背胀感缓解，但平素恶寒明显，已值夏季，仍着毛衣与棉背心等，入寐亦须棉毛衣裤，便干欠畅，白癜风，四肢散在白斑。苔薄，舌质淡红，脉小弦。

处方：初诊方，加淡苁蓉 12g，淡附片 6g，14 剂，每日 1 剂，水煎，分两次温服。

2012 年 5 月 26 日三诊：恶寒仍显，须着毛衣或羊毛上装方适，便干欠畅，脘腹怕冷。苔薄，舌质淡红，脉小弦。

处方：初诊方，加生麻黄 4g，淡附片 4g，细辛 3g，郁李仁 12g，14 剂，每日 1 剂，水煎，分两次温服。

2012 年 6 月 9 日四诊：右上腹隐痛，体劳时尤著，恶寒未减，纳谷、二便尚可。苔薄，舌质淡红，脉小弦。

处方：初诊方，加炙乌贼骨（先煎）12g，干姜 8g，九香虫 6g，14 剂，每日 1 剂，水煎，分两次温服。

2012 年 6 月 23 日五诊：恶寒怕冷，无汗，虽值夏季，仍身着毛衣棉裤，大便干燥，质硬欠畅。苔薄，舌质淡红，脉弦滑。今从温阳祛寒、通利气血入手。

处方：淡附片 6g，肉桂（后下）4g，山萸肉 10g，熟地 12g，淡苁蓉 12g，制黄精 12g，炙女贞 12g，生麻黄 4g，细辛 3g，生首乌 15g，川芎 10g，柴胡 5g，炒枳实 10g，14 剂，每日 1 剂，水煎，分两次温服。

2012 年 7 月 7 日六诊：恶寒显减，已能着汗衫复诊。大便亦畅，但时有稀溏，时觉肤痒。苔薄，舌质淡红，脉濡滑。

处方：6 月 23 日方，加地肤子 15g，苦参 12g，14 剂，每日 1 剂，水煎，分两次温服。

2012 年 7 月 21 日七诊：自觉恶寒已不明显，今日仍能着汗衫复诊，肤痒已缓。苔薄，舌质淡红，脉濡滑。

处方：原方。14 剂，每日 1 剂，水煎，分两次温服。

注：本案初诊以右上腹胀感、情绪抑郁等为苦，治拟疏肝利胆，运脾理气。二诊时方诉及主题，即恶寒明显，故二诊方中急入淡苁蓉、淡附片温阳散寒之品；但三诊时恶寒仍显，且便干欠畅、脘腹怕冷等，故在初诊方中加入双解表里之寒的麻附细辛汤（《伤寒论》方，药物组成：生麻黄、淡附片、细辛）与通便之郁李仁。直至五诊，患者恶寒丝毫未减，故转方从温暖肾阳、祛除寒邪、通利气血入手。方用《金匮要略》肾气丸、《伤寒论》麻附细辛汤、《伤寒论》四逆散合方加减。方中麻附细辛汤温阳散寒，仍是方之主体；其中附子与肉桂、淡苁蓉、生首乌、山萸肉、熟地、制黄精、炙女贞等相伍，意在阴阳双培、阴中求阳、温暖元阳；柴胡、炒枳实、川芎行气活血，通利气机，助阳外达；而对大便干燥、质硬欠畅等，方中已用生首乌、淡苁蓉、炒枳实等通便之品兼顾。

本案施治涉及张仲景三方，合用而化裁，系经方运用案例。

2. 时方 "时方"，与仲景经方相对，多指后世特别是唐宋以来时行之方剂。陈念祖曾谓："唐宋以后始有通行之时方"。关于时方起源，学术界认识很不一致，有人认为"儒之门户分于宋，医之门户分于金元"，金元时期，医学上出现了刘、张、李、朱四派，学术争鸣空前热烈，此刻的中医大夫们不再盲目尊经崇古，却勇于提出新的主张与见解，先行者张元素明确提出："运气不齐，古今异轨，古方新病，不相能也"。在这种"古方不足以治今病"新观点的指导下，他们各自提出新的方剂及治疗主张，故部分学者认为时方应起于这个时期。但亦有人认为是明清时温热学说的兴起，叶、薛、吴、王等人的治温病诸方，才算时方，可与伤寒的经方分庭抗礼。虽然见解各不相同，但较为一致的看法是治疗温热病的方剂是时方，或无论时方的范围如何大，疗温热病方剂都可以说是时方里的代表部分。首次明确提出时方之名者，有学者认为源自陈修园。陈修园所著《时方妙用》一书，其中方剂多出自金元明末清初。陈修园以用经方而自负，但以时方为其书名，实有卑之无甚高论之意。因中国医学，厚古薄今，积习甚深，认为时方的时字，含有时兴、趋时、走时运之意，因此，大凡医家，都愿意当儒医或名医，而不愿意当走时运的市医或时医，而经方派，提倡遵经，鄙视后代方剂，以为卑不足道，所以才出现了陈修园时方之说。

　　经方与时方之争，从未间断，延续至今。经方派把仲景方称为"众法之宗，群方之祖"，认为经方不仅能治外感，也能治杂病，不仅能治伤寒，还能治温病。更提出使用经方的原则是：有是证，用是方；不加减，即使加减，亦应遵仲景法度，将息法亦应与《伤寒论》中所言相合；原方药量不动。甚而有些人在尊崇经方的同时，鄙视时方，如徐大椿说："若谓上古之方，则自仲景先生流传以外，无几也；如谓宋元所制之方，则其可法可传者绝少，不合法而荒谬者甚多，岂可奉为典章"。时方派则认为，仲景所处时代与今天的地理环境不尽相同，人们的禀赋厚薄亦古今有异，因此，治病不能一成不变地照搬古方，必须根据具体病情，制订治疗方法与方剂。如关于治疗风寒外感之用方，经方派善用"麻桂剂"，时方派喜用"羌防剂"，其代表方中，经方派有张仲景《伤寒论》的麻黄汤、桂枝汤，时方派代表方有张元素《此事难知》的九味羌活汤、大羌活汤。此两类方非常重要的一个区别在于"羌防剂"治疗的是外感风寒湿邪，致病因素在风寒的基础上增加了湿邪，在临床表现上，头身困重、头痛等症状明显。其用药也明显体现出针对湿邪致病而施治的特点，如九味羌活汤当中用羌活、防风、苍术等，均兼有祛除湿邪的功用。这与不同时代、不同地理环境下的气候之异是分不开的。

　　其实，时方有自身的优势，表现在：①时方是在经方的基础上发展起来的，它补充了经方的不足，在理论上多有创新。如"羌防剂"中的九味羌活汤，其中加用川芎，体现了后世"治风先治血，血行风自灭"的治疗理论创新；②时方是众多医家与疾病作斗争的经验总结，它来自多方面，不限于一家一派，所以在量的方面比经方多；③时方在实践中不断整理提高，去伪存精，不断升华，在临床疗效等质的方面并不逊于经方。如在治疗痢疾的实践过程中，痢疾以里急后重、下利赤白脓血为主要表现。经方以白头翁汤清热解毒、燥湿凉血为主要治疗方法，冀热毒清解，后重与下利赤白消除。后世医家刘完素在《素问病机气宜保命集》则提出"行血则便脓自愈，调气则后重自除"的痢疾治疗理论，并创制出芍药汤一方，方中当归、芍药养血活血，木香、槟榔行气导滞。于是，后世医家治疗痢疾，多加用行气药与活血药，收效显著。

时方是经方的发展，经方是时方的基础，它们存在着一定的师承关系。仲景总结汉代以前医学成就，结合自己的临证经验，创制了经方，奠定了中医临床医学的基础，至今一直有效地指导着我们的临床治疗。但限于当时的医学发展水平与他本人的认识能力，仲景不可能对温病及临床各科创制出相应的治法与方剂。随着不同时代医药学的发展，以及临床治疗的需要，后世医家不断地补充和完善了中医学对各种疾病的治法。如明清之际，大江南北温疫流行，当时一些著名的医家，在《伤寒论》热病治疗学的基础上，创制出了一整套理法方药兼备的温病学系统理论，极大地丰富和发展了仲景治疗外感热病的内容，如创制的清营法、凉血法、开窍法、息风法、滋阴法、固脱法等，以及对通下法的补充和发展，不仅在治疗急性传染病方面发挥了重要作用，而且对中医内科急症的治疗，也开辟了广阔的途径。

时方的创制，是以阴阳五行、藏象、经络、运气等传统学说为指导，强调三因制宜，灵活权变，融会贯通，与时俱进，故影响最为深远，成为历代中医的主体。从汉唐到明清绝大部分的中医典籍均属时方体系，如华佗的《神医秘传》、钱乙的《小儿药证直诀》、张元素的《医学启源》、张景岳的《景岳全书》、陈士铎的《辨证录》等。这一流派的临证思维特点是根据患者的临床症状判断其气血阴阳盛衰与脏腑虚实，辨明病机，确定治法，拟定方药。时方中的泻白散、左金丸、导赤散、龙胆泻肝汤等名方，即已显示其优异的临床思维特征（附时方运用案例两则，见案三、案四）。

案三　孔某，男，32岁，江苏省南京市某公司职员，2005年5月22日初诊。

曾有"腰肌劳损""坐骨神经痛"病史，平素右侧腰臀及下肢外后侧灼痛，有时呈放射样掣痛，妨于活动，体劳、阴雨时为剧，口苦溲黄。苔薄黄，舌质淡红，脉弦小数。体查：右侧腰大肌散在轻压痛，直腿抬高试验阳性。

诊病：腰痛（中医）。

辨证：湿热瘀毒浸淫，经脉不利。

治法：清热利湿，化瘀解毒，通络止痛。

处方：苍术 10g，黄柏 15g，生薏苡仁 15g，川牛膝 15g，秦艽 15g，菝葜

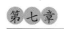

20g，独活 15g，海桐皮 15g，萆薢 15g，制南星 10g，姜黄 10g，炙全蝎 5g，露蜂房 10g，制大黄 10g，7 剂，日 1 剂，水煎，分两次温服。

2005 年 5 月 29 日二诊：诉服药后腰部与下肢沉重疼痛稍缓，口苦溲黄减轻。苔薄黄，舌质淡红，脉弦数。

处方：初诊方，加忍冬藤 12g，14 剂，日 1 剂，水煎，分两次温服。

2005 年 6 月 12 日三诊：腰部与下肢沉重疼痛基本消失，活动也较前便利，口苦已除，仍溲黄。苔薄，舌质淡红，脉弦数。体查右侧腰大肌压痛不显，直腿高举抬高可疑。原方略去清利搜剔，酌入培肾壮骨之味。

处方：初诊方，去海桐皮、萆薢、露蜂房；加桑寄生 12g，五加皮 12g，14 剂，日 1 剂，水煎，分两次温服。

注：本案辨证仍属湿热蕴结下肢经脉，痹阻气血为患，因病程较长，症状亦重，故病理因素尚与"瘀"有关。治疗当拟清热除湿、蠲痹通络为法，初诊方用四妙丸（苍术、黄柏、生薏苡仁、川牛膝）为基础，加入清热祛湿、通络止痛之秦艽、菝葜、独活、海桐皮、萆薢、制南星等，构成处方主流；因病程较长，活血与搜剔之品可酌情加入，药如姜黄、制大黄、炙全蝎、露蜂房等，意在流动气血，加强蠲痹之效。

本案以《成方便读》四妙丸加味施治，系时方运用案例。

案四　庞某，女，30 岁，南京某机关工作人员，2005 年 6 月 28 日初诊。

诉十余年来，背部、双前臂及下肢皮损，有对称性趋向，瘙痒时作，有时无明显诱因，搔痕凸起，苔薄，舌质淡红，脉细弦。体查颈背、双前臂伸侧及膝下胫前部位皮损，呈淀粉样改变，增厚、质硬、粗糙、晦黯，其中尤以颈背部为著，范围约 30cm×30cm。

诊病：湿疹（中医）。

辨证：血分瘀热，夹风痰毒，留滞肌表。

治法：凉血解毒，祛风消瘀，化痰软坚。

处方：水牛角 20g（先煎），生地 10g，赤芍 10g，丹皮 10g，紫草 12g，菝葜 15g，露蜂房 10g，炙僵蚕 10g，苍耳草 10g，蛇舌草 12g，生槐花 10g，制南星 10g，制大黄 10g，7 剂，日 1 剂，水煎，分两次温服。

2005 年 7 月 5 日二诊：药后瘙痒缓解，皮损未见明显新发，但脘中不适，便稀欠成形，苔薄，舌质淡红，脉细弦。

处方：6 月 28 日方，去蛇舌草、制南星；加凌霄花 10g，陈皮 10g；改制大黄 8g，14 剂，日 1 剂，水煎，分两次温服。

2005 年 7 月 19 日三诊：肤痒虽减未尽，皮损新发少见，苔薄，舌质淡红，脉细弦。

处方：6月28日方，去制南星；加苦参12g，制浮萍15g，陈皮10g，14剂，日1剂，水煎，分两次温服。

2005年8月2日四诊：肤痒已不明显，皮损未见新发，双前臂伸侧及膝下胫前部位皮损呈陈旧性，颈背部皮肤淀粉变性样皮损范围已缩小至20cm×20cm，增厚被抑，皮肤软化，肤色亦趋正常，苔薄，舌质淡红，脉濡细。

处方：6月28日方，加苦参12g，制浮萍15g，陈皮10g，川牛膝12g，14剂，日1剂，水煎，分两次温服。

2005年8月23日五诊：肤痒基本控制，皮损未见新发，双前臂伸侧及膝下胫前部位皮损已不明显，仅呈少量色素沉着，颈背部皮肤淀粉变性样皮损范围已缩小至10cm×8cm，呈陈旧性，增厚皮肤变薄，皮肤软化，肤色基本正常，苔薄，舌质淡红，脉濡细。继续原法治疗巩固。

处方：原方，14剂，日1剂，水煎，分两次温服。

注：本案初诊用水牛角、生地、赤芍、丹皮、生槐花凉解血热；紫草、菝葜化瘀解毒；露蜂房、炙僵蚕虫类搜剔，合苍耳草以祛风止痒；蛇舌草清热解毒；制南星化痰软坚解毒；制大黄化瘀排毒。

水牛角、生地、赤芍、丹皮，系犀角地黄汤组成药物（以水牛角易犀角），出自《备急千金要方》，初诊方以此加味施治，故本案系时方运用案例。

3. **经验方** 经验方，简称验方。《简明中医辞典》谓验方是指有效验之方药。从广义而言，所有应用于疾病的、并具有一定疗效的方剂都是验方。从这一角度而言，经方、时方亦可谓之验方。但一般情况下，经验方多指经临床应用验证而被认为有效的药方，因其来自长期临床实践，并经长期验证，故有着较高的实用价值与广阔的应用前景，可以区别于古代医籍记载的流传方。验方虽不多载于医籍之内，但它与经方、时方亦有一定的渊源。如岳美中教授以柴胡加龙骨牡蛎汤去铅丹加白芍治疗痫证，取得了较满意的疗效。又如有学者在升降散的基础上加入全蝎、琥珀、胆星等药，治疗痫证亦有显效。以上两首经验方就是在经方或时方的基础上变化而来的。而经方、时方也可以说是当时背景下的经验方，如《局方》中所收时方，实为当时临床医生用之有效的经验方。

此外，民间验方多有简、便、廉、验和易学的特点，即使在医学高度发达的今天，亦不可偏废，尤其在偏僻的山区和农村，更是如此。历史上诸多名家对此非常重视，如清代赵学敏所著《串雅内外篇》，就是大量收集流传在民间的验方而成。晋代葛洪著《肘后备急方》可谓是一验方经典，对现代研究都有其指导价值。最初提纯之青蒿素，并无治疟效果，后来研究人员从《肘后备急方》得到了启迪。《肘后备急方》治寒热诸疟方第十六："第二方，又方青蒿一握，以水二升渍，绞取汁，尽服之"，原来青蒿不用煎煮才有效。于是，改变了提取工艺才制备出有效用的青蒿素。验方是历代医家与疾病斗争积累的宝贵财富，多由故老相传，屡试屡验。有些经名医诊治不愈者，试以单方、验方，病多霍然而愈，"单方一味，气煞名医"，正是对此的写照。

验方治病虽然针对性强，但毕竟缺乏灵活性，故应配合辨证论治才更为妥当。当病情顽固、复杂或疑难时，更应如此。清代名医赵晴初对验方的运用提出了精辟的看法，认为"世之所传经验单方，往往仅标治某病，而不辨别脉证，其间清和平淡之品，即不对证，试用尚无大碍，若刚暴猛烈之药，用者尚其慎之"。提出"殊不知效于此者未必效于彼，以病有深浅，体有强弱，证有寒热虚实，断不能执一病之总名，而以一药统治之也"，解释了单验方治疗疾病局限性的原因所在。

因此，临证之际，是单用经方、时方、验方，或相互合用，当相机制宜，依法组方，以能切合病情，提高临床疗效为主（附经验方运用一则，见案五）。

案五 江某，男，59 岁，南京市某机关干部，2006 年 7 月 9 日初诊。

双下肢浮肿月余，否认心、肝、肾脏等病史，苔薄，舌质淡，脉濡细。体检无特殊，查血生化在正常范围。

诊病：水肿（中医）。

辨证：脾虚水湿留滞，浮络不利，津液难以复还。

治法：运脾利水，通畅络脉。

处方：生薏苡仁 15g，泽泻 15g，炒白术 10g，桑白皮 10g，大腹皮 12g，陈皮 10g，茯苓皮 12g，鸡血藤 15g，天仙藤 12g，路路通 10g，川牛膝 12g，五加皮 12g，14 剂，日 1 剂，水煎，分两次温服。

2006 年 7 月 23 日二诊：药后浮肿消减不显，补诉心前区曾出现绞痛，仄闷，但查心电图无特殊，苔薄，舌质淡红，脉濡细。

处方：原方，加川桂枝 5g，炒葶苈子 10g，炙水蛭 5g，防己 10g，7 剂，日 1 剂，水煎，分两次温服。

2006 年 7 月 30 日三诊：浮肿已消，苔薄，舌质淡红，脉濡细。继续守原方巩固治疗。

处方：原方，7 剂，日 1 剂，水煎，分两次温服。

注：本案辨证仍属脾虚湿泛之皮水，因络脉流通欠利，水湿难以通利而留

于肌表。在治疗上，当拟健脾利水为主法，因水肿病位偏表，故可伍入走表之品，方如"五皮饮"之类；因其病机与络脉欠利、水湿难以通利相关，故尚可合入疏通络脉气血之品，药如鸡血藤、天仙藤、路路通等；因病位趋下，故方中合入川牛膝活血通络，且引药下行；五加皮培肾壮骨利水，尤适宜下肢水肿。

鸡血藤、天仙藤、路路通三药合用，源自"天仙藤散"化裁而来，系国医大师周仲瑛教授的经验方，主治水湿留于肌肤，功效行气活血，疏通络脉气血，冀络脉气血流通，使留积体表之津液回到络脉，浮肿渐消。

4. **科研方** 随着现代科学技术的飞速发展，方剂的实验研究得到了前所未有的重视与发展，在众多科学工作者的努力下，采用生物学、生物化学、病理学、药理学、免疫学、化学、数学等多学科密切配合与交叉渗透进行研究，在阐明方剂的药效、作用机制、配伍剂量以及物质基础等方面取得了诸多成果。而且，对方剂的开发研究，已成为新药创制的重要来源之一，通过化裁、精简、筛选古方，或改革传统剂型而研制新药已成为目前中药新药开发的主要途径。在目前省市级中医院的大夫临床处方中，相当一部分是源自以开发新药为目标的"院内制剂"或"协定处方"，在这些处方形成与研制的过程中，大多有过各级科研项目的资助背景。

在高校与科研院所附属医院工作的专科大夫们，脑海记忆中，或多或少存有一些"科研方"信息，包括某方剂的主要代表药物组成，主要适用范围与用法等。临诊遇有适用者，便径直运用（如"院内制剂"或"协定处方"），或加减变动，或与他法一同组成复方而运用。由于科研方来源于现代科研活动，其组方结构是经研究者精心设计而完成的，治疗适应症的设定是明确的，给药方法是有规定的，其药理效应也已被实验研究所证实阐明的，故在一定临床范围内（主要是专科）使用，疗效是较为显著的（附科研方运用案例一则，见案六）。

案六 姚某，男，53岁，南京某私营企业经理，2015年11月24日初诊。

"胆囊反复结石"，已行多次手术治疗，现胆囊已切除，但MRI查示：肝内胆管结石。CA199 357.3U/ml，GGT 180U/L，总胆汁酸14.9μmol/L。刻感背凉体乏，食后脘胀。舌苔薄微黄，舌质偏黯，脉小弦。

诊病：胆胀（中医）。

辨证：肝胆失疏，湿热蕴滞，沙石内结。

治法：疏肝利胆，清利湿热，通腑排石。

处方：柴胡8g，黄芩10g，金钱草20g，海金沙（包煎）15g，炙鸡内金

12g，郁金 10g，大白芍 10g，川楝子 10g，茵陈 20g，制大黄 10g，川芎 10g，车前子（包煎）12g，制丹参 15g，炒白术 12g，陈皮 12g，太子参 12g，桂枝 5g，王不留行 12g，冬葵子 12g，炮山甲（先煎）10g，14 剂，日 1 剂，水煎，分两次温服。

2015 年 12 月 8 日二诊：药后诸症均缓，舌苔薄黄，舌质稍黯红，脉细。

处方：原方，14 剂，日 1 剂，水煎，分两次温服。

2015 年 12 月 22 日三诊：自觉尚可，苔中根薄黄，舌质稍黯，脉细弦。

处方：原方，加虎杖 15g，21 剂，日 1 剂，水煎，分两次温服。

2016 年 1 月 12 日四诊：症情平稳，舌苔薄，舌质淡红，脉小弦。

处方：原方，14 剂，日 1 剂，水煎，分两次温服。

2016 年 1 月 26 日五诊：症情平稳，偶有右胁肋不适，舌苔薄黄，舌质淡红，脉濡。

处方：2015 年 11 月 24 日方，加八月札 15g，14 剂，日 1 剂，水煎，分两次温服。

2016 年 2 月 23 日六诊：今日查血生化，GGT 120.5U/L，余（－）。MRI 示肝内胆管未见结石，胆总管见小结石。自觉无明显不适，舌苔薄，舌质稍黯，脉细。

处方：2015 年 11 月 24 日，加虎杖 12g，14 剂，日 1 剂，水煎，分两次温服。

注：本案系科研方运用案例，系笔者早年在江苏省中医院肝胆病科毕业实习时所搜集的科研方，主治慢性胆囊炎、胆石症，主要药物有柴胡、黄芩、金钱草、海金沙、炙鸡内金、郁金、大白芍、川楝子等，功效疏肝利胆，清利排石。初诊方以此为基础，再合入制大黄、炮山甲、川芎、制丹参、王不留行等活血畅脉、搜络剔瘀；茵陈、车前子、冬葵子清利湿热；炒白术、陈皮、太子参补气运脾；桂枝通阳以畅通气机等。

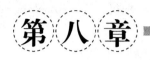

第八章

复诊思维方法

怎样应对复诊关系到治疗目标的最终实现程度。其实，这是临床诊疗过程中漫长而艰难的环节，因为，除了一些公认的不治之症外，它客观上要求时效关系在诊疗过程中得以体现，即随着复诊次数的增加，疗程的延长，病情理应有所好转，这是患者及家属对主诊大夫的期待与要求。因此，复诊对医者的考验是空前而漫长的，有时医者承受的心理压力也是巨大的。

治疗疾病，犹如战场布阵用兵。特别是治疗慢性疑难病，或攻克顽疾，需要较长的复诊过程，犹如一个战役，需要较长时期的运筹与艰难的作战历程。战役中，需要攻，需要守，需要弃，需要转战，需要集成攻坚，也需要各方兼顾与协调。阵地是逐步收复的，疾病是在不断的复诊中渐渐退却与最终痊愈的，医者的治疗意图终究是通过治法的不断变化与处方药物的不断调整来实现的。

现仍以"辨证思维原理"论述中的"水肿、关格"一例，看看中医是怎样通过复诊来实现治疗目标的。

黄某，男，51岁，高淳县古柏镇农民，2005年1月9日初诊。

患者因"腹胀，反复双下肢浮肿5月"，于2004年10月20日在江苏省人民医院住院治疗，当时诊断为"肾病综合征"。服用强的松60mg/日（口服）2月余后，改为强的松50mg/日（口服）、一平舒1片/日（口服）、立加利仙1片/日（口服）。当时查尿常规：蛋白：+++，隐血：+++。10月26日肾活检示膜增生性肾小球肾炎（Ⅰ型），2005年1月3日复查尿常规：蛋白：++，隐血：++。目前作血液透析1次/日。刻感：头昏，体乏无力，脘腹胀满，咽中不适，指末挛急，活动不利，面红，四肢浮肿不显，苔薄，舌质稍红，偏干，脉细弦。测血压：140/100mmHg。2004 年 8 月 30 日血生化示：谷草转氨酶 50.5U/L，γ-谷氨酰转肽酶 50.9U/L，尿素氮 7.99mmol/L，肌酐：328.2μmol/L，尿酸 573μmol/L。

诊病：水肿、关格（中医）；肾病综合征、慢性肾衰竭（西医）。

辨证：肾病日久，肾元亏虚，浊毒留结，肝风欲动。

治法：滋培肾元，泄浊排毒，佐以平肝息风。

处方：生熟地（各）10g，炙女贞 10g，山萸肉 10g，制黄精 10g，炒怀山药 15g，潼白蒺藜（各）10g，菊花 10g，六月雪 15g，荠菜花 12g，生薏苡仁 15g，制大黄 10g，炙僵蚕 10g，砂仁（后下）4g，泽泻 15g，露蜂房 10g，7 剂，日 1 剂，水煎，分两次温服。

2005 年 1 月 16 日二诊：诉药后腹胀明显，纳谷尚可，大便欠成形，体力较差，余症已缓，苔薄，舌质淡红，脉细弦。方中略去滋腻，并酌入运脾除满之品。

处方：原方，去熟地；加陈皮 10g，茯苓 12g，厚朴 6g，7 剂，日 1 剂，水煎，分两次温服。

另：继用强的松 40mg/d（口服）。

2005 年 1 月 23 日三诊：仍腹胀，大便稀薄，头昏，体力仍差，腰酸，舌质稍红，苔薄，脉弦滑。证属脾肾两亏，浊毒留滞。方转健脾益肾，利尿排毒。

处方：陈皮 10g，法夏 10g，炒白术 12g，茯苓 12g，制黄精 12g，炒怀山药 15g，炙女贞 10g，桑寄生 12g，泽泻 20g，砂仁（后下）4g，制大黄 10g，六月雪 12g，荠菜花 12g，大腹皮 10g，川朴 6g，潼白蒺藜（各）10g，14 剂，日 1 剂，水煎，分两次温服。

2005 年 2 月 6 日四诊：症情平稳，仍稍感腹胀，大便欠成形，体力较差，舌质黯红，苔薄，脉细。

处方：1 月 23 日方，去潼白蒺藜；加炙黄芪 15g，炙僵蚕 10g，楮实子 10g，21 剂，日 1 剂，水煎，分两次温服。

2005 年 2 月 27 日五诊：近日感腰酸，头昏泛恶，肢体乏力，心悸，动甚则气喘，口干欲饮，苔薄微腻，脉濡细。测血压：160/100mmHg。浊毒有凌心犯肺、上冲脑府之势。急予平冲降浊排毒。

处方：炒葶苈子 12g，泽泻 25g，木防己 10g，潼白蒺藜（各）10g，楮实子 12g，制黄精 10g，炙女贞 10g，熟地 10g，山萸肉 10g，补骨脂 12g，制大黄 10g，六月雪 12g，荠菜花 12g，生薏苡仁 15g，14 剂，日 1 剂，水煎，分两次温服。

2005年3月13日六诊：近日未作血透，感头昏泛恶好转，腰酸，体乏无力，舌质稍红，苔薄黄腻，脉弦滑。血生化：总胆固醇25.9μmol/L，谷丙转氨酶51.4IU/L，尿酸474mmol/L，甘油三酯1.75mmol/L。测血压：158/90mmHg。

处方：原方，21剂，日1剂，水煎，分两次温服。

2005年4月3日七诊：腰部酸胀，精神稍差，纳谷后腹胀，有时头昏，苔薄白，舌质稍红，脉弦滑。

处方：原方，加陈皮10g，21剂，日1剂，水煎，分两次温服。

2005年4月24日八诊：已近两月未做血透，腰酸，胸闷，体乏无力，嗜睡头昏，苔薄，舌质稍红，脉濡细。

处方：2月27日方，加桑寄生12g，怀牛膝15g，独活15g，21剂，日1剂，水煎，分两次温服。

2005年5月15日九诊：胸闷，腰酸，大便欠成形，苔薄，舌质稍红，脉濡细。血压：135/90mmHg。

处方：2月27日方，加桑寄生12g，怀牛膝15g，炒怀山药15g，14剂，日1剂，水煎，分两次温服。

2005年5月29日十诊：大便日行5、6次，夹泡沫而不成形，体乏无力，纳谷稍少，有时泛恶，头昏，舌质稍黯，苔薄微腻，脉弦滑，血压：115/80mmHg。再拟健脾利湿，降浊排毒之法。

处方：炒怀山药15g，炒薏苡仁15g，黄精12g，藿佩兰（各）10g，焦楂曲（各）12g，泽泻15g，木防己10g，炒葶苈子12g，楮实子12g，六月雪12g，砂仁（后下）4g，补骨脂12g，21剂，日1剂，水煎，分两次温服。

2005年6月19日十一诊：诉一切尚可，体乏腰酸虽减仍存，苔薄，舌质稍红，脉濡。

处方：5月29日方，去藿佩兰；加桑寄生12g，荠菜花12g，片姜黄10g，羌独活（各）12g，21剂，日1剂，水煎，分两次温服。

2005年7月10日十二诊：血液透析已停近半年。自诉一切尚可，体力较前明显增加，腰酸已不明显，纳谷尚可，大便成形，1~2日一行，苔薄，舌质稍红，脉濡。尿常规：Rro±，BLO±，BIL+；PH：7.0；NIT（－），GLU（－），URO（－），KET（－）；颜色：黄；比重1.025；清浊：清。血生化：尿素氮：6.3mmol/L；肌酐：146μmol/L，尿酸412mmol/L。

处方：原方，21剂，日1剂，水煎，分两次温服。

注：本案"肾病综合征"，已至肾衰竭期，中医辨证属肾精亏虚、浊毒潴留。然本案浊毒上犯，已引动肝风，故见肝风欲内动之症，如头昏、指末挛急、活动不利、面赤脉细弦、血压偏高等。在治疗上，仍拟滋肾排毒为大法，并佐以平肝息风。方中生地、熟地、炙女贞、山萸肉、制黄精、炒怀山药等培肾滋阴，疗其虚损；六月雪、荠菜花、生薏苡仁、制大黄、泽泻等前后通利，排浊泄毒；潼蒺藜、白蒺藜、菊花、炙僵蚕、露蜂房等平肝息风，并止挛急；砂仁理气和中，开胃助纳，防滋补碍胃。

由于初诊时对脾虚考虑不够，加之滋腻之品较多，故二诊时出现了较为显著的脾虚不运症状，如腹胀明显、大便欠成形、体力较差等，故其后治疗上参入健脾运脾、行气消胀之法，药如炙黄芪、陈皮、茯苓、厚朴、炒白术、大腹皮等。

五诊时病情陡变，浊毒凌心犯肺，且有上冲脑府之势，故治急拟平冲降浊排毒。方中炒葶苈子、泽泻、木防己，泻肺降浊以利湿，六月雪、荠菜花、生薏苡仁通利小便，以排浊毒；制大黄活血通腑，从后分利浊毒，使邪有出路；潼蒺藜、白蒺藜、楮实子缓肝息风，助葶苈子、泽泻、防己等平降冲逆；熟地、山萸肉、炙女贞、制黄精、补骨脂益肾填精，以固其本。八至九诊时因腰酸体乏显著，故原方合入桑寄生、怀牛膝、炒怀山药、独活以补肝肾、强腰膝；十诊时浊毒上攻之势稍缓，而脾虚之象再现，故重拟健脾利湿、降浊排毒之法；至十二诊，临床症状已不显，实验室各项检查较前亦大有改观，故仍守原方巩固治疗。

中医对慢性疑难重病的疗效，就是这样通过不断地复诊，不断地变换治法来实现的。

一、复诊意义

复诊，即重复诊查与治疗，这是疾病没有完愈的持续诊疗活动。因此，需要对前一阶段的治疗效果进行评估，肯定治疗有利的方面，并发现前诊存在的问题，从而进一步分析与认识病情，调整与确定下一阶段的治疗目标与相应的治疗方案，继续进行治疗，直至实现治疗的最终目的，这正是中医学个体跟踪治疗的优势所在。

诊疗过程，医者是这样完成的：即通过治疗后病情的变化来认清病机的变迁，这种变化，既有疾病的固有属性，也可能与药物干预治疗、或其他因素的干扰有关，但医者须准确辨清，并及时调整治疗方案与处方配伍，使之与病情的发展与变化相适应，并使满意的疗效维持至终，治愈疾病。

1. 前期治疗评估 当前一阶段的治疗方案实施后，取得了哪些阶段性成果？是局部领域的好转，还是疾病的治愈？病情主要方面问题解决得如何？是否已经得到控制？还存在哪些没有解决的问题？前期治疗方案是否存在问题？有无出现明显的毒副作用？是否需要调整或者重新制订治疗方案？等等。

2. 诊查病情变化 在前一阶段的治疗方案实施后，原病情或一如既往，或有所变化（或加剧，或减轻，或治愈），或增加了新的病情等，这均需要进一步搜集临床资料，并将新搜集的临床资料与前诊的临床资料加以比较，从而分析判断病情的变化，包括疾病的中西医诊断、病机证型、目前病情的主要问题、预后趋势等。

3. 纠正错误诊治 当病情未见好转，或反而加重，或出现了新的病情等，那么有必要重新审视以前的诊疗方案，是诊治偏差还是错误？如果是这样，问题出在哪里？是临床资料搜集的遗漏还是准确性存在问题？是疾病的诊断问题还是辨证的问题？是病情的主要方面问题还是对其预后转归判断有误？是治法设计问题，还是遣药组方的问题，甚至是药物的加工问题？是患者的服药方法问题，还是其他能够影响疗效的问题？等等。这需要临床医师认真地思考，并有根据地对问题的原因加以解释，从而重新认识病情，进行正确的诊断，调整或设计治疗方案，重新遣药处方，以达到纠正以前错误诊治的目的。

4. 持续治疗疾病 复诊中的诊查、分析、辨误，最终是为了持续有效地治疗疾病，是为了用动态的思维与动态的诊疗方法，紧紧锁定变化着的疾病目标，及时修正诊疗方案并使治疗做出适应性改变，以不断跟踪疾病的治疗。

二、资 料 搜 集

1. 资料搜集范围 复诊中的临床资料搜集主要包括三个方面，即原资料的变化、新资料的加入与遗漏资料的补缺。

（1）原资料的变化：主要是观察前诊资料在治疗干预下的变化，具体有四种情况，即临床资料的未变、减轻、加重与消失，应在与前诊资料进行仔细的对比分析后，尽量进行历史性的对比记录。

（2）新资料的加入：主要是指前诊治疗后出现新的临床病情资料，其资料不同于前诊已有的临床资料，它能提供新的病情线索或诊断应用价值。

（3）遗漏资料的补入：主要是指因各种原因而导致的资料遗漏，这些资料本来就已存在，只是因主、客观原因而被遗漏，未能搜集，如患者的漏述、医者的疏忽漏查、检查化验报告的迟到等，这些资料的内容涉及病史、临床表现（症状与体征）、实验室检查指标等。

2. 资料变化的原因 引起临床资料变化的原因很多，归纳而言，不外药物的干预（药物的疗效与毒副作用）、病情的自然变化、遗漏资料的补入及其他因素的干扰等，但这些都依赖主诊医师的分析与判别。

（1）治疗效果：通常是指经治疗药物干预后，临床资料出现了期望方向的变化，这些变化与治疗有内在的因果关系，这些变化的资料预示着病情的减轻，即治疗有效。对于治疗效果的判断，应排除主观意愿，客观冷静地对临床资料加以分析。一般而言，慢性病中的非自限性疾病，在排除病情的自然变化后，经治疗后即出现的病情好转，应考虑是疗效反应；急性病在治疗后的显著好转，也可能与治疗效果有关。

（2）毒副反应：是指治疗过程中出现的非疗效反应，表现为主观感觉不适或出现中毒反应，在排除疾病引起因素后，这些不适或中毒反应，可能是药物的毒副作用引起的。对毒副反应的认识与判断，可基于两个基本方面，一是这种不良反应是紧随某种治疗手段而产生的，有明显的时间因果关系；二是治疗后出现的毒副反应，带有明显的临床特征，这种表现特征与治疗中某些药物公认的毒副反应相一致（已是公认的知识）。如乌头与附子中毒后，首先感到唇舌辛辣灼热，继而发痒麻木，蔓延及全身，痛觉减弱或消失，眩晕呕恶，痛泻耳鸣，瞳孔先缩小后放大，呼吸急促，心律失常，甚至心源性休克死亡；万年青对心肌有直接抑制作用，大剂量可引发心脏传导阻滞，以致停搏，出现胸闷眩晕、流涎惊厥、四肢冰冷、各种心律失常的症状等。此外，药物毒副反应的发生，不仅与医者的药物使用不当有关，还与药物的加工、服药时机以及是否同时服用他药等有关。

（3）原病情自然变化：临床资料变化的另一个重要原因是病情自身变化的反映，不同疾病的病机变化，不外三端，即好转、平稳与恶化，反映在临床资料的变化上，大概是临床症情表现的减轻、稳定与加重。对病情自然变化所引起的临床资料变化的判断，主要依据以下三方面因素：一是临床资料表现与该病证（病理或病机）有着高度相关性，其中相当一部分是病、证的诊断依据之一；二是临床资料的变化与病程规律基本相符，但其中也存在一些临床的不典型表现，如临床表现的滞后反应等；三是排除治疗的疗效与毒副作用因素，排除漏诊及其他因素对临床表现的干扰。

（4）新病情的出现：临床表现中，新资料的出现常预示着新病况的出现，这需要医者从多角度来分析考虑，在排除原病情的自然变化、药物的毒副反应、资料的漏诊及其他相关因素等可能性之后，首先考虑的是与本病相关的并发症的发生，其次才是伴发疾病的可能。

（5）漏查：部分临床资料，在初诊时便存在，却在复诊时被发现，是初诊时便遗漏搜集的。这在再次对患者运用针对性较强的诊查手段与方法后常被发现，如问诊、体格检查等。但重要的是：这些迟临的、漏搜的临床资料对于认识病情、诊断病证的价值如何？医者若不认真思索分析，其诊断价值就不能很好地被发掘利用，那么，发现再多的遗漏资料也是无益的。

（6）其他因素：除以上诸因素外，临床资料的变化，还可能是其他因素导致的，如患者的幻觉、依从性差、敌对行为、潜在心理疾患等。

三、诊 断 变 化

临床资料的变化，必然会引起主诊大夫对疾病的重新认识，即对病证变化的动态认识。

1. 诊病　包括中医与西医的病名诊断。由于中医病名诊断的直观性、多角度性、思维的非统一性及有悖逻辑性，故对临床的实际指导价值有限。对临床比较有指导价值的是西医疾病诊断，因为它精细而准确，对疾病危害程度的认识、对疾病变化趋势的预示、对中医病机内涵的把握等，都有着较大的指导价值。复诊中，涉及西医病名诊断有维持、修正、更改三种情况，均是基于临床资料的变化及对变化着的资料分析而得出的诊断结论。

2. 辨证　这是中医临床治疗的归着点。临床资料的变化，标示着疾病内在病机的变化。病机是变化的，作为病机某段时相表现的证型，也是变化着的，复诊时不断审察、分析变化着的临床资料，其目的便是捕捉就诊时的病机证型，这是治法制定的依据，是目前治疗疾病的目标。只有针对不断变化的病机进行跟踪治疗，才可能完全治愈疾病。与疾病病名相比较，病机证型的变化往往要大得多，特别是外感病与急性病，变化更是快捷，证的变化主要涉及病性、病位、病态与病势等。

四、治 法 变 化

紧随病机，不断调整治法，合理地选药加减以组方，可迅速适应复杂变化的病情。如何选药？如何配伍？

1. 守法　在慢性疑难病症的治疗上，临床经常有这样的情况，连续两周的处方用药治疗，但疗效未现。此刻，医者需要冷静思考，重新回顾前诊的辨证与用药，若断定无误，则耐心守方；若认定前诊有误，则需及时调整处方，继续观察治疗。中药复方是药物，也是存在时效关系的，较长时期的治疗后方显疗效，这在疑难病症的辨治领域，已是常事。因此，复诊时的无效，并不意味着前诊辨证或择药组方有误。若急不可待，过早变动治疗方向，就可能与治愈无缘了。

临床治疗守法，是指遵循前诊的治疗方案进行继续治疗，不改变治法，不变更药物。它适用以下临床情景：①前诊的治疗方案有效，病情呈好转趋势，而且病情未出现其他新变化，故遵守原有治法以继续治疗；②病情虽有变化，但表现不重，且未超出原有病机涉及的范围，如治疗脾运不健之纳少，已用运脾开胃之法施治，但此诊又出现了轻微的脘胀，病机仍属脾运不健范畴，故仍可用原法治疗；③疾病经一段时期的治疗后已痊愈，为防止复发，仍遵守原有的治疗方法，进行巩固治疗；④前诊的治疗虽未见明显的疗效，但却未见病情有明显的恶化，医者推测是原治疗方药实施的疗程尚短，故守原法原方以观察，希望利用药物的时效关系，能在不久的将来看到疗效（附守法案例，见本章节案一、案二、案三）。

2. **加法** 是指在前诊治疗方案的基础上，增加新的治法。它适用于以下临床情景：①病情范围在原有基础上扩大，需要加用新的治疗方法以兼顾；②病情加重，需要合用其他治法来协同攻坚；③病情虽未见扩大，也未见加重，但前诊治疗效果不理想，需要合用新法来加强治疗；④原有的治法出现了一些毒副作用，需加用其他治法来纠治。如运用苦寒药物治疗热证，但治疗过程中却出现了纳少、便溏，疑是苦寒药物伤及脾胃，导致脾运与胃纳失健，故原方中加入炒白术、陈皮、砂仁等，健脾开胃助纳（附加法案例，见本章节案四）。

3. **减法** 是指在前诊的复法治疗方案中，减去不必要的治法。它适用于以下临床情景：①经前诊治疗，部分病情已好转或治愈，相应的治法已无必要再运用；②前诊治疗药物出现了明显的副作用，故减去相关治法，以防副作用的加重；③医者治疗思路改变，处方布局发生变化，如为防止药物间的相互羁绊而影响另一病情的治疗，可减去部分治法，以突出另一相关治法的作用。如益气解表法用于气虚而外邪袭表，若久治而外邪不解，可暂停用益气扶正之品，而使复方专事解表，待表邪解除后，再转方益气扶正固表（附减法案例，见本章节案五）。

4. **加减法合用** 是指在病情较为复杂时，随着病机的变化而治法做出相应的调整，即复诊过程中，在前诊治疗方案的基础上，增加新的治法与减去部分原有治法同时进行。新增加的治法主要应对新的临床问题（原病情加重、扩大、疗效不显等）；停用不必要的治法（原病情部分已好转或治愈、原复法中部分治法存在明显的毒副作用等）（附加减法合用案例，见本章节案六、案七）。

5. **变法**　是指复诊过程中治法发生较大变化，已与前诊治疗方法完全不同。它适用于以下临床情景：①前诊的辨证诊断欠清，治疗无效，或疗效不显，须改用他法试治者；②病情发生较大的变化，或突然出现新的治疗目标，或出现新的危重病情，治疗需做出重大调整者；③治疗疑难疾病时，由于证型表现复杂，治疗常需分步进行。当前诊的治疗已完成阶段目标后，后阶段即可转治其他目标，以解决该病的其他问题（附变法案例，见本章节案八、案九）。

五、诊治错误思考

1. **资料搜集错误**　诊治错误，较多的原因是因医者资料搜集不当而引起的，大致而言，有以下几种临床情景：①询问病史及现有症状不仔细，关键性病史与症状出现遗漏；②资料搜集错误，对患者的症状表述理解不透，未能很好地转变成病历语言；③体格检查不当，医者的检体技艺不够熟练，以致体征搜集错误；④实验辅助检查结果迟到，关键性诊断依据在初诊时缺失；⑤诊断引导思维出现偏差，临床资料的收集重点出现系统偏差等。

2. **诊断错误**　诊断错误的主要原因大多与临床资料的准确性及医者的业务素质等有关，也有部分是因为疾病自身的客观原因，具体表现在：①利用了错误的临床资料信息，导致疾病诊断的判断错误；②临床资料表现不典型，如关键性症状、体征与实验室指标的表现与病程不同步，出现滞后等；③医者的分析判断错误，对适用资料的选择、疾病的现象与本质、主要表现与次要表现、资料的共性与个性、资料的典型与不典型等分析判断不当；④实验辅助检查报告的误读，如影像与细胞形态学检查结果的解读等；⑤西医诊断层次不清，或顺序颠倒，或有遗漏，中医辨证不准，主次不清，甚或错误等。

3. **治疗错误**　导致治疗错误的因素是多方面的，主要体现在：①治疗目标的设定错误，未能抓住疾病的主要矛盾、矛盾的主要方面及适当兼顾其他，并考虑体质、疾病时相、施治的秩序因素等；②治法的制订存在问题，医者经验不足，主观因素却较多，未能以证型为主要依据而设计；③遣药组方配伍问题，如处方的治疗主次、处方的平稳与适度性、配伍禁忌等处理不当等（附诊治错误案例，见本章节案十、案十一）。

案一 荀某，女，57岁，南京某厂退休工人，2006年3月12日初诊。

曾有支气管扩张咯血史，时有咳嗽咯血，咯痰不多，夜寐欠安、梦多，背部作胀不适。苔薄，舌质淡红，脉濡细。

诊病：血证（中医）。

辨证：肺经郁热，木火刑金，心神不宁。

治法：清肺平肝，宁络止血，佐以宁神。

处方：南北沙参（各）10g，生地10g，玄参10g，诃子6g，炒山栀10g，瓜蒌皮12g，杏仁10g，侧柏炭10g，川牛膝10g，茜根炭10g，炒枣仁25g，仙鹤草12g，白及10g，7剂，日1剂，水煎，分两次温服。

2006年5月14日二诊：咳嗽、咯血时作，夹痰不多，梦多纷纭，梦多时即有咯血现象，苔薄，舌质淡红，脉细弦。

处方：初诊方，去杏仁；加夏枯草10g，炮姜6g，代赭石（先）15g，7剂，日1剂，水煎，分两次温服。

2006年5月21日三诊：药后咯血量减，但平卧时仍觉呼吸欠畅，夜寐已安，苔薄，舌质淡红，脉濡。

处方：初诊方，去杏仁、川牛膝；加炮姜6g，代赭石（先）15g，党参12g，砂仁（后下）4g，14剂，日1剂，水煎，分两次温服。

2006年6月4日四诊：咯血已止10日，咳嗽亦少，背胀，口苦，苔薄，舌质淡红，脉濡细。

处方：原方，14剂，日1剂，水煎，分两次温服。

注：久患肺病，且时有咯血，辨证多虚多热，虽见咳嗽、咯痰，但用药切忌辛燥，恐有加重伤阴动血之弊。患者伴夜寐欠安、梦多，系肝热内扰，心神不宁所致，而咳嗽咯血，亦可归于木火刑金，故本病可归三脏，即肺、肝与心。本病治疗以清润为主，重在润肺止咳，敛肺止血，佐以安神定志。

对初诊疗效不显者，应注意以下两个方面：①辨证或用药组方是否存在失误？②若经审视，辨证组方用药确系无误，那么，是否存在疗程尚短，需继续守方治疗？本案二诊时去杏仁，恐其宣肺动血，不利止血，酌入夏枯草清肝，代赭石重镇，炮姜反佐，且能温中止血，以加强治疗针对性。至三诊，咯血已减，夜寐亦安，故二诊方中去夏枯草、川牛膝等清肝与引血下行之品，酌入党参、砂仁等益气和胃，培土生金缓图。

案二 袁某，女，18岁，南京某大学学生，2006年1月24日初诊。

14岁月事来临，初始尚可，后即失调，近两年来闭经，需用激素方临，刻下面部痤疮时发，体毛较重，余无明显不适，苔薄微黄，舌质稍红，脉小弦。

诊病：闭经（中医）。

辨证：肾虚肝旺，冲脉瘀滞。

治法：滋肾清肝、活血通经。

处方：夏枯草12g，丹皮10g，香附10g，益母草12g，乌药8g，炙鳖甲（先煎）12g，山慈菇15g，炙女贞12g，制黄精10g，山萸肉10g，熟地10g，红藤12g，炒白芥子10g，川桂枝4g，14剂，日1剂，水煎，分两次温服。

2006年2月23日二诊：仍处闭经中。近日去南京市妇幼保健医院体查结果：卵巢多囊，子宫内膜增厚，雌激素水平相对较低。苔薄，质稍红，脉小细滑。继续滋肾清肝、活血通经。

处方：夏枯草12g，丹皮10g，香附10g，益母草12g，制大黄10g，乌药8g，炙鳖甲（先煎）12g，山慈菇15g，炙女贞12g，制黄精10g，山萸肉10g，生熟地（各）10g，红藤12g，炒白芥子6g，桃仁10g，炒山栀10g，炒怀山药15g，14剂，日1剂，水煎，分两次温服。

2006年3月9日三诊：仍呈闭经中。近日B超：子宫内膜增厚7.0mm，双侧卵巢体积增大，面部稍红，苔薄，质红，脉细弦。

处方：原方，21剂，日1剂，水煎，分两次温服。

2006年3月30日四诊：症情平稳，月事至今未至，苔脉同前。

处方：2月23日方，加茺蔚子10g，川桂枝4g，28剂，日1剂，水煎，分两次温服。

2006年4月27日五诊：症情平稳，月事未至，苔薄，质稍红，脉细滑。

处方：2月23日方，去炒白芥子、炒山栀、乌药；加陈皮10g，茺蔚子10g，桂枝4g，仙灵脾10g，14剂，日1剂，水煎，分两次温服。

2006年5月11日六诊：诉5月4日终于月事来临，9日方净，经量偏少，呈咖啡色，苔中根黄，舌质红，脉弦滑。

处方：2月23日方，去炒白芥子、炒山栀；加山萸肉10g，21剂，日1剂，水煎，分两次温服。

2006年6月1日七诊：近日B超：双侧卵巢体积增大（多囊卵巢可能），自觉尚可，苔薄微黄，质稍红，脉小弦。

处方：2月23日方，去炒山栀；加川桂枝4g，红花8g，茺蔚子10g，仙灵脾10g，21剂，日1剂，水煎，分两次温服。

2006年6月22日八诊：诉今日阴道出血，量少夹小血块，呈淡咖啡色，苔厚微黄，舌质稍红，脉小弦。治拟活血通经为主。

处方：香附10g，益母草12g，炒当归10g，川芎10g，桃仁10g，制大黄10g，红花6g，川桂枝4g，红藤12g，14剂，日1剂，水煎，分两次温服。

2006年7月4日九诊：诉6月29日经临，刻值经期，量较前明显增多，但仍未达正常量，苔薄微黄，舌质红，脉细弦。

处方：6月22日方，去桃仁、红花；加炙女贞10g，山萸肉10g，菟丝子10g，制黄精10g，夏枯草10g，炙鳖甲（先煎）12g，青皮10g，21剂，日1剂，水煎，分两次温服。

2006年8月1日十诊：7月24日经临，滴沥量少，至今未停，苔薄微黄，舌质红，脉细弦。拟方清肝滋肾，通经散结。

处方：香附10g，益母草12g，炒当归10g，川芎10g，制大黄10g，川桂枝4g，炙女贞10g，旱莲草10g，菟丝子10g，夏枯草10g，炙鳖甲（先煎）12g，青皮10g，28剂，日1剂，水煎，分两次温服。

2006年9月14日十一诊：9月8日经临，3天即净，经量偏少，夹少量血块，苔薄微黄，质稍红，脉弦滑。

处方：香附10g，益母草12g，夏枯草10g，丹皮10g，炙女贞10g，生熟地（各）10g，制黄精10g，炒怀山药15g，当归10g，川芎10g，菟丝子10g，炙鳖甲（先煎）12g，青皮10g，28剂，日1剂，水煎，分两次温服。

2006年10月12日十二诊：10月9日经临，刻值经期，经量基本接近正常，且能按期来潮，苔薄微黄，舌红，脉细弦。

处方：2006年9月14日方，14剂，日1剂，水煎，分两次温服。

注：本案系少女闭经，总与肝肾不足、阴血不充相关。然阴伤不能制阳，每致火旺，肝火内炽，灼伤津液，血液稠黏，阻滞胞脉，故月事不能以时下而发生经闭。因此，经闭之因主要有两端：一则无源而下，每与肝肾精血亏虚有关；二则胞脉阻滞，经血难下，每与肝气郁滞、瘀血阻滞相关。在治疗上，滋补肝肾，填补阴血以充其物质基础是治疗少女闭经的前提。而女子以肝为先天，故疏肝调经、活血通经也是必然。由于体检尚发现多囊卵巢，故病机因素尚与痰瘀有关，治疗尚应兼顾软坚消肿散结。方中用熟地、炙女贞、山萸肉、制黄精等填补肝肾之精，以充化源；夏枯草、丹皮清泄肝经郁热；香附、乌药疏肝理气以调经；益母草、红藤活血通经；桂枝通阳，通利经脉；炙鳖甲、山慈菇、炒白芥子等软坚消肿，以疗卵巢囊肿。过程中曾多次更方，但治疗大法为滋肾清肝、活血通经。在月经周期的不同阶段，或着重清、或偏重滋、或侧

重通。

本病初始诊治时，曾守方治疗达四月余，终达月经来临之治疗目标。

案三 郭某，男，74岁，南京某厂退休职工，2005年9月6日初诊。

素有慢性气管炎、肺气肿与老年性前列腺肥大病史，近日小腹作胀，排尿困难，夜尿较频，妨于睡眠，咳喘不显，苔薄，舌质稍红，脉沉细。血压：125/85mmHg。

诊病：肺胀、癃闭（中医）。

辨证：肾气亏虚，痰瘀阻滞下焦，气机升降失司，膀胱气化不利。

治法：化痰祛瘀，升降气机，培肾以助膀气化。

处方：黄柏10g，知母10g，肉桂（后下）1.5g，菟丝子10g，乌药6g，海藻15g，炙鳖甲（先煎）12g，升麻6g，泽泻15g，桔梗8g，车前子（包煎）10g，炒葶苈子10g，南北沙参（各）10g，炙麻黄3g，7剂，日1剂，水煎，分两次温服。

2005年9月13日二诊：小腹作胀、排尿困难、尿频等明显缓解，咳喘不显，但夜寐欠安，咽部痰滞，苔脉同前。

处方：原方，改肉桂1g；加夜交藤30g，柏子仁12g，炙远志10g，7剂，日1剂，水煎，分两次温服。

2005年9月20日三诊：夜尿两次，夜寐稍安，晨起稍喘，不咳，咯痰色白，量不多，苔薄，舌质稍黯，脉濡细。

处方：初诊方，加瓜蒌皮12g，补骨脂12g，14剂，日1剂，水煎，分两次温服。

2005年9月27日四诊：小溲已调，夜尿一次，咳嗽不显，血压：140/88mmHg，干咳，苔薄，舌质稍黯，脉濡细。今转宣肺降逆与助膀气化并举。

处方：南北沙参（各）12g，炙麻黄3g，半夏10g，陈皮10g，补骨脂10g，瓜蒌皮15g，桔梗6g，黄柏10g，知母8g，肉桂1.5g，乌药6g，炒葶苈子10g，7剂，日1剂，水煎，分两次温服。

注：本案病机较为复杂，小溲异常的直接原因虽系膀胱气化失常，但间接因素很多，如：高年肾亏而气化无力、痰瘀阻结而气机不利（老年性前列腺肥大）、肺失肃降而气机升降失常（慢性气管炎、肺气肿）等。治疗以助膀气化为中心，具体运用了清利湿热、升降气机、化痰祛瘀、宣肃肺气、培肾等治法。方选滋肾通关丸（黄柏、知母、肉桂）合乌药、车前子清泄下焦，助膀气化；菟丝子培肾缩尿，以疗夜尿频数；海藻、炙鳖甲消痰软坚散结，以治前列腺肿大；升麻、泽泻升清降浊，通利气机；炙麻黄、桔梗、炒

葶苈子、南北沙参等，既疗肺部宿恙，又可肃肺利气、通调水道，亦即"提壶揭盖"之意。

四诊时小溲已基本正常，故助脾气化之品可减，并酌入滋培宣降，宣肺降逆与助脾气化并举，守前法以巩固治疗。

案四 夏某，女，39岁，南京某厂工人，2006年12月17日初诊。

恙起两年前外感后，间歇性干咳，或呛咳，遇风冷油烟则作，苔薄，舌质黯红，脉小弦。

诊病：咳嗽（中医）。

辨证：伏邪留恋咽部，遇邪引发，扰乱肺气，肺失宣肃。

治法：宣肺止咳，祛邪利咽。

处方：炙麻黄4g，南北沙参（各）10g，炙僵蚕10g，桔梗6g，五味子6g，细辛2g，炙地龙8g，蒸百部15g，挂金灯6g，炙射干8g，平地木10g，14剂，日1剂，水煎，分两次温服。

2006年12月31日二诊：干咳明显缓解，但遇风冷仍短时发作，有时左乳胀痛，苔薄，舌质淡红，脉细弦。

处方：原方，加香附10g，青皮10g，14剂，日1剂，水煎，分两次温服。

2007年1月21日三诊：停药1周，咳嗽未见发作，苔薄，舌质淡红，脉细弦。

处方：原方，7剂，日1剂，水煎，分两次温服。

2007年1月28日四诊：白昼咳嗽已止，但近日入晚受凉后自觉短时咽痒呛咳，苔薄，舌质淡红，脉细。拟方固表利咽。宣肺祛邪。

处方：炙黄芪15g，炒白术10g，防风10g，炙僵蚕10g，炙麻黄4g，挂金灯5g，炙地龙10g，五味子6g，细辛2g，炙射干10g，苍耳草10g，14剂，日1剂，水煎，分两次温服。

2007年2月9日五诊：咳嗽已止，咽痒未作，苔薄，舌质淡红，脉细。

处方：原方，7剂，日1剂，水煎，分两次温服。

注：本病起于两年前外感，后遗干咳或呛咳，遇风冷油烟则作，中医辨证系伏邪留恋咽部气道与肺管，遇邪引发，肺失宣降所致，故在治疗上首先立法宣肺，以祛除伏邪，利咽以使气道、肺管免受邪扰，气机畅通，不致上逆作咳。继之固护肺卫，使表固而不受邪侵。从西医学角度而言，本例可能是上呼吸道感染后遗的咽喉气管高敏反应，即外源刺激性咳嗽。降低相关器官的高敏感性是止咳的重要思路之一。治疗中结合现代中药药理，选用了部分抗过敏中药，药如防风、炙僵蚕、炙地龙、苍耳草等。

二诊时兼见左乳胀痛，病情范围在原有基础上扩大，需要加用新的治疗方法以兼顾，故原法之中合入疏肝散结之法，药用香附、青皮。

案五 孙某，女，46 岁，南京某企业工人，2007 年 5 月 13 日初诊。

溲频，时有尿意，日行 20 余次，大便后为著，大便偏干，牙龈肿痛。苔薄，舌质稍黯，脉细。

诊病：郁证？（中医）

辨证：肝气失疏，脾胃蕴热，膀胱不利。

治法：疏肝清胃，助膀气化。

处方：黄柏 10g，知母 10g，肉桂 1.5g，乌药 6g，香附 10g，沉香（后下）5g，木香 10g，川楝子 10g，白芍 10g，生石膏（先煎）15g，白芷 10g，7 剂，日 1 剂，水煎，分两次温服。

2007 年 5 月 20 日二诊：尿意有减，但小溲仍日行十余次，大便正常，牙龈肿痛亦除，苔薄，舌质稍黯，脉细。

处方：原方，去生石膏、白芷；加炙甘草 5g，7 剂，日 1 剂，水煎，分两次温服。

2007 年 6 月 3 日三诊：尿意已少，尿次基本正常，经前乳胀，苔薄，舌质淡红，脉细。

处方：初诊方，去生石膏、白芷；加车前子（包煎）10g，丝瓜络 15g，炙甘草 6g，7 剂，日 1 剂，水煎，分两次温服。

注：本案溲频，当是膀胱气化失常、不利或失约所致，并与脾虚、肾弱、肝脉郁滞等相关。观其证候，虚象不显，而肝脉走少腹、绕阴器，若肝气失疏，则每致尿频，故从肝气失疏、膀胱气化不利立论。由于患者大便偏干、牙龈肿痛，故溲频与胃肠蕴热之脾约、水湿偏渗膀胱亦有关系。在治疗上，疏肝理气、清泄胃热，助膀胱气化是其当然。方中用"滋肾通关丸"，清泄下焦、助膀气化，加用乌药以增强其功，其中知母与石膏相伍，尚可清泄阳明胃热；用香附、川楝子、木香、沉香、大白芍等行气疏肝缓急；白芷引经以止龈痛。

二诊时大便已调，龈痛亦止，系经前诊治疗，部分病情已好转或治愈，相应的治法已无必要再运用，故去生石膏、白芷之清热止痛。

案六 潘某，男，40 岁，南京某公司经理，2008 年 9 月 9 日初诊。

患者每值夜寐欠安则左侧肢体麻木，颈项不适，面部晦黯，目眶及双颧部大片色素沉着，长期血脂与血压偏高（158/100mmHg），寐差，急躁易怒。舌质黯，苔薄黄，脉细。

诊病：痹证、不寐（中医）。

辨证：肝阳上亢，气血瘀滞，经脉不通。

治法：平肝降压，活血通脉。

处方：夏枯草 15g，海藻 15g，天麻 10g，钩藤（后下）15g，潼白蒺藜（各）12g，川芎 10g，鸡血藤 12g，炙水蛭 4g，炙僵蚕 10g，葛根 15g，片姜黄 10g，制黄精 12g，炙全蝎 4g，泽泻 20g，硃茯神 10g，7 剂，日 1 剂，水煎，分两次温服。

2008 年 9 月 16 日二诊：药后手麻、急躁等诸症均缓，但有时夜寐较差，痛泻。舌质黯红，苔薄黄，脉细弦。今测血压：140/100mmHg。

处方：原方，加炒怀山药 15g，7 剂，日 1 剂，水煎，分两次温服。

2008 年 9 月 23 日三诊：肢麻消失，夜寐亦安，精力已佳，面部气色好转，目眶及双颧部色素明显淡减，痛泻未作，但仍觉颈项不适，下肢有时酸感，今测血压：125/90mmHg，苔脉同前。

处方：初诊方，加桑寄生 12g，独活 15g，炒怀山药 15g，14 剂，日 1 剂，水煎，分两次温服。

2008 年 10 月 9 日四诊：代诉原有症状均缓，面色转好，夜寐欠安，但因吸烟多，时有咳嗽，咳痰量多，呈灰黯色，余无特殊。

处方：初诊方，去硃茯神；加桑寄生 12g，炙麻黄 4g，南北沙参（各）12g，平地木 10g，7 剂，日 1 剂，水煎，分两次温服。

2008 年 10 月 23 日五诊：原有症状基本消失，咳嗽已止，情绪稳定且开朗，双颧部色素已消，目眶部色素已呈隐约状态。今测血压：120/86mmHg，查血生化在正常范围。舌质稍黯，苔薄，脉细弦。

处方：初诊方，加平地木 10g，14 剂，日 1 剂，水煎，分两次温服。

注：本案高血压与高血脂并见，患者急躁易怒与血压增高，系肝旺所致；肢体麻木，颈项不适，面部晦黯，目眶及双颧部大片色素沉着等，系气血瘀滞、痰瘀仄阻、经脉不利。患者年龄 40 岁，且肾虚症状不显，故治疗立足清热平肝、活血化瘀、通利经络为主。方中用夏枯草、海藻、天麻、钩藤、潼白蒺藜、泽泻等平肝泄肝、息风降压；川芎、鸡血藤、炙水蛭活血消瘀；炙僵蚕、炙全蝎化痰通络；葛根、片姜黄舒筋活血；制黄精益肾养阴；硃茯神宁心安神。

自二诊复诊始，据病情或用加法，或用减法，系加减合用之例。

案七 李某，女，30 岁，南京市个体业主，2005 年 9 月 11 日初诊。

去年 11 月曾因胃溃疡而大出血，经保守治疗缓解。刻下觉脘腹作胀，食后为剧，大便时黑，欠成形。上腹怕冷，面色少华，体乏无力。苔薄，舌淡红，脉濡细。今日大便常规查示：大便隐血（+++）。

诊病：便血（中医）。

辨证：中焦虚弱，统摄运化失司。

治法：健脾助运，温中固摄止血。

处方：党参12g，炒白术10g，茯苓12g，砂仁（后下）4g，陈皮10g，炒六曲12g，炒山楂12g，炙鸡金10g，炒枳壳10g，炮姜6g，炒薏苡仁15g，炙乌贼骨（先煎）15g，白及10g，仙鹤草12g，7剂，日1剂，水煎，分两次温服。

2005年9月18日二诊：药后腹胀、便稀与体力等均现好转，但近日又现左侧面瘫。苔薄微黄，舌质稍红，脉小弦。

处方：原方，去仙鹤草；加炙僵蚕10g，炙全蝎4g，鸡血藤12g，7剂，日1剂，水煎，分两次温服。

2005年9月25日三诊：腹胀，面瘫均现好转。苔薄，舌质淡红，脉小弦。

处方：原方，14剂，日1剂，水煎，分两次温服。

2005年10月2日四诊：多食后觉小腹稍胀，余已无特殊，苔脉同前，复查大便隐血（－）。

处方：初诊方，去白及、仙鹤草；加鸡血藤12g，炙全蝎4g，炙僵蚕10g，14剂，日1剂，水煎，分两次温服。

注：本案诸症系中焦虚弱所致，临床表现两端：一则血不归经，故见大便时黑，镜下隐血；二则运化失司，故见脘腹作胀，食后为剧，大便欠成形等。在治疗上，选用党参、炒白术、茯苓、炒薏苡仁等补气健脾为主，具体向两端分化：一则助运消化，药如砂仁、陈皮、炒六曲、炒山楂、炙鸡金等；二则温中收敛以止血，药如炮姜、炙乌贼骨、白及、仙鹤草等。

二诊之后，因患者曾出现左侧面瘫，系血虚不荣、风痰阻络有关，故方中先去仙鹤草、白及之收敛止血，酌入鸡血藤养血活血，炙僵蚕、炙全蝎祛风化痰通络，故本案系复诊过程中的治法加减合用之例。

案八　王某，女，26岁，南京某公司职员，2005年3月15日初诊。

近两年来颜面及背部痤疮频发，每值经前明显，伴口腔溃疡疼痛，畏寒怕冷。月事不调，愆期达10日，量少，4~5日即净，苔薄，舌质稍红，脉小弦。体查面部痤疮满布，疮粒不大，色素沉着，面黯不华。近日体检查血生化：红细胞与血脂均现轻度下降，余无特殊。

诊病：痤疮、口疮（中医）。

辨证：肝经郁火，瘀毒滞着，肝肾不足。

治法：清肝泻火，解毒化瘀，佐以培益肝肾。

处方：夏枯草10g，丹皮10g，炒山栀10g，香附10g，柴胡4g，天葵子10g，炒当归10g，白芍10g，益母草10g，炙女贞10g，炙僵蚕10g，制黄精10g，白残花5g，川桂枝3g，7剂，日1剂，水煎，分两次温服。

2005年3月22日二诊：诉药后大便欠畅，有时便秘，面部痤疮略减，气色好转，稍感腹胀，苔薄，舌质略红，脉濡。

处方：原方，加生首乌15g，决明子10g，7剂，日1剂，水煎，分两次温服。

2005年4月5日三诊：近况尚可，面部痤疮基本控制，气色好转，但色素沉着明显，背部仍有痤疮少发，大便偏干，苔薄黄，舌质红，脉濡。

处方：初诊方，去川桂枝、白残花；加红花8g，紫草10g，生首乌15g，决明子12g，14剂，日1剂，水煎，分两次温服。

2005年5月31日四诊：月事愆期1周，本月21日来临，5天即净，但痤疮未发，经前口溃不显，便秘仍作，面部有时过敏发痒，手心灼热，苔薄微黄，舌质红赤，脉濡细。

处方：初诊方，去柴胡、益母草、川桂枝；加知母10g，煅人中白4g，生首乌15g，决明子12g，14剂，日1剂，水煎，分两次温服。

2005年6月14日五诊：痤疮未发，但近日入晚咳嗽，呈干咳，程度较剧，咽痒痰多，便干，三日一行，面部过敏已缓，口溃偶作，苔薄微黄，舌质稍红，脉濡细。治疗转宣肺化痰，通腑解毒。

处方：炙麻黄3g，南北沙参（各）10g，杏仁10g，平地木10g，炙僵蚕10g，挂金灯5g，土牛膝12g，煅人中白5g，桑白皮12g，知母10g，火麻仁15g，决明子12g，生首乌15g，天葵子12g，茜根炭15g，7剂，日1剂，水煎，分两次温服。

2005年6月26日六诊：诉已无明显不适，经前痤疮与口溃不显，面部色素已淡，且转红润、光洁，月事周期尚准，四日方净，经量稍多，便干不畅，2日一行，苔薄，舌质淡红，脉濡。继续原法巩固治疗。

处方：丹皮10g，炒山栀10g，炒当归10g，香附10g，柴胡4g，炙僵蚕10g，红花6g，夏枯草10g，决明子10g，火麻仁12g，炙女贞10g，制黄精10g，生首乌12g，7剂，日1剂，水煎，分两次温服。

注：颜面痤疮的发生，多在青春期或青年，每与肝经郁热有关，系肝热上冲，热毒瘀邪搏结为患。经前肝气较旺，尚未能借月事而排泄，故痤疮每值经

前明显；肝热上冲，灼伤口内肌膜，故口溃疼痛；肝郁气滞，阳气不能外达，故畏寒怕冷；肝郁难以疏泄行血，故月事愆期而量少。现患者面黯不华，色素沉着，与肝肾不足、阴精亏耗而不能荣肤亦有关系。在治疗上，以清肝为主，佐以疏肝；而痤疮类似疮疖，故组方仍可加用"五味消毒饮"之味；方中用夏枯草、丹皮、炒山栀、香附、柴胡等清泄肝热、疏泄肝气，一则防止肝热上冲熏蒸颜面；二则疏利气机以透达阳郁，调气通脉，方中天葵子清热解毒消疮，炙僵蚕化痰散结解毒，两味相伍，以加强消肿散结之功；炒当归、大白芍、益母草养血缓肝而调经，与疏肝之品相伍，以疗月事愆期量少；炙女贞、制黄精，滋补肝肾，补充化源而荣肤；白残花消除口溃，顾及兼症；川桂枝温阳气、通经脉，可疗肢冷畏寒与月事愆期。

五诊时痤疮未发，但入晚咳嗽，呈干咳，程度较剧，咽痒痰多，便干难解等，病情已发生较大的变化，治疗需做出调整，故治疗转宣肺化痰、通腑解毒，药如炙麻黄、南北沙参、杏仁、平地木、炙僵蚕、挂金灯、土牛膝、煅人中白、桑白皮、知母、火麻仁、决明子、生首乌、天葵子、茜根炭等，系复诊过程中变法治疗之例。

案九 江某，女，36 岁，江苏省南京市某公司职员，2010 年 4 月 27 日初诊。

复发性口腔溃疡病史数年，位在舌尖、颊黏膜。痛经，经前而作，位在小腹，呈绞痛，经行血块较多，情绪急躁。苔薄，舌质淡红，脉小数。

诊病：口疮、痛经（中医）。

辨证：心胃火燔，肝经郁热。

治法：清泄心肝脾胃之火，佐以疏肝调经。

处方：生石膏（先煎）15g，生蒲黄（包煎）10g，炒山栀 12g，白残花 6g，诃子 6g，泽兰 12g，煅人中白 6g，生地 12g，丹皮 10g，香附 10g，乌药 6g，川芎 10g，柴胡 5g，14 剂，日 1 剂，水煎，分两次温服。

2010 年 5 月 11 日二诊：口腔溃疡明显缓解，曾轻度复发 1 次，2 日后愈合，心悸，夜寐不安，难以入睡，痛经，小腹冷，喜温（下次月经预计 5 月 16 日前后来临）。苔薄，舌质稍黯，脉数（107 次/分）。

处方：初诊方，去炒山栀、生地；加煅龙牡各（先煎）15g，炙甘草 10g，川连 4g，肉桂（后下）1.5g，7 剂，日 1 剂，水煎，分两次温服。

2010 年 5 月 25 日三诊：口腔溃疡基本告止，此次经行腹痛未作，夜寐欠安，难以入睡，一般每晚睡 3 小时左右，白天精神、体力尚可，情绪急躁。苔薄微黄，舌质黯，脉数。

处方：川连 4g，肉桂（后下）1.5g，朱茯神 10g，炒枣仁 30g，煅龙牡各（先煎）15g，炙甘草 10g，生石膏（先煎）12g，生蒲黄（包煎）10g，香附 10g，川芎 10g，乌药 6g，太子参 12g，大麦冬 10g，五味子 6g，煅人中白 6g，7 剂，日 1 剂，水煎，分两次温服。

2010 年 6 月 1 日四诊：口腔溃疡已止，夜寐稍安，每晚可睡 4 小时左右。苔薄，舌质稍黯，脉小数。

处方：原方，加炙僵蚕 10g，7 剂，日 1 剂，水煎，分两次温服。

注：本案病机有两端，一则患者口腔溃疡，位在舌尖与颊黏膜，属心胃火燔，灼伤肌膜；二则痛经，情绪急躁，属肝经郁热，气机不畅。治疗上一则清解心胃之热，药如生石膏、生地、山栀等；二则疏肝解郁、清泄肝火、调畅气机，药如香附、乌药、柴胡、川芎、丹皮等，其中香附调经，川芎行气活血止痛，乌药引经入少腹而定痛；白残花、煅人中白清热解毒，诃子收敛固涩，三药合用，善疗口疮；生蒲黄活血化瘀，既疗口疮，又能化瘀而止痛经。

三诊时以夜寐不安、难以入睡为苦，病情已发生较大的变化，治疗需做出调整，故转安神定志、养心益阴治疗大法，方中再合黄连、肉桂、朱茯神、炒枣仁、煅牡蛎等交通心肾、安神宁志之品，因脉仍数，故复加生脉饮益心气、养心阴、复心脉，系复诊过程中的变法治疗之例。

案十 李某，男，62 岁，南京郊县农民，2005 年 5 月 29 日初诊。

黄疸反复出现近两年，因胆总管结石曾于两年前手术。刻下皮肤、巩膜黄染，颜色尚鲜，小溲色黄。半月前住高淳县人民医院，拟诊为："胆管炎、胆总管结石、急性胰腺炎"。面色少华，形体消瘦，体力较差，纳谷尚可，大便亦调，苔薄，舌质稍黯，脉弦滑。B 超已排除肝内占位性梗阻。

诊病：黄疸（中医）。

辨证：肝脾两虚，湿热留恋，瘀毒滞着。

治法：健脾疏肝，分利湿热，化瘀解毒。

处方：党参 12g，炒苍白术（各）12g，生薏苡仁 15g，泽泻 15g，车前子（包煎）10g，海金沙（包煎）10g，广郁金 10g，虎杖 12g，茵陈 25g，制大黄 10g，紫草 10g，鸡血藤 12g，川桂枝 5g，7 剂，日 1 剂，水煎，分两次温服。

2005 年 6 月 5 日二诊：身黄稍减，但目黄与溲黄依然，体力好转，苔薄，舌质稍黯，脉弦滑。

处方：原方，去茯苓、炒当归；加鸡骨草15g，7剂，日1剂，水煎，分两次温服。

2005年6月12日三诊：今日补诉：恶寒发热，约每周一行，随即黄疸加重。面色少华，面目黄染，形体消瘦，苔薄，舌质淡红，脉细弦。原方略去培益，酌入清泄少阳、透达膜原之品。

处方：柴胡5g，黄芩10g，青蒿12g，茵陈25g，砂仁（后下）4g，生薏苡仁15g，车前子（包煎）10g，炒白术12g，茯苓12g，陈皮10g，制大黄10g，海金沙（包煎）10g，鸡骨草12g，生黄芪15g，7剂，日1剂，水煎，分两次温服。

2005年6月19日四诊：寒热未作，纳谷、精神、体力均见好转，黄疸明显消退，苔薄微黄腻，舌质淡红，脉弦滑。

处方：原方，加鸡血藤12g，7剂，日1剂，水煎，分两次温服。

2005年6月26日五诊：症情平稳，黄疸退净，诉无明显不适，面色少华，纳谷与体力有增，苔薄微黄腻，舌质淡红，脉弦滑。

处方：原方，14剂，日1剂，水煎，分两次温服。

注：本例黄疸反复，病程较长，西医检查基本排除肝内占位梗阻、肝细胞炎症与溶血性黄疸的可能。阳黄的基本病理仍与湿热有关，由于其病程较长，恐生他变，目前主要考虑：①湿热之邪久滞，已酿成致病之性愈强的湿毒、热毒；②患者舌质瘀黯提示久病入络，兼有瘀黄；③久病多虚，损伤正气，患者已有所表现，如面色少华、形体消瘦、体力较差等。

在治疗上，初诊方立足清利湿热，结合化痰解毒、扶正健脾与疏肝利胆，似觉全面与合理，但疗效尚不理想。至三诊时补诉恶寒发热，每周一行，随即黄疸加重。恐其病亦与外来之邪侵袭少阳、肝胆失疏，胆汁泛溢有关，故在原治疗方中酌入柴胡、黄芩、青蒿等清泄少阳、透达邪热之品，并略去培益，防其碍邪。四、五诊时寒热未作，黄疸退净，诉无明显不适。

本案系初诊时临床资料搜集有误，问诊不详细，遗漏了关键性临床资料信息："恶寒发热，约每周一行，随即黄疸加重"，以致辨证诊断出现重大偏差，属诊治错误之例。

案十一 陶某，女，32岁，南京无业人员，2006年6月18日初诊。

哮喘自幼而作，每值春秋季节变化而作。刻感：气喘较著，胸部仄闷，晨起咯痰，烘热出汗，怕冷时作。形体消瘦，面色少华，苔薄，舌质黯，舌尖乌紫，脉细弦。

诊病：哮喘（中医）。

辨证：久病肺肾两虚，肺失肃降，肾失摄纳。

治法：肃肺降气，培肾纳气。

处方：炙麻黄4g，沉香（后下）4g，补骨脂12g，山萸肉10g，炒怀山药15g，炙射干10g，瓜蒌皮12g，仙灵脾10g，桑白皮10g，桃杏仁（各）10g，炒苏子10g，功劳叶15g，炒白术10g，防风10g，7剂，日1剂，水煎，分两次温服。

2006年6月25日二诊：症情依然，咽痒、咳嗽、气喘仍作，未见丝毫缓解，苔脉同前。继守原方观察。

处方：原方，加挂金灯6g，7剂，日1剂，水煎，分两次温服。

2006年7月9日三诊：症情仍未见明显进退，咽痒、气喘、胸闷，苔薄，舌质红，脉细弦。今仿金水六君法，权重培肾摄纳。

处方：大熟地10g，山萸肉10g，炙女贞10g，炒怀山药15g，沉香（后下）4g，补骨脂10g，菟丝子10g，炒葶苈子6g，生麻黄3g，灵磁石（先煎）15g，陈皮10g，半夏10g，五味子6g，细辛2g，7剂，日1剂，水煎，分两次温服。

2006年7月16日四诊：气喘、胸闷显减。但近日外感，稍咳，喉中痰鸣，苔薄，舌质稍红，脉小弦。

处方：原方，加防风10g，连乔10g，7剂，日1剂，水煎，分两次温服。

2006年7月23日五诊：气喘，胸闷已不显，少有咳嗽，咯痰色白，苔薄，舌质稍红，脉细。

处方：7月9日方，加瓜蒌皮12g，7剂，日1剂，水煎，分两次温服。

2006年7月30日六诊：胸闷告止，气喘、咳嗽亦止，自觉已无明显不适，唯晨起痰多，流清涕，苔脉同前。

处方：7月9日方，加生黄芪15g，苍耳草12g，14剂，日1剂，水煎，分两次温服。

注：本案哮喘自幼而起，每值春秋季节变化而作，观形体消瘦，面色少华，烘热出汗，怕冷时作，久病肺肾两虚、肾失摄纳可见。故方中用补骨脂、山萸肉、炒怀山药、仙灵脾等培肾之品，意在加强培益摄纳；炙麻黄、沉香、炒苏子、杏仁宣降肺气；炙射干、瓜蒌皮化痰利咽；桑白皮、功劳叶泄肺清热；桃仁活血以畅肺络；炒白术培土生金以固表，防风抵御外邪。经一二诊治疗，症情仍未见明显进退，咽痒、气喘、胸闷，恐培益不足，故转方仿金水六君法，权重培肾摄纳。药如大熟地、山萸肉、炙女贞、炒怀山药、补骨脂、菟丝子等，同时伍用炒葶苈子、沉香、生麻黄、灵磁石等宣降

重镇，陈皮、半夏健脾化痰，细辛、五味子散敛肺气。六诊时，因外感已除，喘息亦缓，故方中参入生黄芪、苍耳草等固表祛邪之品，防止外邪再度引发，以巩固疗效。

　　本案系初诊时辨证诊断准确性有误，以致初诊处方治疗偏重肃肺降逆，至第三诊时方觉问题所在，加重培肾摄纳后方取良效，属诊治错误之例。